医療のなにが問題なのか

超高齢社会日本の医療モデル

松田晋哉
Matsuda Shinya

勁草書房

はじめに

　医療技術の進歩と高齢化の進展により医療費が増加しています．わが国の社会保障は保険料と税金で賄われていますが，その原資に国民の所得の一部が充てられているという点において，保険料も税金も変わりありません．少子高齢化の急速な進展と長引く経済低迷による所得の低迷そして若者層における雇用の不安定化により，わが国の社会保障制度の持続可能性に関する不安が広がっています．
　一方，医療の現場はどうでしょうか？
　急性期病院における医師の疲弊と「立ち去り型サボタージュ」に象徴されるように，医療はとくに地方において危機的な状況にあります．医学部における入学者の地域枠の設定や臨床研修におけるコンソーシアムの形成など，地方の医療機関はいろいろな努力をしていますが，現在までのところ顕著な効果はあがっていないようです．新臨床研修制度の影響があるのかどうかは議論のあるところですが，外科や産婦人科を希望する医学生が減少していること，地方で勤務することを選択する若い医師が減少していることは事実です．職業選択の錦の御旗のもと，わが国では診療科の選択が自由となっています．結果的に労働環境の厳しい診療科が敬遠される傾向があるようです．このままの状態が進んだ時に，将来日本でバランスのとれた医療サービス提供体制を持つことは可能なのでしょうか？　医療職にはどこまで選択の自由が許容されるのでしょうか？
　医療費の増加，少子高齢化と経済低迷による制度の持続可能性不安，地域間・診療科間の医師配置アンバランスによる医療危機は先進国共通の悩みでもあります．歴史的・文化的・制度的背景の異なる諸外国の改革をそのまま日本に当てはめることはできませんが，そうした国がどのような議論を経

はじめに

て，そうした改革を行ってきたかを知ることは，わが国のこれからの医療制度の在り方を考える上で参考になると思います．

本書は，過去20年以上にわたり多くの国がとりくんできた改革の概要を俯瞰した上で，そのエッセンスを取り出し，わが国の医療制度が直面する課題とその解決策を論考しようとするものです．

著名な経営学者であるドラッカーが指摘しているように，人口構造の変化は確実な未来です（ドラッカー PF, 1994『すでに起こった未来』ダイヤモンド社）．国民の3人に1人が65歳以上の高齢者になるという状況は，わが国の確実な未来なのです．20年以上前からこのことは認識されていたにもかかわらず，残念ながら現時点では十分な準備ができていません．団塊世代が75歳以上になる2025年までもう10年強しかありません．医療も介護も年金も，このままの状況が続けば立ち行かなくなるであろうことは明らかです．次の選挙をどうするのか，次の診療報酬改定をどうするのかといった短期的（かつ理念のない）議論に終始するのではなく，次の世代にどのような社会を引き継いでもらうのかという明確な理念と意思をもった中長期的な議論が求められています．

ここで，これまでの医療提供者の姿勢を考えると，患者，国民，支払い者に対して客観的で分かりやすい情報を提供してこなかったように思います．このことが医療に対する国民の理解不足を招いていることは間違いないでしょう．日本社会が直面している現在の種々の問題を考えれば，とくに低経済成長下での少子高齢社会という現実（そして将来）を考えれば，それにふさわしい医療提供体制の確立を急ぐ必要があります．本書でも説明するように医療制度改革がビッグバン方式ではうまくいかないことは，近年のヨーロッパにおける医療制度改革が証明しています．明確なグランドデザインを示した上で，漸進主義的に改善を積み上げていくしか解決策はありません．そのためには現状を客観的に記述し，目指すべきシステムとの距離を測ることができる共通の「ものさし」が必要です．これなしに医療制度改革を行うことは出来ません．なぜならば測れないものは評価も改善もできないからです．

はじめに

　筆者は，この本を若い世代に読んでもらいたいと強く希望しています．なぜならば彼らの価値観がこれからの日本の社会保障制度のあり方を決定するからです．少子高齢社会の進行に伴って，社会保障制度はもっとも重要な社会システムの1つになっていきます．国民のすべてがこの仕組みとは無関係ではいられないのです．人は死から逃れることは出来ません．しかし避けられる死はあります．避けられる死を回避する手段の1つが医療であり，そしてその提供方法が医療制度なのです．

　ただし，この本で説明するようにその方法は国によって様々です．それぞれに一長一短があります．完璧な制度はありません．できることは少しずつ良くしていくこと，すなわち PDCA (Plan-Do-Check-Assessment) サイクルをまわしていくことだけなのです．

　医療システムのあり方に関する議論は，基礎となる理念に影響されますので，ここで筆者の立場をあらかじめ説明しておきます．私は社会連帯に基礎を置く仕組みが望ましいと考えている「社会民主主義者」です．ただし，すべてを国や地方自治体の責任にするべきであるとも考えていませんし，また昔の日本は良かったと考える懐古主義者でもありません．今の日本がおかれている財政的制約を考えて実現性・実効性のある仕組みを考えるべきであるという「実際主義者」です．その意味で社会連帯の仕組みを支える個人の責任も重視しています．さらにあるべき社会論としては社会民主主義レジームを支持しており，アクティベーション的な雇用政策の推進がこれからの高度高齢社会では望ましいと考えています．そのような考え方の研究者による本であることをご理解いただければと思います．

　最後に本書の構成を説明しておきましょう．第1部は医療制度の基本的事項について説明しています．医療制度について詳しい方は，第1部をとばして第2部からお読みいただいても良いと思います．第1章で社会保障の歴史と医療サービスの支払い方法を説明した上で，第2章で世界各国の，そして第3章でわが国の医療保障制度を概観します．第4章は現在多くの議論がされている政策課題である医療費の問題，そして医療の質の問題について解説

は　じ　め　に

しています．第2部では，まず，欧米諸国及びわが国の医療制度改革の具体的内容を説明します．その上で，高度高齢社会における日本の医療モデルについて，筆者の考えを述べます．欧米諸国における医療制度改革としては，第5章でアメリカにおけるマネージドケアと疾病管理を説明し，第6章で欧州における医療制度改革の内容を説明します．税と保険料の差はありますが，わが国と同様の国民皆保険（保障）をおおむね実現している欧州における改革の内容は，わが国でこれまで議論されているものをほぼ網羅しています．この内容を知ることは，わが国のこれからの方向性を考える上で参考になると思います．第7章はわが国の現在の医療制度改革の基盤となっている平成18年度医療制度改革の内容を，その後の動向も含めて説明しています．この改革は医療提供体制の構造改革を目指しているという点において画期的なものです．しかしながら，この改革は必ずしも，政府が目指したようには進んでいません．第8章と第9章ではその原因を考究するとともに，今後のわが国の医療制度の在り方に関する著者の考えを述べました．終章では本書における検討を踏まえて，医療制度改革に関する筆者の考えをまとめています．

　高度高齢社会においてどのような医療制度を整備すべきなのかはわが国が直面する喫緊の課題です．この本がその解決策を考えるための一助になれば幸いです．

　　　平成25年6月　北九州にて

　　　　　　　　　　　　　　　　　　　　　　松　田　晋　哉

目　次

はじめに　i

第1部　医療のなにが問題なのか

第1章　社会保障制度と支払い方式……3

1　社会保障制度とは……3

2　医療サービスの支払い方式……7

2-1　主な支払い方式／2-2　自己負担の方法／2-3　診断群分類

第2章　各国の医療保障制度……25

1　アメリカ：クリントン改革及びオバマ改革はなぜ進まないのか……25

2　イギリス：サッチャー改革の失敗とブレア改革……32

3　フランス：ジュペプランを中心に，NHS的な制度への志向……38

4　ドイツ：市場原理主義と社会連帯とのはざまで……49

5　オランダ：管理競争の導入，実験国家の今後……51

6　ヨーロッパにおける医療制度改革の動向……60

第3章　日本の医療保障制度……63

1　医療保険制度……63

1-1　職域健康保険／1-2　国民健康保険／1-3　長寿医療制度

2　診療報酬制度……71

2-1　出来高払いと包括払い／2-2　医薬品の価格／2-3　医療材料の価格／2-4　中央社会保険医療協議会

3　医療提供体制……79

目 次

　　　　　　3-1　医療施設の種類／3-2　1973年の老人医療費無料化
　　　4　医療法と医療計画 …………………………………………………… 87
　　　5　医療費の状況 ……………………………………………………… 90

　第4章　医療のなにが問題なのか ……………………………………… 97
　　　1　医療費の適正化 …………………………………………………… 98
　　　　　　1-1　収入対策／1-2　支出対策／1-3　医療提供体制の効率化／
　　　　　　1-4　医療政策の3つの視点
　　　2　医療の質の向上 …………………………………………………… 102
　　　　　　2-1　医療の質の3つの側面／2-2　臨床指標／2-3　DPCと臨
　　　　　　床指標／2-4　Pay for performance，いわゆるP4Pについて
　　　［補論1］　医療費の適正化とは何か？ ………………………………… 115

　対　談　「病院の世紀を超えて」松田晋哉×猪飼周平 …… 129

第2部　超高齢社会日本の医療モデル

　第5章　医療システムの新しい潮流 …………………………………… 145
　　　　　　――予防医療システムの展開
　　　1　マネージドケアと疾病管理 …………………………………… 145
　　　2　日本における疾病管理事業の展開 …………………………… 150
　　　3　疾病管理の新しい流れ Care Gap概念 ……………………… 153

　第6章　ヨーロッパの医療制度改革から学ぶ ……………………… 157
　　　1　市場原理主義の導入 …………………………………………… 159
　　　2　分権化 …………………………………………………………… 160
　　　3　代替政策 ………………………………………………………… 162
　　　4　住民参加，患者の権利及びエンパワーメント ……………… 164
　　　5　健康増進 ………………………………………………………… 166
　　　6　質の保証 ………………………………………………………… 167

［補論2］　フランスにおける医師養成システムと偏在問題 …171

第7章　日本の医療制度改革の方向 …189
　　　　　——平成18年度医療制度改革とその後の改革案

1　中長期的方策 …190

　1-1　医療計画の見直し／1-2　長期療養の見直し／1-3　医療法人制度改革

2　短期的方策 …202

　2-1　都道府県単位での医療費適正化／2-2　診療報酬体系のあり方の見直し等

3　社会保障国民会議報告と社会保障改革に関する集中検討会議について …208

　［補論3］　National DatabaseとDPCデータを活用した医療計画策定について …214

第8章　超高齢社会日本の医療モデル：4つの重要領域 …225

1　医療施設の機能分化 …225

　1-1　機能分化が必要な理由／1-2　ではどうするのか

2　プライマリケアと連動した健康づくりモデルの再構築 …257

　2-1　特定健診・特定保健指導事業／2-2　特定健診・特定保健指導のプライマリケアモデル／2-3　健康文化の創造／2-4　ソーシャルマーケティング的思考の必要性

3　医療情報の標準化と透明化 …273

4　医療職の意識改革 …290

第9章　改革の理念と「既に起こっている未来」 …295

1　改革の前提としての理念の明確化 …295

2　理念と使命の再確認 …301

3　社会保障制度の持続可能性のために求められる国民の意識変革 …307

4　高齢社会に対応した医療システムを目指して ……………310
　　　　　4-1　尾道市医師会方式／4-2　医療施設・介護施設門前町の可能性／4-3　豊かな高齢社会創設の基盤としての医農連携の提案／4-4　女性医師の活力を生かす／4-5　多様な経営形態の導入による地域医療の保障

終　章　医療制度改革への提言 …………………………………339

おわりに　345

事項索引　349

人名索引　357

第1部
医療のなにが問題なのか

第❶章 社会保障制度と支払い方式

1 社会保障制度とは

　社会保障は，「国民の生活の安定が損なわれた場合に，国民にすこやかで安心できる生活を保障することを目的として，公的責任で生活を支える給付を行うもの」(1993年社会保障制度審議会社会保障将来像委員会第一次報告) と定義されています．わが国の社会保障の仕組みは，大きく生活保護，社会福祉と社会保険の3つに大別され，また給付内容としては福祉サービス，医療サービス，金銭の3つに分けられます．歴史的に見ると社会保障には2つの仕組みがあります．まず，第一のものは政府が国民から集めた税金を財源として，貧困者の救済を目的にサービスや金銭を支給する公的扶助の仕組みです．現行制度では生活保護がこれに相当します．第二のものは多くは同じ職域のものが，保険料を供出して基金を作り，病気や老齢による所得の減少に対して，サービスや金銭の支給を行うという社会保険制度です．現行制度では医療保険，年金保険，雇用保険，労働者災害補償保険，介護保険が相当します．こうした仕組みがどのように発展してきたのか，本章ではその歴史的展開も含めて説明してみたいと思います．

社会保障の歴史

　社会保障の歴史を国際的な視点から見ると，16世紀に始まるイギリスの公的扶助の流れと19世紀のドイツにおける社会保険制度の流れに分けることができます．まず，前者を説明しましょう．古来人々は貧困者や病者など

を地域社会の中で相互扶助の仕組みで支えてきました．また，宗教組織も孤児院や養老院などの救貧施設の運営を行ってきました．しかしながら，経済の発展と地域社会の変化により，そのような地域内の互助的な仕組みで扶助を行うことが次第に困難になっていきます．1601年に，それまでの救貧的な法令をまとめたものがイギリスのエリザベス救貧法です．これにより救貧税という租税に基づいて，貧困者の救済を行うという公的扶助の仕組みが形成されました．18世紀の産業革命により，イギリス社会はさらに変貌を遂げていきますが，貧困は自己の責任であるという考え方も強くなっていきました．

その後，19世紀から20世紀にかけて都市の貧困者層の実態調査や社会民主的な考え方の影響により，社会保障と最低賃金を保証するというナショナルミニマム論などがウェッブ夫妻などにより提唱されるようになります．そして，1900年代初頭，後述のドイツにおける社会保険制度の設立に影響を受けた自由党政権の下，より一般的な社会福祉制度が創立されていきます（これをリベラルリフォームといいます）．

一方，ドイツではもともと同業種の商工業者がお金を出し合って，互いの傷病などに備えるという共済組合が形成されていました．この仕組みを法律に基づいて全国レベルで強制的な保険料として徴収する仕組み，すなわち社会保険制度を確立したのがドイツのビスマルク首相です．当時，ドイツでは急速な工業化に伴って，貧困をはじめとする種々の社会問題が顕在化しており，労働争議などが多発していました．ビスマルクは，このような社会主義的活動を抑制することを目的の1つとして，1883年に疾病保険，1884年に労働災害保険，1889年に障害・老齢保険（年金保険）を制定しました．これがいわゆるビスマルクの「飴と鞭の政策」です．

以上のように欧米諸国では20世紀初頭までに社会保障制度の基本的な枠組みが作られていきました．そして，1929年のアメリカでの株価大暴落により世界は不況に陥り，失業率の急増など社会不安が一気に高まることになります．アメリカでは積極的な公共投資により景気の回復を図るニューディ

ール政策が時の大統領ルーズベルトによって採用され，この中で社会福祉の推進も行われました．しかしながら，大きな混乱の中，世界各国は第一次・第二次世界大戦へと巻き込まれていきました．

欧米の社会保障の発展過程

　戦後，荒廃した社会を再建するために，各国とも社会保障制度の確立に努めることになりました．とくにイギリスでベヴァレッジ卿によって報告された「社会保険及び関連サービス（いわゆるベヴァレッジ報告）」は，戦後の各国における社会保障制度の方向づけに大きな影響を及ぼしました．税金に基づいて，政府の責任で総合的な社会保障を行っていくというやり方は「ベヴァレッジ方式」と呼ばれ，今日に至るまでイギリスのNHS（National Health Service：後述）の基本となっています．NHS方式はポルトガルやイタリアなどの南欧諸国，スウェーデンやノルウェー，デンマークといった北欧諸国に加えて，カナダやオーストラリアなどで採用されることになります．一方，強制的な保険料に基づくドイツ式の社会保険を「ビスマルク方式」といい，フランスやドイツ，オランダ，日本などはこの社会保険方式によって医療制度を構築していきます．

　1950年代から60年代，欧米先進諸国は大幅な経済成長を遂げ，その豊かな財源をもとに福祉政策を拡充していきました．そして，完全雇用の実現や，社会保障制度の種類とカバーする範囲の拡大，そして給付水準の改善が行われ，いわゆる「福祉国家」が形成されました．しかしながら，1970年代に中東戦争を機に生じた2度にわたるオイルショックにより，欧米の経済成長は一挙に減速し，重い社会保障負担は逆に政府の財政を圧迫することになりました．これが「福祉国家の危機」です．このような時代背景をもとに，市場経済主義の徹底と規制緩和，小さな政府そして競争と民営化の推進を信条とするイギリスのサッチャー首相やアメリカのレーガン大統領といった新保守主義的な指導者による行政改革が推進されることになったのです．

　しかしながらこのような新保守主義的な方法に基づく社会保障制度改革は

第1章　社会保障制度と支払い方式

図表 1-1　OECD 諸国における主な医療指標

	医療費の対GDP比	1人あたり医療費#	人口千人あたり医師数	人口千人あたり看護師数	人口千人あたり急性期病床数c	人口千人あたり精神病床数c	人口100万人あたりMRI台数c	人口100万人あたりCT台数c	患者1人あたり医師受診回数c	平均在院日数c
アメリカ	17.4	7,960	2.4	10.8	2.7[d]	0.2	25.9[d]	34.3[d]	3.9[a]	5.4
オランダ	12.0	4,914	2.9	8.4[a]	3.1	1.4	11.0	11.3	5.7	5.6
フランス	11.8	3,978	3.3[b]	8.5[b]	3.5	0.9	7.0[b]	11.8[b]	6.9	5.2
ドイツ	11.6	4,218	3.6	11.0	5.7	0.5	n.a.	n.a.	8.2	7.5
デンマーク	11.5	4,348	3.4[a]	14.8[a]	2.9	0.6	15.4	27.6[b]	4.6	3.6[e]
スウェーデン	10.0	3,722	3.7[a]	11.0[a]	2.0	0.5	n.a.	n.a.	2.9	4.5
イギリス	9.8	3,487	2.7	9.5[b]	2.7	0.6	5.9[b]	8.3[b]	5.0	6.8
日本	8.5[a]	2,878	2.2[a]	9.5	8.1	2.7	43.1[a]	97.3[a]	13.2[a]	18.5

注：a2008年，b2010年，c2009年，d2007年，e2003年．#：米ドル　購買力平価
資料：OECD Health data, 2011, より作成．

あまり大きな効果をもたらすことなく，1990年代には見直しが行われ，現在は新しい社会保障のあり方を各国が模索を続けている段階にあります．

図表1-1は2011年度のOECD諸国における主な医療指標を見たものです（国によって年度が違うことに注意してください．OECD 2011）．医療費の対GDP比率が最も高い国はアメリカの17.4%で，日本は8.5%とかなり低くなっています．

日本の社会保障の発展過程

わが国においては，第二次世界大戦前に，結核対策としての結核予防法（1919年），貧困者を救済するための救護法（1929年），国民の体力増強を目的とした保健所法（1937年）や国民健康保険法（1938年）など，現在におけるわが国の社会保障制度のさきがけとなる種々の仕組みが創設されていました．しかし，その本格的な整備は戦後となります．戦後，1945年（旧）生活保護法，1947年に児童福祉法，1949年に身体障害者福祉法，1950年に（新）生活保護法が相次いで制定されました．その後，国民の健康を保障する観点から保健医療に関する主要な法律が，そして健全な労働環境の保障という視

点から労働基準法や労働者災害補償法などの労働法制が徐々に整備されていきました．そして，1961年に全国民を対象とした健康保険と年金保険が整備され，いわゆる国民皆保険が達成されるのです．意外に思われるかもしれませんが，日本は国際的に見るともっとも早く国民皆保険制度を実現した国の1つなのです．

　1960年代は日本が高度経済成長を遂げた時期であり，豊かな財政をもとに給付水準の大幅な改善が達成されました．1973年には5万円年金や被用者保険における扶養家族の給付率の50％から70％への給付水準の引き上げ，そして老人医療費の無料化などが行われました．このようなことから1973年は「福祉元年」と呼ばれます．しかしながら，その後の2度のオイルショックにより，日本は低経済成長の時代に入り，また社会の少子高齢化と疾病構造の変化（急性疾患から慢性疾患へ）のために，社会保障制度の見直しが必至の状況となったのです．

　世界的な新自由主義的政策の進展の影響を受け，わが国も1980年代は「増税なき財政再建」が国の最重要課題となり，社会保障制度についても給付水準及び国庫補助のあり方が見直されることとなりました．そして，その結果として老人医療費の無料化は廃止され，かわって「自助と連帯」を基本理念とする老人保健制度が1983年に制定されます．この法律により後述の老人医療制度と地域保健の枠組みの中で健康づくりや疾病予防が行われる体制が創設されました．しかしながら，少子高齢化のさらなる進行や家族のあり方の変化により，わが国はさらなる社会保障制度の改革が求められており，その国民的議論が必要となっているのです．

　図表1-2にわが国の社会保障費の経時的な推移を示しました．医療費が1970年以降急速に増えていることが分かります．

2　医療サービスの支払い方式

　医師及び病院をはじめとする医療機関はそのサービスの対価として，支払

第1章 社会保障制度と支払い方式

図表1-2 社会保障給付費の経時的推移

	総額	医療		年金		福祉その他(介護を含む)	
	(億円)	給付費(億円)	構成割合(%)	給付費(億円)	構成割合(%)	給付費(億円)	構成割合(%)
1965	16,037	9,137	57.0%	3,508	21.9%	3,392	21.2%
1970	35,239	20,758	58.9%	8,548	24.3%	5,933	16.8%
1975	117,715	57,064	48.5%	38,865	33.0%	21,786	18.5%
1980	247,632	106,934	43.2%	104,709	42.3%	35,989	14.5%
1985	356,682	142,483	39.9%	169,154	47.4%	45,045	12.6%
1990	472,047	183,495	38.9%	240,648	51.0%	47,904	10.1%
1995	647,264	240,592	37.2%	334,986	51.8%	71,686	11.1%
2000	781,191	259,953	33.3%	412,012	52.7%	109,226	14.0%
2005	879,150	281,094	32.0%	462,930	52.7%	135,126	15.4%
2006	891,098	281,027	31.5%	473,253	53.1%	136,818	15.4%
2007	914,305	289,462	31.7%	482,735	52.8%	142,108	15.5%
2008	940,848	296,117	31.5%	495,443	52.7%	149,288	15.9%

注：人口の高齢化と年金制度の成熟化により社会保障費，特に年金給付費の増大が顕著となっている．

い者（患者・保険者・国など）からお金をもらいます．日本は原則的に出来高払いといって，個々の医療サービスごとに定められた価格の合計額が医療者に支払われる仕組みとなっています．しかしながら，これは唯一の支払い方式ではありません．これから説明するように，いろいろな支払い方式があります．そして，現在検討されている医療制度改革ではこれらをいかに組み合わせるかが議論の1つとなっているのです．以下，主な支払い方式について説明してみましょう．

2-1 主な支払い方式

出来高払い

　個々の医療サービスごとに値段が決まっていて，行われた医療行為の合計額分が支払われる仕組みが出来高払い（英語では Fee For Service: FFS といい

ます)です.この仕組みの場合,医師が必要と考える医療行為が十分提供されるという長所がある反面,過剰な検査や薬の処方が行われる可能性が否定できないという欠点があります.

1日あたり包括払い

　1日あたり包括払い方式(英語ではPer Diem Paymentといいます)とは,特定の医療行為の範囲については医療行為別の出来高を積み上げるのではなく,それをまとめて評価して1日あたりの価格として支払う方式です.わが国では後述のように急性期病院の一部と療養病床にこの支払い方式が採用されています.まとめられている医療行為については,それを行えば行うほど利益が出にくい仕組みになるため,1日単位で見ると医療資源の投入量を抑制する効果が期待できます.しかしながら,支払額に上限が設定されるために,必要な医療行為が行われにくくなる可能性があります.また,1日あたり包括払い方式の場合,在院日数を短縮する動機づけが働きにくいことも問題です.

1入院あたり包括払い制度

　1入院あたり包括払い方式(英語ではPer Case Paymentといいます)とは,同じ傷病のグループについては一定期間内の入院について定額の支払いを行うという仕組です.ここで同じ傷病のグループというのが問題になりますが,多くの場合は傷病名と行った医療行為の組み合わせの類似性で患者を分類する仕組みである診断群分類(Diagnosis Related Groups: DRG)が用いられます.この支払い方式ではコスト制約が強いため,病院側が利益を確保するために出来る限り医療資源の投入量を制限する,具体的には在院日数を短くする,あるいは検査や薬剤を必要最小限に抑えるという動機づけが働きます.そのために医療費の抑制効果は強いのですが,他方必要な医療まで行われにくくなるという粗診粗療のリスクが常に付きまとうという問題があります.

ちなみに1日あたり包括払い方式や1件あたり包括払い方式は，いくつかの医療行為をまとめて支払い対象にすることから，英語では Bundle type payment と呼ばれることがあります．

人頭制

人頭制（英語では Capitation といいます）とは，各医師が自分に登録された患者の数に応じて一定額を支払い者から受け取る方式で，一般的に外来医療で用いられることが多いようです．支払い側にとっては患者数によって医療費が決まりますので，非常に管理しやすい方式です．医療者にとっては患者が健康で医療サービスを使わない方が自分の収入が増えますので，予防や健康づくりのサービス提供に関する動機づけが働くことになります．しかしながら，これが行き過ぎると必要な医療サービス，たとえば検査や投薬が行われにくくなり，粗診粗療に陥る危険性が高くなります．

総額予算制

総額予算制（英語では Global budgeting といいます）とは，各医療機関の前年度の活動実績から当該年度の医療費を推計し，それを年間予算として支払うという方式です．支払い側にとっては非常に管理しやすい方法です．医療機関の側としては，医療サービスを提供しすぎれば赤字になりますし，逆に余らせてしまうと翌年度の予算を削られてしまう可能性があります．そのため緊急性の低い医療，たとえば白内障や股関節置換術などの症例の入院待ちが非常に長くなってしまう傾向があります．また，この方式を採用している国では年度末に病院予算が不足してしまうことが多く，このために医療活動そのものが縮小されることが生じているようです．

以上のように支払い方式には種々のものがありますが，それぞれ一長一短があり完璧な支払い方式はありません．したがって，ほとんどの国が以上の支払方法のいくつかを組み合わせているのが実際です．

2-2　自己負担の方法

次に医療保障制度における種々の自己負担の方法についても説明しておきましょう．

わが国の場合，サラリーマンの人が医療機関にかかると，医療費のすべてをそこで払うのではなく総額の 30% のみを窓口で払います．これが一部自己負担（Co-payment）方式です．ところで日本の場合，患者の支払い部分以外は医療機関の請求に基づいて保険者（たとえば国民健康保険）が医療機関に支払います．この方式を第三者支払い方式（third payer system）といいます（図表1-3）．フランスでも日本と同じように患者の一部自己負担が導入されていますが，患者は医療施設の窓口でいったん全額を支払い，患者自身が保険者に請求する形で自己負担以外部分の償還を受けます．この方式を償還払い制度（reimbursement system）といいます（図表1-4）．

最近の診療報酬制度改革においては免責制（Deductible）の導入という耳

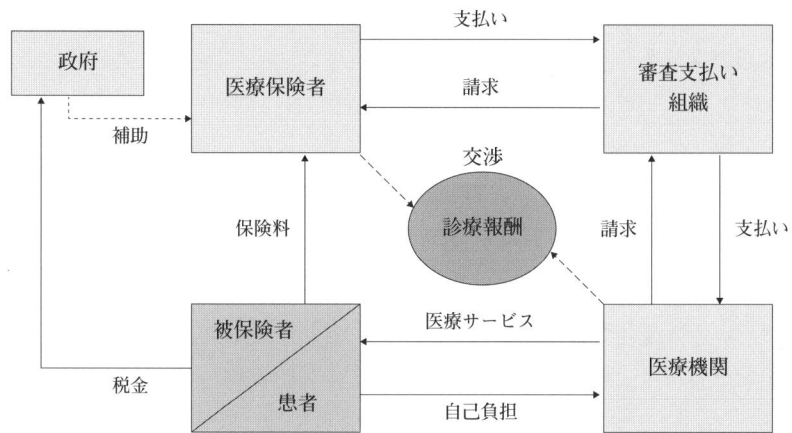

図表1-3　社会保険制度（第三者支払い方式）

第1章　社会保障制度と支払い方式

図表1-4　社会保険制度（償還制）

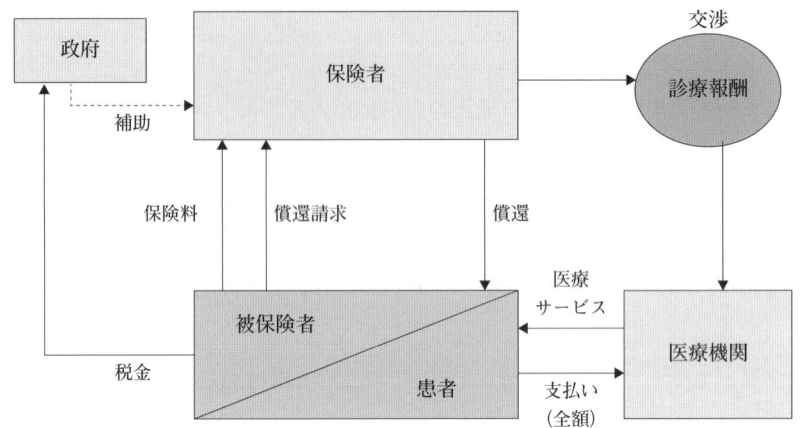

慣れない方式の提案がされました．免責制というのは医療機関にかかった場合，最初の一定額は保険給付の対象とせず，それを越えた部分のみを保険給付の対象とするというものです．たとえば，1000円の免責制度が導入されたとします．仮にサラリーマンの方が10000円の医療を受けたとすると，最初の1000円は免責制の下での自己負担，残りの9000円のうち30%の2700円を自己負担しますので，自己負担額は合計3700円になります．現行制度に比べて23%（＝(3700円－3000円)/3000円）の負担増となります．この方式は過剰受診を抑えるという効果がある一方で，低所得者が医療を受けにくくなるという欠点があります．そのために医療提供側や患者団体からはその導入に対して強い反対が出されています．

　同じような考えの仕組みに参照価格制（reference price）というものがあります．これは主にヨーロッパ諸国で医薬品の給付で採用されています．同じ効能の薬が複数あったとき，効能ごとに医薬品の上限価格を設定し，その価格以上の医薬品を患者が希望する場合には，上限価格とその薬の価格との差額を患者が自己負担するというものです．この仕組みが導入されると，後発品（ジェネリック薬）がより使用されるようになるために，医療費の抑制

効果があると考えられています．

自己負担部分の支払い方式としてシンガポール等で採用されている医療個人口座（Medical Saving Account）も注目されています．これは医療費の支払いを目的とした貯金を強制的に行わせるものです．シンガポールの場合，この口座から医療費の自己負担分の支払いが行われます．口座については相続が可能ですし，また家族がその口座から医療費の支払いを行うことも可能です．

2-3 診断群分類

ところで，これまでの説明で診断群分類という用語が出てきました．これは国際的にも，またわが国においてもとても重要な仕組みになってきていますので，ここで説明しておきましょう．

診断群分類とは患者を，マンパワー，医薬品，医療材料などの医療資源の必要度から，統計学的に意味のある500から1500程度の病名グループに整理し，分類する方法です．具体的には患者を病名と行われた医療行為，さらに合併症の有無などの重症度に関連した情報を用いて分類する方法です．このような分類を用いることで，たとえば「合併症のある肺がんの手術例で化学療法を行った患者群」について施設間のアウトカム比較を行うことが可能になります．代表的なものとしてはアメリカのDiagnosis Related Groups（DRG）や日本のDiagnosis Procedure Combination（DPC）などがあります．

DRG

国際的にもっとも有名な診断群分類であるDRGは本来病院におけるアウトカム評価のためにアメリカYale大学のFetterらによって開発されたものです（Fetter RB et al. 1980）．分類の考え方は図表1-5に示した通りです．まず，患者をおおまかな臓器分類に相当するMDC（Major Diagnosis Categories：主要診断群）で分類した後，手術の有無で分類し，手術有の場合は手術

図表1-5　アメリカのDRGの基本的な枠組み

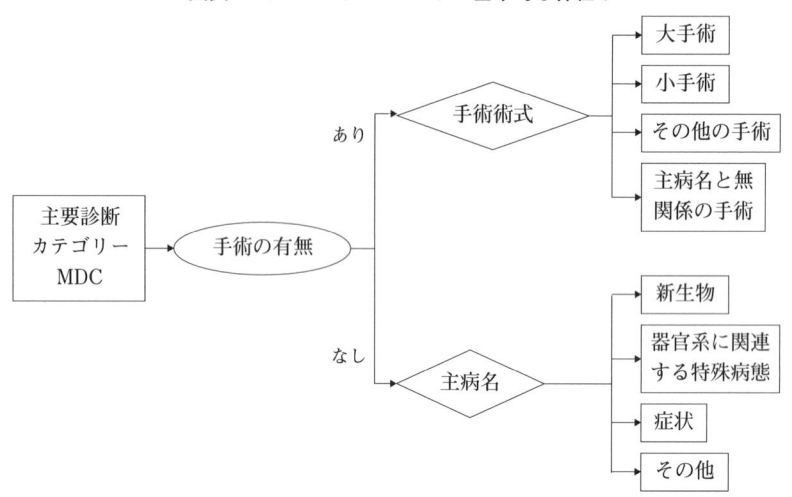

の種類，手術なしの場合は診断名でわけていきます．Fetterらは，この分類をもとに在院日数やコストの統計を取り，院内における診療プロセスの評価を行うというQC（Quality Control 品質管理）活動への応用を提案したのです．その後，医療資源投入量の均質性という点に着目したアメリカ連邦政府が，1983年に高齢者の公的医療制度であるMedicareの入院医療費の1件あたり包括払いの単位としてDRGを採用したことから，その後アメリカ以外の各国において支払いの単位として採用されるようになりました．なお，採用されたDRGは連邦保険庁の頭文字をとってHCFA-DRG（現在はCMS-DRG）と呼ばれています．図表1-6はHCFA-DRG（18版）における整形外科領域の分類の一部を示したものです．

　ここで簡単にアメリカにおけるDRGに基づく包括支払いの式を単純化して示しますと，以下のようになります．実際には地域係数などが考慮されるため，もう少し複雑な形になっていますが，ここではその基本的な考え方さえ押さえておけばよいと思います．

図表1-6 HCFA-DRG（18版）における整形外科領域の分類（一部・抜粋）

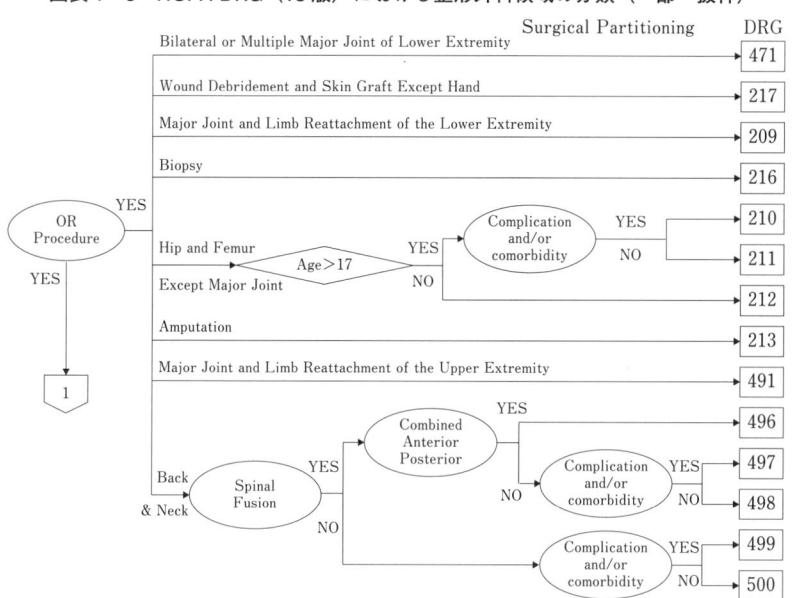

各DRGの支払額＝各DRGの相対係数×基本償還額

　各DRGの相対係数は当該DRGの平均コストを全体のDRGの平均コストで割ったものです．あるDRGの相対係数が0.5であれば，それは当該DRGのコストが全DRGの平均コストの半分であることを示しています．たとえば，DRG001「開頭術，年齢17歳以上，外傷除く」の相対係数が3.8355で基本償還額が3,500ドルであれば，償還額は13,424ドルとなります．このようにアメリカにおいてはDRGを用いた1入院あたり包括支払いが導入されていますが，注意すべき点は，包括支払いの対象はいわゆる病院費用の部分のみで，医師費用については別途RBRVS（Resource Based Relative Value Scale）という診療報酬表に基づいて支払われていることです．

第1章　社会保障制度と支払い方式

DPC

　日本においても1990年代の後半からアメリカのDRGの導入可能性などが検討されましたが（医療経済研究機構 1998，日本医師会総合政策研究機構 1999，健康保険組合連合会 2001），出来高払いの歴史の長いわが国の医療界にこの方式をそのまま導入することは難しいという結論となり，わが国の診療慣行にふさわしい診断群分類を開発することとなりました．そして，厚生労働省の研究班によって開発されたのがDPC (Diagnosis Procedure Combination) です（松田 2004，松田 2011）．分類の考え方はDRG同様，診断名と医療行為の組み合わせですが，アメリカのDRGとの大きな違いは，日本のDPCはより診断名を重視した分類になっていることです．

　図表1-7に示したようにDPCの構成は，14桁コードになっています．何か，非常に見づらい形になっていますが，コンピュータで処理するためにはこのようなコード化が必要となります．最初の6桁は病名に相当します．初めの2桁が主要診断群 (Major Diagnostic Category: MDC) で，図表1-8に示したとおり，たとえば，これが「01」であれば神経，「02」であれば眼科，「03」であれば耳鼻咽喉科，「10」であれば内分泌代謝系ということになります．それから，次の4桁が国際疾病分類 (ICD)[1] に対応するいわゆる病名です．このように上6桁で病名があらわされ，これを「基本DPC」と呼んでいます．

　その次に，これは日本独自のものですが，「入院種別」というコードを設けており，入院目的が区別されます．

　その次の「年齢・体重・JCS条件」ですが，これは同じ病気であっても，年齢によって医療資源の投入量に違いがある場合に，それを分けるコードです．たとえば，川崎病や鼠径ヘルニアなどがそのようなものに相当します．

---

[1] ICD：傷病及び死因の国際比較のためにWHOが制定している分類で，現在わが国では第10版（ICD-10）を用いています．診断群分類における「診断名」はICDをもとに記載されます．たとえば，「胃噴門部ガン」はC16.1と表現されます．Cは悪性腫瘍，16は胃，1は噴門部をそれぞれあらわしています．

2 医療サービスの支払い方式

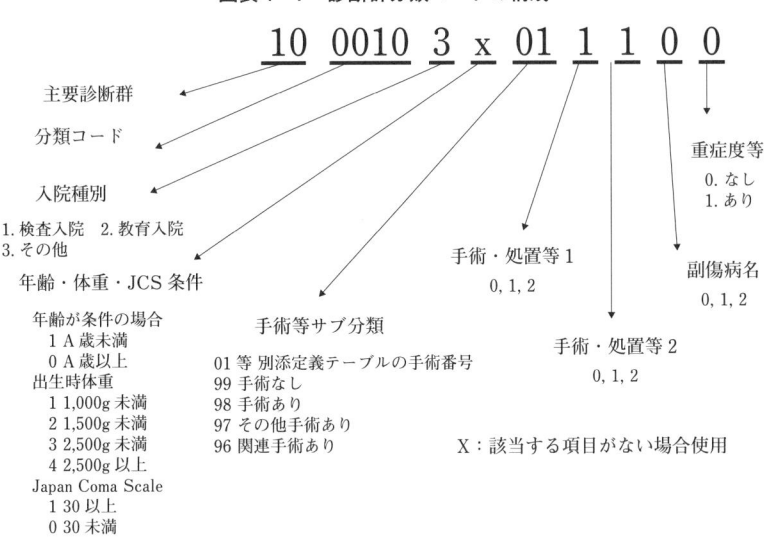

図表1-7 診断群分類コードの構成

体重は新生児の場合に用いられます．すなわち，新生児の場合は出生時体重が，その後の医療資源の投入量に大きく影響するという知見から，このような区分が用いられているのです．また，Japan Coma Scale[2]は脳血管障害のように，入院時の意識レベルがその後の医療資源に影響する分類で用いられています．

その次に「手術等サブ分類」を入れています．これは手術の違いは，病態の違いを反映しているという外科医の意見に基づいて，基本DPCごとに手術の種類によって分類するものです．

その次に「手術・処置等1」「手術・処置等2」とありますが，ここには補助手術や化学療法，放射線療法等の有無が記載されます．ただし，単純になし・ありということではなく，医療資源の必要度を反映させて「0」「1」「2」という形になっています．

---

2 Japan Coma Scale: 意識障害の程度を表す基準です．たとえば100-Iは「刺激しても覚醒しないが，払いのける動作をし，また糞尿失禁がある状態」を表します．

図表1-8 主要診断群（MDC）の分類

主要診断群（MDC）	MDC 日本語表記
01	神経系疾患
02	眼科系疾患
03	耳鼻咽喉科系疾患
04	呼吸器疾患
05	循環器系疾患
06	消化器系疾患，肝臓・胆道・膵臓疾患
07	筋骨格系疾患
08	皮膚・皮下組織の疾患
09	乳房の疾患
10	内分泌・栄養・代謝に関する疾患
11	腎・尿路系疾患及び男性生殖器系疾患
12	女性生殖器系疾患及び産褥期疾患・異常妊娠分娩
13	血液・造血器・免疫臓器の疾患
14	新生児疾患，先天性奇形
15	小児疾患
16	外傷・熱傷・中毒
17	精神疾患
16	その他の疾患

　その次に「副傷病名」があります．併存症や続発症の有無によって手間のかかり具合が違いますので，そこも含めて評価します．

　それから最後に，以上のものでは吸収できないが，医療資源の投入量に関係するような条件のためのコードを作っています．たとえば白内障であれば，片眼であるのか，両眼であるのかというようなことです．

　図表1-9にアメリカのDRGとの比較のために，股関節症（070220）のDPC分類を示しました．アメリカの分類に比べて細かい分類になっています．ところで，どのような理由によるのかはわからないのですが，1日あたり包括支払い方式をDPC，1入院あたり支払い方式をDRGとする用語の誤った使用方法がわが国で広がってしまいました．DPCもDRGもあくまで分

2 医療サービスの支払い方式

図表 1-9　診断群分類コードの構成

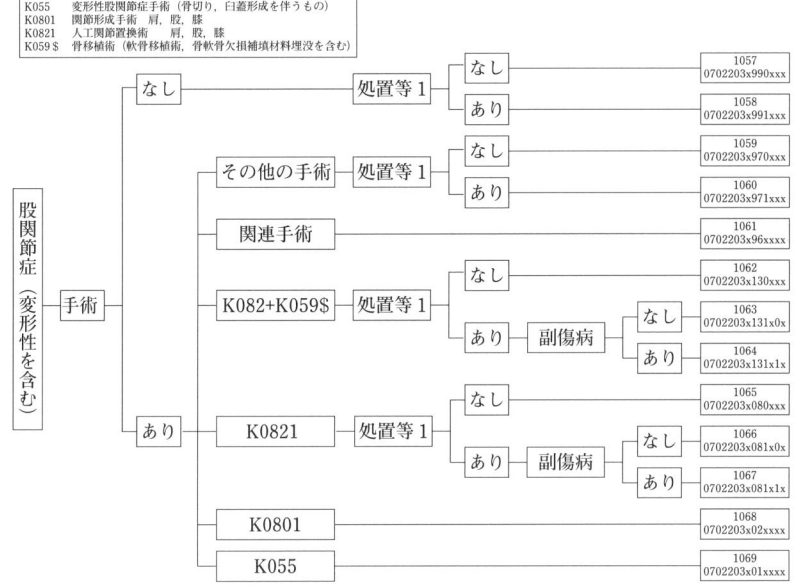

類の名前であり，それ自体はいかなる支払方法も意味しません．こうした誤用を正すため，平成23年度からDPCを用いた支払い方式はDPC/PDPSと呼ぶことになりました．ここでPDPSとはPer Diem Payment System（1日あたり支払い方式）の略です．

以上のようにどのような病気（Diagnosis）にどのような医療行為（Procedure）を行ったかという組み合わせ（Combination）によって患者を分類する仕組みがDPCなのです．

平成24年現在DPCは大学病院やその他の急性期病院における包括支払いの単位として約1500の施設で用いられています（支払いを伴わない病院を含めると1750施設がDPCでデータを厚生労働省に提出しています）．ただし，包括の方式はアメリカと異なり1日あたり包括払い方式となっています．また，すべてが包括されているわけではなく，手術や麻酔などの医師の技術料的な部分は出来高払いとなっています．

19

図表1-10　DPCにおける包括評価の範囲

診療報酬　＝　包括評価部分＋出来高部分

・包括評価の範囲
　　―ホスピタルフィー的要素
　　　　✓入院基本料，検査（内視鏡等の技術料を除く），画像診断（選択的動脈造影カテーテル手技を除く），投薬，注射，1000点未満の処置料，手術・麻酔の部で算定する薬剤・特定保険医療材料以外の薬剤・材料料　等
　　　　✓手術前医学管理料及び手術後医学管理料については包括評価の対象

・出来高評価の範囲
　　―ドクターフィー的要素
　　　　✓手術料，麻酔料，1000点以上の処置料，心臓カテーテル法による検査，内視鏡検査，診断穿刺・検体採取，病理診断，病理学的検査判断，選択的動脈造影カテーテル手技，指導管理料，リハビリテーション，精神科専門療法　等
　　　　✓手術・麻酔の部で算定する薬剤・特定保険医療材料

　ここで簡単にDPCに基づく包括支払い方式についても説明しておきましょう．図表1-10はDPCにおける包括評価の範囲を示したものです．包括範囲となるのはいわゆる「ホスピタルフィー的要素」とされるもので，入院基本料，検査（内視鏡等の技術料を除く），画像診断（選択的動脈造影カテーテル手技を除く），投薬，注射，1,000点未満の処置料，手術・麻酔の部で算定する薬剤・特定保険医療材料以外の薬剤・材料料等となっています．他方，「ドクターフィー的要素」とされる手術料，麻酔料，1,000点以上の処置料，心臓カテーテル法による検査，内視鏡検査，診断穿刺・検体採取，病理診断，病理学的検査判断，選択的動脈造影カテーテル手技，指導管理料，リハビリテーション，精神科専門療法，手術・麻酔の部で算定する薬剤・特定保険医療材料などはすべて出来高換算となります．
　具体的な例で見てみましょう．図表1-11は肺の悪性腫瘍の点数表を抜粋したものです．表中入院期間Ⅰ，Ⅱ，Ⅲとあり，その日までの点数が示されています．入院初期ほど点数が高くなっており，入院期間Ⅲを過ぎると，そこからは当該入院期間分が出来高払いとなります．このようにDPCに基づく1日あたり包括支払い方式は逓減制になっていることが特徴です．

ここで,「肺の悪性腫瘍,手術なし,手術・処置等1なし,ベバシズマブ(抗がん剤)あり 040040x9908xx」で10日間入院した場合の包括部分の点数を計算してみます.表から

$$72{,}208(点) \times 1(日) + 1{,}693(点) \times 9(日) = 87{,}445(点)$$

となります.実際にはこの包括部分に,施設ごとに設定されている医療機関別係数がかかります.仮に,これが1.1230であるとすると87,445(点)×1.1230＝98,200点が包括部分の支払いとなります.医療機関別係数は,その施設がとっている入院基本料や加算など医療機能に応じて個別に決められています.

次に手術例を見てみましょう.「肺の悪性腫瘍,肺悪性腫瘍手術等,手術・処置等2なし 040040x01x0xx」で14日間入院した場合の包括部分の点数は以下のようになります.

$$2{,}793(点) \times 7(日) + 2{,}004(点) \times 6(日) + 1{,}703(点) \times 1(日) = 33{,}278(点)$$

これに医療機関別係数をかけた上で,さらに出来高部分(たとえば悪性腫瘍手術＝気管支形成を伴う肺切除：80,460点など)を加えた額が請求額となります.

以上,少々難しい内容になりましたが,日本においても診断群分類を用いた評価が始まっていることを知っておくことは重要です.図表1-12は食道がん(DPC上6桁＝060010)の退院患者数(平成22年7月〜平成23年3月)の多い施設20施設について,その症例数を手術の有無別に示したものです.なお,厚生労働省のホームページ(http://www.mhlw.go.jp)にアクセスすれば他のすべての分類の施設別の症例数を知ることができます.このようにDPCが導入されたことによって,各医療機関がどのような傷病を主に診療しているのかが国民に分かるようになりました.こうした情報公開は今後の医療制度改革を考える上で重要な一歩になるものです.

第1章 社会保障制度と支払い方式

図表1-11 DPC点数表（肺の悪性腫瘍040040：抜粋）

診断群分類番号	傷病名	手術名	手術・処置等1	手術・処置等2	副傷病	重症度等	入院日（日） I	II	III	点数（点） 入院期間I	入院期間II	入院期間III
040040xx9900xx	肺の悪性腫瘍	手術なし	なし	なし			5	13	34	2819	2221	1888
040040xx9901xx	肺の悪性腫瘍	手術なし	なし	1あり			10	24	58	3045	2364	2009
040040xx9902xx	肺の悪性腫瘍	手術なし	なし	2あり			13	26	57	2332	1725	1466
040040xx9903xx	肺の悪性腫瘍	手術なし	なし	3あり			18	35	71	2786	2039	1733
040040xx9904xx	肺の悪性腫瘍	手術なし	なし	4あり			7	14	30	3099	2290	1947
040040xx9905xx	肺の悪性腫瘍	手術なし	なし	5あり			10	20	40	3202	2367	2012
040040xx9906xx	肺の悪性腫瘍	手術なし	なし	6あり			9	18	42	3301	2440	2074
040040xx9907xx	肺の悪性腫瘍	手術なし	なし	7あり			1	14	29	52276	1652	1957
040040xx9908xx	肺の悪性腫瘍	手術なし	なし	8あり			1	12	27	72208	1693	2009
040040xx01x0xx	肺の悪性腫瘍	肺悪性腫瘍手術等		なし			7	13	23	2793	2004	1703
040040xx01x1xx	肺の悪性腫瘍	肺悪性腫瘍手術等		1あり			10	19	35	2898	2099	1784
040040xx01x4xx	肺の悪性腫瘍	肺悪性腫瘍手術等		4あり			12	23	42	2752	2001	1701

手術・処置等2

1	人工呼吸または中心静脈注射
2	化学療法なしかつ放射線療法あり
3	化学療法ありかつ放射線療法あり
4	化学療法ありかつ放射線療法なし
5	ゲフィチニブまたはエルロチニブ
6	カルボプラチン＋パクリタキセルあり
7	ペメトレキセドナトリウム水和物
8	ベバシズマブ

「肺の悪性腫瘍、手術なし、手術・処置等1なし、ベバシズマブあり 040040x9908xx」で10日間入院した場合の包括部分の点数
72,208.（点）×1（日）＋1,693（点）×9（日）＝87,445.（点）
「肺の悪性腫瘍、肺悪性腫瘍手術等、手術・処置等2なし 040040x01x0xx」で14日間入院した場合の包括部分の点数
2,793.（点）×7（日）＋2,004.（点）×6（日）＋1,703（点）×1（日）＝33,278.（点）
これに出来高部分（たとえば悪性腫瘍手術＝気管支形成を伴う肺切除：80,460 点など）を加えた額が請求額となる
注：5, 6, 7, 8 はいずれも抗がん剤

図表1-12　食道がん症例数の多い施設

	施設名	手術無	その他手術	01	02	合計
1	国立がん研究センター中央病院	469	30	61	121	681
2	恵佑会札幌病院	254	53	102	167	576
3	国立がん研究センター東病院	271	39	71	119	500
4	東京都立駒込病院	301	64	27	93	485
5	愛知県がんセンター中央病院	316	50	39	63	468
6	静岡県立静岡がんセンター	291	29	32	105	457
7	癌研究会　有明病院	269	26	66	94	455
8	虎の門病院	201	31	38	108	378
9	大阪府立成人病センター	163	12	36	156	367
10	東海大学医学部付属病院	240	16	38	58	352
11	順天堂大学医学部附属順天堂医院	139	31	95	76	341
12	大阪市立大学医学部附属病院	186	18	73	56	333
13	東北大学病院	183	28	51	65	327
14	熊本大学医学部附属病院	205	22	50	36	313
15	東京医科歯科大学医学部附属病院	165	31	38	62	296
16	新潟県立がんセンター新潟病院	215	29	31	20	295
17	慶應義塾大学病院	165	26	26	63	280
18	兵庫県立がんセンター	189	28	23	37	277
19	京都大学医学部附属病院	210	12	15	35	272
20	神奈川県立がんセンター	163	38	23	38	262

注：01，02は手術の種類に対応．
出典：http://www.mhlw.go.jp/stf/shingi/2r9852000001u23a.html.

引用文献

Fetter RB, et al. (1980) "Case Mix Definition by Diagnosis-Related Groups," *Medical Care*. 18 (2) suppl: 1-53.

医療経済研究機構（1998）「米国における疾病分類の妥当性に関する研究」報告書，東京：医療経済研究機構．

健康保険組合連合会（2001）平成12年度「急性期入院医療の疾病別定額制に関する調査・研究事業」報告書，東京：健康保険組合連合会．

日本医師会総合政策研究機構（1999）「DRGの妥当性に関する研究」報告書，東京：日本医師会．

第1章　社会保障制度と支払い方式

松田晋哉・他（2004）厚生労働科学研究費補助金（政策科学推進研究事業）「急性期入院医療試行診断群分類を活用した調査研究」総括研究報告書（平成 12-14 年度）．

松田晋哉（2011）『基礎から読み解く DPC 第三版』東京：医学書院．

第❷章　各国の医療保障制度

　日本の医療制度の特徴とその長所・短所を知るためには，外国の制度と比較してみることが役に立ちます．ここでは民間保険主体の国としてアメリカ，税金に基づく仕組みを作っている国としてイギリス，日本と同じ社会保険制度を採用している国としてフランス，ドイツ，オランダを取り上げます．筆者がフランスとオランダの制度研究を行っていることから，これら2つの国の記述が若干詳しくなることをご容赦ください．

1　アメリカ：クリントン改革及びオバマ改革はなぜ進まないのか

HMOを中心とした民間保険中心の制度

　アメリカは他の先進国と異なり公的な医療保障システムではなく，民間保険が医療保障の中心となっています（図表2-1）．民間保険ですから，保険会社は一定の利益を上げることが出来なければ存続できません．すなわち，保険料収入は医療支出より常に多くないと経営が成り立たないのです．そのためには出来るだけ病気になりにくい人を多く加入者とする，あるいは加入する人にはそのリスクに応じて保険料を払ってもらうという仕組みや，加入者が医療サービスを使わないようにする，さらには保険者が医療提供者のサービスの内容に介入するなどいろいろな仕組みを使って利益を確保する必要があります．

　アメリカの民間保険としては最も古く設立されたBlue cross & Blue shieldが最大の組織です．Blue crossは一般に病院医療，Blue shieldは開業医の診療や処方せんなどの保障を出来高払いで行っています．

第2章 各国の医療保障制度

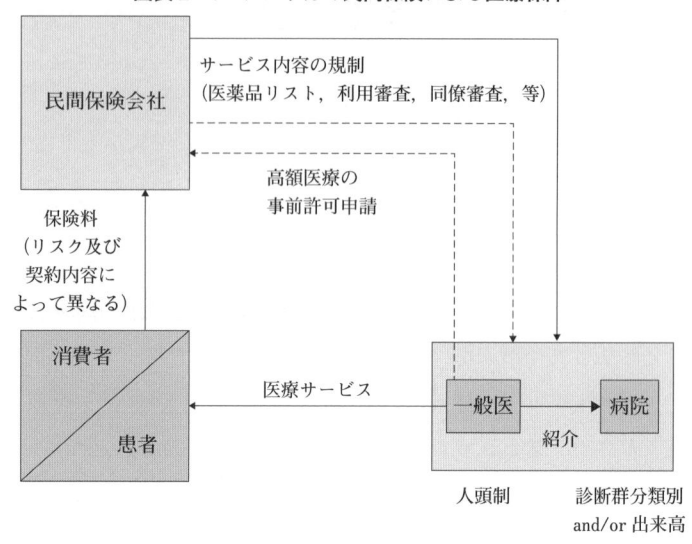

図表2-1 アメリカの民間保険による医療保障

[図：民間保険会社、消費者/患者、一般医、病院の関係図。民間保険会社から一般医・病院へ「サービス内容の規制（医薬品リスト，利用審査，同僚審査，等）」、一般医・病院から民間保険会社へ「高額医療の事前許可申請」、消費者から民間保険会社へ「保険料（リスク及び契約内容によって異なる）」、一般医から患者へ「医療サービス」、一般医から病院へ「紹介」。一般医は「人頭制」、病院は「診断群分類別 and/or 出来高」。]

注：保険者と医師との関係は種々（スタッフモデル，契約モデル，等）．

　供給者によってサービスの種類と量が決定される医療の場合，出来高払い方式では構造的に医療費増の誘引が働きます（これを Supply side induced demand：「供給者によって作られる需要」ということがあります）．このような問題に対処するために1973年に制度化されたものがHMO（Health Maintenance Organization）です．HMOはいわば保険者と医療サービス提供者とを一本化したもので，加入者は毎月保険料を払うことで，健康問題が生じた際にはHMOの指定する医療機関で診療を受けることができるというものです．
　ここでアメリカの医療提供体制について簡単に説明します．まず，アメリカは専門医制度が確立しており，その資格要件が厳しく定められています．また，総合診療を行う家庭医の養成も重視されており，1つの専門領域となっています．医師は通常個人事業主で，ビルの一室や契約する医療機関の診察室を借りて診療を行っています．専門医の場合，病院の医療機器や手術室を使って診断や手術を行います．このようなシステムであるため，患者は病

院の利用料（入院費用）と医師への支払い（医師費用）とを別々に支払います．最近わが国でも，病院費用と医師費用を区別して考えるべきだという意見が出ていますが，アメリカのような勤務形態ではないわが国の病院医師の場合，2つを分けて考えることは技術的に必ずしも容易ではありません．なお，アメリカにおいても，近年は病院に直接雇用され，そこから俸給を得ている勤務医（Hospitalist）も増加しているようです．さらに個人で開業するのではなく，グループで開業する医師も増加しているようです．

さて HMO と医師との関係についてですが，これにはスタッフモデルとグループモデルがあり，前者は各医師が HMO の勤務医として契約するもの，後者は医師グループが HMO と診療サービスの提供について契約するものです．また，医師が HMO や民間保険会社と契約を結び，診療を人頭制あるいは割引価格での出来高払いで行う PPO（Preferred Provider Organization）という仕組みも近年急速に普及しています．このように従来医師・患者間で決定されていた医療行為に対して，保険者などの第三者が介入し，その内容を規定する仕組みをマネージドケア Managed Care といいます（図表2-2）．この仕組みでは診療ガイドラインや処方集，あるいは入退院や手術の必要性に対する他の医師によるセカンドオピニオンの導入，さらには医療内容の監査システムなどが構築されています．このマネージドケアについては，医療費のコントロールや診療内容の標準化といった正の評価がある一方で，営利組織による過度の介入が医療に対する資源投入量を過少にし，医療の質を著しく低下させているという批判も出されています．たとえば，白血病の少女が，彼女の主治医が骨髄移植の必要性を主張しているにもかかわらず，保険者側がそれを拒否したため，通常の化学療法を行っている間に死亡してしまった例などがマネージドケアのホラーストーリーとして紹介されています（李啓充 1998，2002，2004）．アメリカの医療に興味のある方は是非一度読んでみてください．

ところでアメリカの民間保険は「商品」ですので，そのカバーする範囲や給付条件などによって保険料が異なります．わが国の公的保険のように自由

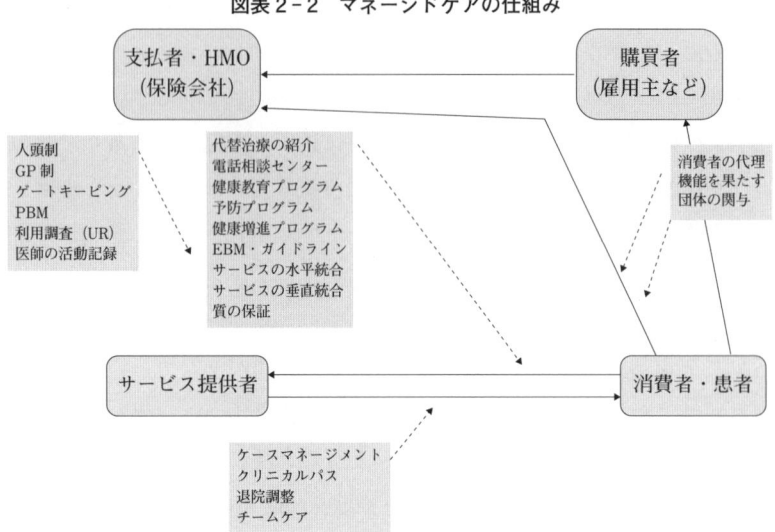

図表 2-2　マネージドケアの仕組み

- 支払者・HMO（保険会社）
- 購買者（雇用主など）
- サービス提供者
- 消費者・患者

支払者・HMO側：
- 人頭制
- GP制
- ゲートキーピング
- PBM
- 利用調査（UR）
- 医師の活動記録

- 代替治療の紹介
- 電話相談センター
- 健康教育プログラム
- 予防プログラム
- 健康増進プログラム
- EBM・ガイドライン
- サービスの水平統合
- サービスの垂直統合
- 質の保証

消費者側：
- 消費者の代理機能を果たす団体の関与

サービス提供者側：
- ケースマネージメント
- クリニカルパス
- 退院調整
- チームケア

出典：Mayer G（1999）を改変.

に医療機関を選ぶことができ，かつ提供されるサービスに制限がなく，しかも医療機関が出来高払いで保険会社に請求を行うことができるような「商品」の場合，当然その「価格」である保険料は高額なものになります．このような選択の自由が保障されていることがアメリカ的な考え方なのかもしれません．

アメリカにおける公的医療保障　メディケアとメディケイド

　ところで，アメリカの医療がすべて民間保険で提供されているかというと，そうではありません．公的な医療保障として 65 歳以上の高齢者と障害者及び腎透析を受けている患者を対象とするメディケア Medicare，それから貧困者を対象とするメディケイド Medicaid があります．メディケアは連邦政府の運営する保険であり，その給付は大きく 4 つから構成されています（図表 2-3）．第一のものは Part A と呼ばれるもので，これは主に病院入院の

1 アメリカ：クリントン改革及びオバマ改革はなぜ進まないのか

図表 2-3　Medicare 制度の概要

パート A
主に急性期入院の費用を保障する強制加入の入院保険．社会保障税を10年以上払うことが条件．入院期間60日まではほぼ全額がカバー，それ以降カバー率が削減され，150日超の医療費は全額自己負担

パート B
主に医師報酬や外来診療の費用を保障する任意加入の補足的医療保険．財源は保険料と連邦政府一般財源からの補助

パート D
医師から処方される薬剤の費用を保障する任意加入の処方箋薬剤給付保険．カバー率は給付額の80%程度．

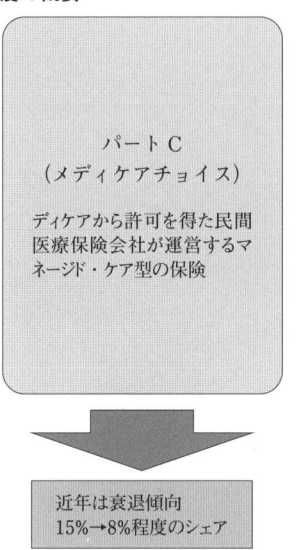

パート C（メディケアチョイス）
ディケアから許可を得た民間医療保険会社が運営するマネージド・ケア型の保険

近年は衰退傾向
15%→8%程度のシェア

高齢者の98%が加入．高齢者医療費のMedicareによるカバー率は55%程度．

費用とナーシングホームへの入所費用を給付するものです．保険料は全国民を対象とした社会保障税で，受給者については応分の自己負担があります．第二のものはPart Bと呼ばれる医師の診療報酬などを給付するものです．Part B部分については，加入者の保険料で運営されます．第三のものはPart Dと呼ばれる薬剤給付をカバーするものです．これらとは別にCMS（Center for Medicare and Medicaid Service メディケアの統括を行っている政府組織）と契約した民間保険会社がHMO的な枠組みで医療給付を行うPart Cも導入されていますが，その経済効果があいまいなこともあり近年は縮小傾向にあるようです．

　Part A部分への支払いは診断群分類ごとの1入院払い（これをDiagnosis Related Group Prospective Payment System: DRG/PPSといいます），Part B部分への支払いはRBRVS（Resource Based Relative Value Scale）という診療報酬表に従って出来高払いで行われます．また，診療内容については第三者の

図表2-4 アメリカ医療保険の現状

総人口：3億人

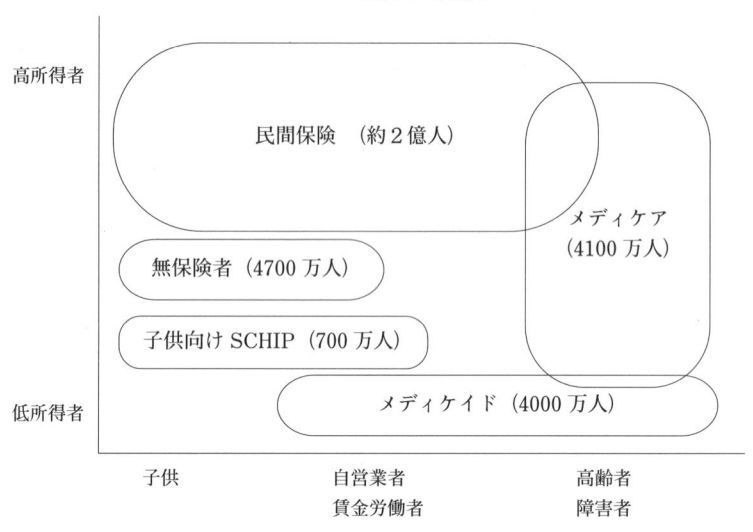

```
高所得者
         ┌─────────────────────────────┐
         │                             │
         │   民間保険（約2億人）         │┌──────────┐
         │                             ││          │
         └─────────────────────────────┘│ メディケア │
                                        │（4100万人）│
         ┌─────────────────┐            │          │
         │ 無保険者（4700万人）│            │          │
         └─────────────────┘            │          │
         ┌─────────────────────┐        │          │
         │ 子供向けSCHIP（700万人）│        │          │
         └─────────────────────┘        │          │
                    ┌──────────────────────────────┐
                    │   メディケイド（4000万人）      │
低所得者              └──────────────────────────────┘

         子供         自営業者          高齢者
                     賃金労働者         障害者
```

医師による審査が行われ，その妥当性がチェックされます．なお，この仕組みを同僚審査（Peer review）といい，それを行う組織を同僚審査組織（Peer Review Organization: PRO）といいます．

　貧困者を対象とするメディケイドは連邦政府が運営する医療扶助制度です（かつては州政府が運営していましたが，現在は連邦政府の所管となっています）．入院費用，医師費用，ナーシングホームや在宅ケアの費用など，基本的な部分をすべてカバーしていますが，給付内容についてはかなり限定的になっています．診療内容についてはメディケアと同様 PRO による審査が行われています．なお，貧しい家庭の子供の医療を保証する公的制度として SCHIP（State Children's Health Insurance Program）があります．

　図表2-4にアメリカの医療保障の状況を示しました．無保険者が4,700万人おり，しかもこの数は景気の後退により増加傾向にあります．また，医療保険に加入していたとしても歯科をカバーしていないものが多いため，歯科

診療において「無保険状態」にある人が多いことが近年大きな問題になっています．

オバマ改革とその後の状況

　前節で説明したようにアメリカでは 4,700 万人もの無保険者が存在しているのですが，この問題を歴代の民主党政権は重視し，その解決に努力してきました．オバマ大統領は国民皆保険の実現を目標として，医療保険未加入者への医療保険提供を柱とした医療制度改革法案を提出し，そして 2010 年に上院に続いて下院を通過しています．この法案の骨子は以下のようなものです．

・州単位で非営利・協同組合方式の医療保険組織を創設し，安価な保険商品を購入できる医療保険 exchange 市場を創設する．

・2014 年以降，中小企業雇用主に従業員への医療保険提供を義務化し，また無保険者には医療保険加入を義務化する．

・連邦貧困基準を引き上げて，メディケイドの対象者を拡充する．

・管理競争のシステムを導入して，市場原理主義的な手法により医療費増のコントロールを図る（管理競争については第 6 章を参照してください）．

　この改革によって，図表 2-5 に示したように無保険者の解消がはかられることになっています．しかしながら，伝統的に大きな政府を嫌うアメリカでは，共和党を中心に反対運動が続いており，当初の案からはだいぶ後退しています．読者の皆さんも報道等でお聞きになっているように，医療保険を強制することは個人の自由を定めた合衆国憲法の理念に違反するとして（この感覚が筆者にはわかりません），いくつかの共和党政権下の州政府が連邦裁判所に提訴を行いました．結局，この訴えは退けられたのですが，小さな政府を望む国民の声は決して小さくはなく，オバマ改革の先行きは不透明なものとなっているようです．

　また，アメリカについては世界でもっとも多く医療費を使っている一方で，健康水準が高くはないことも興味深い点です．このことは日本の医療制

第2章 各国の医療保障制度

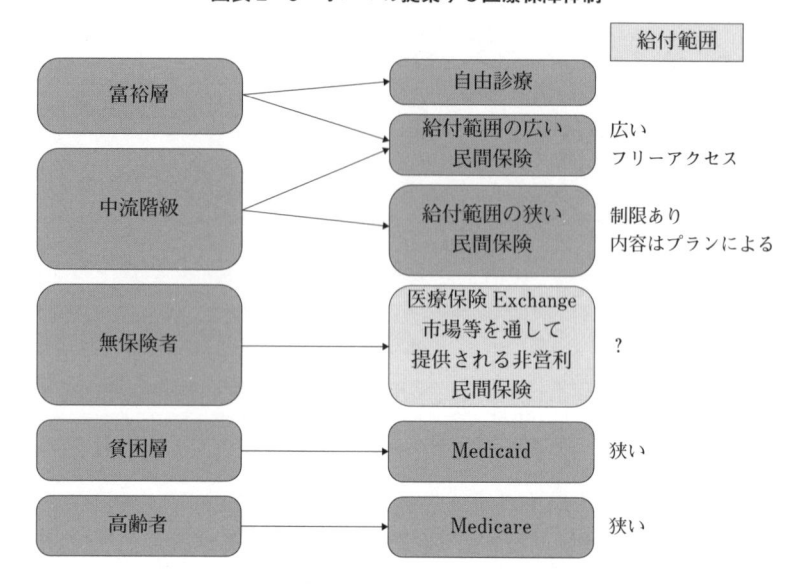

図表2-5 オバマの提案する医療保障体制

```
                                                    給付範囲

    富裕層          ──→    自由診療
                    ╲
                     ╲──→  給付範囲の広い      広い
                    ╱       民間保険           フリーアクセス
    中流階級        ╱
                    ╲──→  給付範囲の狭い      制限あり
                            民間保険           内容はプランによる

                            医療保険 Exchange
    無保険者        ──→    市場等を通して      ?
                            提供される非営利
                            民間保険

    貧困層          ──→    Medicaid           狭い

    高齢者          ──→    Medicare           狭い
```

度改革をアメリカのような新自由主義的な手法でおこなうことはあまり適切でないことを示唆しているのかもしれません．この点についてはオランダのところでも触れてみたいと思います．

2 イギリス：サッチャー改革の失敗とブレア改革

NHSとサッチャー改革

イギリスの医療制度はベヴァレッジ報告（1942年）に基づいて1948年より導入された国民保健サービス（National Health Service: NHS）と呼ばれるものです．NHSでは予防からリハビリテーションまでの包括的な医療が，税を財源として，全国民に提供されています（図表2-6）．

国民は自分の家庭医（General Practitioner GP：一般医）をあらかじめ決めて登録し，通常の診療についてはまず家庭医の診療をうけなければなりませ

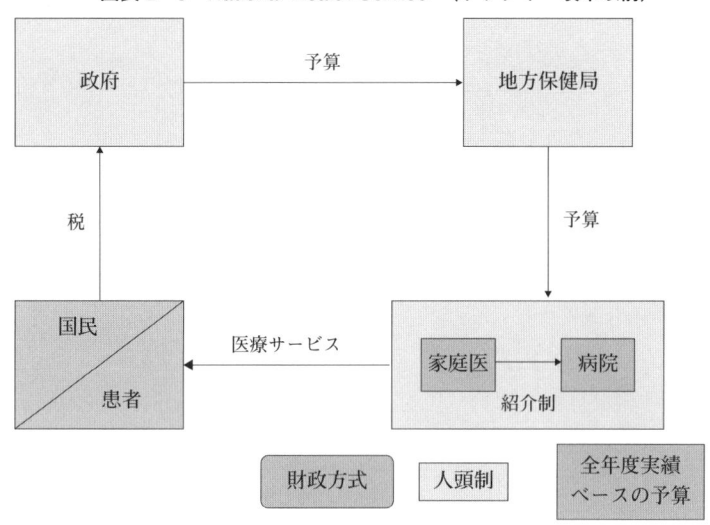

図表 2-6 National Health Service （サッチャー改革以前）

ん．そして，家庭医が必要と判断した場合，病院の専門医に紹介されるというゲートキーピング（門番機能）の仕組みが導入されています．一般医及び病院での診療に関しては自己負担はありませんが，薬剤や歯科診療に関しては自己負担があります．

　イギリスの医療は予算制となっているために，他の先進国に比較すると国民所得に占める医療費の割合が低くなっています．それでも1970年代のオイルショック以降経済状況が悪化する中で，医療費の増大が問題となりました．その一方で長い入院待ち期間に代表される公的医療の非効率性も問題となりました．医療の効率性の改善と医療費の抑制を同時に達成する目的で1990年に当時のサッチャー政権によって行われたのが国民保健サービス・コミュニティケア改革です（図表2-7）．この改革により，それまでは地区当局（日本の都道府県に相当）が医療財政とサービス提供を一括して行っていたものが，提供者と購入者に分離され，独立した経営主体となった病院

第2章 各国の医療保障制度

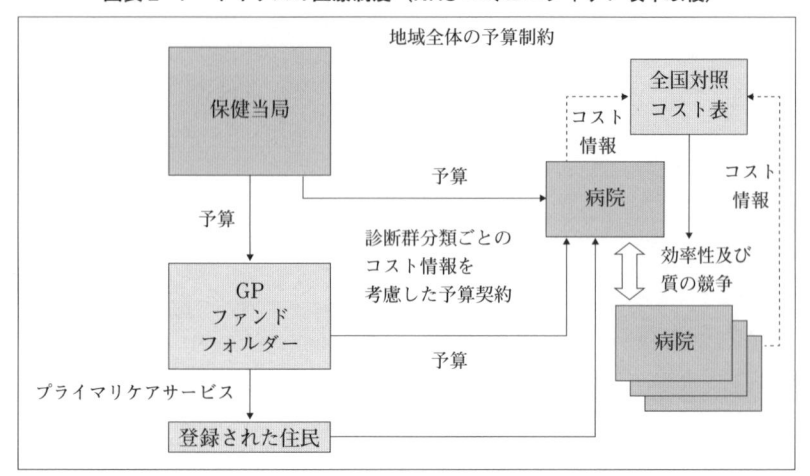

図表2-7 イギリスの医療制度（NHS コミュニティケア改革以後）

```
                    地域全体の予算制約
  ┌──────────┐                              ┌──────┐
  │          │                              │全国対照│
  │  保健当局 │          コスト              │コスト表│
  │          │          情報                └──────┘
  └──────────┘                    ┌──────┐    ↑ コスト
        │         予算            │ 病院 │    │ 情報
        │  予算         ┌────────→└──────┘
        ↓              診断群分類ごとの       ⇕ 効率性及び
  ┌──────────┐        コスト情報を              質の競争
  │   GP     │        考慮した予算契約    ┌──────┐
  │ ファンド │                            │ 病院 │
  │フォルダー│         予算               └──────┘
  └──────────┘ ────────────────→
プライマリケアサービス
        ↓
  ┌──────────┐
  │登録された住民│
  └──────────┘
```

（NHSトラスト病院）のサービスを地区当局が病院との価格交渉によって購入するという内部市場（擬似市場ともいいます）の仕組みが導入されました．

また，家庭医についても登録患者のために病院医療を購入する権限と予算を持つシステムが導入されました．これをGPファンドフォルダーといいます．この改革により家庭医の地位が向上し，また薬剤処方量が抑制されるといった効果も部分的には観察されました．しかしながら，事務コストが高くつくこと，また事前に予想したほど市場原理主義的な競争はおこらず，質やコストに関する改善効果も観察されませんでした．

ブレア改革とその後の状況

1997年に保守党に代わって政権についた労働党は，競争的な仕組みではなく，関係者間のパートナーシップに基づいて総合的なサービス提供体制を構築することを掲げ，個々の家庭医が予算を管理する仕組みではなく，医療職のグループ（50人程度の家庭医，地域看護師，理学療法士など）が包括的な医療サービスに関する予算を管理するプライマリケアグループあるいはプライマリケアトラスト（Primary Care Group: PCG, Primary Care Trust: PCT）

の仕組みを導入しました．ここで重視されたのは PCT のコミッショニング機能でした．NHS はコミッショニングを，医療・福祉サービスが効果的に対象者のニーズを満たすよう確実に提供するプロセスと定義しています．具体的には対象者のニーズの評価，そして評価結果に基づく優先順位を考慮した上でのサービスの調達とその提供状況の管理まで責任を持つプロセスです．また，この制度では従来以上に予防的なサービスが重視されており，看護師が 24 時間体制で電話やインターネットにより国民の健康相談にあたる NHS direct などのサービスが提供されています．

　さらに地域ごとの医療政策をより効果的に行うために，従来の地域当局は戦略的地域当局（Strategic Health Authority: SHA）に改組されました．これは国レベルで策定された健康政策を実現するためには，より地域別の状況を勘案した上で政策を展開することが望ましく，そのためには分権化が必要であるという政府の考えによるものです．さらに SHA レベルに戦略的マネジメントの機能を持たせた上で，実際の政策目標の実施（operational management）は PCT にゆだねるという改革が行われたのです．

　しかしながら，長い入院待ちで代表される医療の質の問題はなかなか改善されませんでした．問題の根本にはそもそも医療に対する予算が少なすぎることがありました．そこで，サッチャー政権のあとを引き継いだ労働党のブレア政権は医療予算を増額することを公約に掲げることとなったのです．その結果，イギリスは医療に対する予算を大幅に増加させることになります．

　こうした医療全体への資源投資を増加させる一方で，医療の効率性をあげるためにいくつかの重要な改革を行います．まず，その第一のものは個々の病院がより大きな裁量を持って経営にあたることができるようにするために，基金トラスト（Foundation Trust: FT）という仕組みを導入しました．FT になるためには経営状況の安定性や診療実績などの条件を満たす必要がありますが，認定されると民間の金融機関から融資を得ることができ，また施設や人員の整備もより大きな裁量を持って行うことができるようになります．第二は病院の建設・運営における PFI（Private Financial Initiative）の導

入です．これは病院の建設及びその後の運営を民間の出資によって行い，その運営会社にTrust病院が賃料や管理費用を支払って病院医療を行うというスキームです．契約期間は30年以上にわたるものが一般的です．第三は病院医療からプライマリケアへの資源の再配分です．このためには病院医療の効率性の向上が不可欠であり，そのために目標が設定され，それをモニタリングする仕組みが導入されました．ただし，効率性のみが追及されて質が落ちてしまっては意味がありませんので，医療の質指標も設定されています．これがNHSフレームワーク（National Health Framework: NHF）と呼ばれるものです．病院は病院で行うことが望ましい領域に特化し，プライマリケアにゆだねることができるものは，そのようにするよう誘導されます．そして，プライマリケアの方でも，そうした医療を行うための枠組みとしてCommunity Health Centerの整備がPCTで行われることとなりました．

しかしながら，いったん機能不全に陥ってしまった医療提供体制を改善することは難しく，さらにリーマンショック以降の経済不振により，現在のキャメロン政権は財政緊縮策と新自由主義的政策に大きく舵を切り，NHSを取り巻く状況は再び大きく変わろうとしています．

キャメロンによるNHS改革

PCTは高齢者の複合的なニーズに総合的に応えようという画期的な試みでしたが，実際にはサービスの財源がNHS（医療）と自治体（福祉）に分かれていることがネックとなり，調整役を担うスタッフのコミッショニング機能が十分には働きませんでした．その原因の分析結果をふまえて，医療について病院からコミュニティケアにという流れを作るためには，コミッショニングに関してより臨床的な力を持った職種が担当した方が良いということになりました．こうした検討結果を踏まえて現在のキャメロン政権はPCTを解体してClinical Commissioning Group（CCG）という新しい組織体を制度化することとなりました．

図表2-8に基づいてその仕組みを説明しましょう．キャメロン政権による

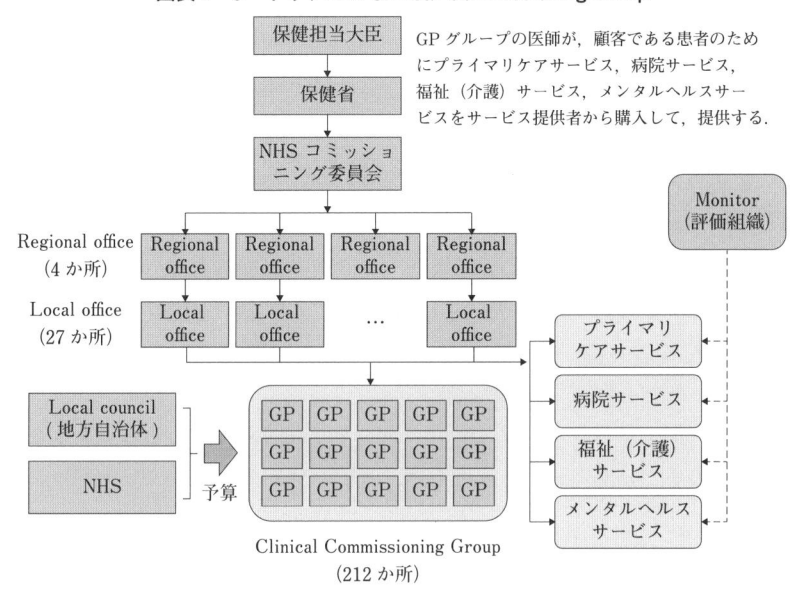

2　イギリス：サッチャー改革の失敗とブレア改革

図表2-8　イギリスのClinical Commissioning Group

GPグループの医師が，顧客である患者のためにプライマリケアサービス，病院サービス，福祉（介護）サービス，メンタルヘルスサービスをサービス提供者から購入して，提供する．

```
保健担当大臣
    ↓
  保健省
    ↓
NHSコミッショ
ニング委員会
```

Regional office（4か所）── Regional office × 複数
Local office（27か所）── Local office × 複数

Local council（地方自治体）／NHS → 予算 → Clinical Commissioning Group（212か所）
（GP × 複数名で構成）

→ プライマリケアサービス／病院サービス／福祉（介護）サービス／メンタルヘルスサービス

Monitor（評価組織）

　NHSの改組により，保健医療政策は保健省—4つのRegional office—27のLocal officeの階層構造の中で行われることとなりました．そして，各Local officeの下に地域単位でCCGが組織されています（全国で212か所）．CCGはGP，NP（看護師），ソーシャルワーカーなどで構成されており，NHSと地方自治体の双方から予算を得ています．GPグループの医師のうち，通常の臨床サービス以外にコミッショニングの役割も担うことになった者は，多職種チームによるアセスメント結果に基づいて，顧客である患者のためにプライマリケアサービス，病院サービス，福祉（介護）サービス，メンタルヘルスサービスをサービス提供者から購入して，サービス提供を組織化します．ここで注目される点はサービス提供者として民間事業者の役割が重視されていること，そして個人予算制度（Personal budget）という仕組みが可能となっていることです．個人予算制度とは，利用者にたとえば福祉サービスを購入する予算を与え，利用者自身が民間市場からサービスを購入することを可能

37

にする仕組みです．このような改革の目的は価格競争を喚起することでサービス価格の抑制を図ること，そしてサービス量を増やすことであるとされています．

新しい病院形態であるFTについても，対象施設数を拡大しその活動を促進する方向で改革が進められています．具体的には2016年までにすべてのトラスト病院がFTになることが目指されています．また，急性期入院医療を担うFTがアウトリーチとして外来センターや診療所を持つ例が増加しており，またトラスト病院内で私的医療を行うNHS pay-bedsやNHS amenity-bedsなども一定の条件下で認められるようになってきています．さらに，イギリスでは私的病院の役割は限定的であったのですが，近年NHSがより効率的な医療を促進する目的で，非NHSの民間病院でのサービスをカバーする例も増えてきているようです（2008年度は68億ポンド）．

このように現在イギリスではキャメロン政権下で，NHSの枠組みを守りながらも再び市場原理的な改革が進みつつあります．今後の動向が注目されます．

3　フランス：ジュペプランを中心に，NHS的な制度への志向

フランスの医療制度の概要

フランスの医療制度の特徴は，わが国と同じような国民皆保険の原則のもと，患者には医師及び医療機関選択の自由，そして医師には出来高払いによる診療報酬と自由開業制による医療活動の自由が認められていることです．図表2-9にフランスの医療制度の概要を示しました．

フランスの疾病保険制度は職域をベースに構成されていますが，国民の80％がカバーされる被用者保険制度，自営業者保険制度，特別制度，農業一般制度の4つに大きく分けることができます．

被保険者の医療機関の受診にあたっては，医療機関選択の自由が認められています．被保険者は受診した医療機関において診療費の全額を支払い，医

3 フランス：ジュペプランを中心に，NHS的な制度への志向

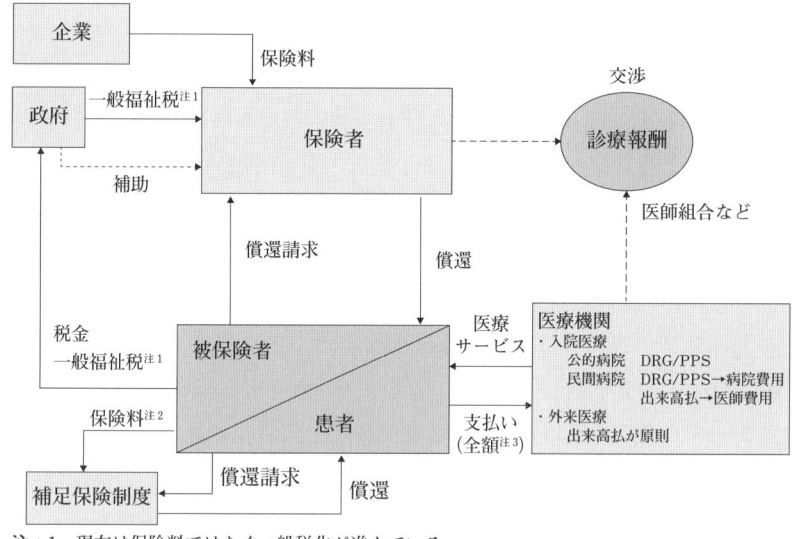

図表2-9 フランスの医療保険制度（償還制）

```
企業 ──保険料──┐
              ↓
政府 ─一般福祉税注1→ 保険者 ─ ─ 交渉 ─ ─ → 診療報酬
  ↑  補助                              ↑
  │                                  医師組合など
  │       償還請求 ↑  ↓ 償還
  │                              医療機関
税金                              ・入院医療
一般福祉税注1    被保険者  医療     公的病院  DRG/PPS
                        サービス   民間病院  DRG/PPS→病院費用
保険料注2        患者   ←────              出来高払→医師費用
  ↓                     支払い    ・外来医療
補足保険制度 ←償還請求   (全額注3)   出来高払が原則
            →償還
```

注：1 現在は保険料ではなく一般税化が進んでいる．
　　2 多くの場合は労働協約に従って雇用者が負担．
　　3 公的病院の入院医療は一部負担のみ（第三者支払い方式）．

師の領収証（処方薬がある場合は薬局での費用を含めた領収証）を所属する疾病保険金庫に送ることで償還を受けます．この仕組みを償還払い制といいます．いったん全額を払うことで患者のコスト意識が高まることが期待されますが，実際には小切手やクレジットカードが使用されているために，そのような効果は少ないようです．償還率は疾病，薬剤の種類により異なっています．

　フランスは他国に比較すると，公的保険における自己負担割合が高く設定されていますが，この自己負担分をカバーする非営利の共済組合形式の補足制度が発達しており，国民の80％は何らかの相互扶助組合等に加盟しています．被用者の場合，この補足制度は労働協約の一部として共済組合あるいは相互扶助組合形式で組織されたり，民間保険会社に委託される形式で運営

されています．また，国民が自助努力として個人的に民間保険に加入する場合もあります．さらに 1996 年からは CMU という低所得者向けの社会扶助制度が導入され，それまで医療保険に加入できなかった者，加入していても補足制度でカバーされていなかった者も，他の国民と同様の給付をうけることができるようになっています．さらに ALD（Allocation de Longue Durée；長期給付）の対象として指定されている悪性腫瘍，神経難病，合併症のある糖尿病といった長期に高額の医療費がかかる 30 の疾患については，疾病金庫の事前審査を受けることを条件として，自己負担が無料となっています．ALD 対象疾患の医療費は全医療費の 60% 以上になっており，その適正化が課題となっています．

フランスの病院医療は公的病院と民間病院とによって提供されています．かつて公的病院は総額予算制によって運営されていました．この仕組みでは，公的病院は年度毎に前年度の活動実績を基に施設計画と予算計画を国に提出し，その内容の妥当性の審査を受けた後，次年度の予算を月単位の総括給付で支給されていました．ただし，予算策定に用いられる病院活動指標が平均在院日数や病床占有率，患者数などが主体であったことから，施設間の不公平感が大きく問題となっていました．そこで，実際に行なわれた医療行為を反映する目的でフランス版 DRG に基づいて予算の調整が行われる仕組みが導入されました．その後，DRG に基づく予算調整の経験を踏まえて，現在は DRG に基づいた 1 入院包括払方式（DRG/PPS．これをフランス語では T2A と言います）へ移行しています．

民間病院は主に急性期医療を担当しており，その設置主体は個人，私法人，企業等種々です．患者がこれらの施設に入院した場合の医療費の支払いは医師費用と病院費用とに区分されます．病院費用については各医療施設と地方医療庁（ARS：地方レベルで病院医療を監督している公的機関）との契約による公定報酬，そして医師費用については疾病金庫と自由開業医師との間で締結される協約料金によります．民間病院の医師のほとんどは病院との契約医で，その病院の勤務医ではありません．アメリカのように病院の診察室

や手術室を借りているにすぎず，制度的には自由開業医師と同じ扱いになります．なお，病院費用については，公的病院と同様，現在は DRG に基づく 1 入院包括払方式となっています．

開業医医療については専門医と一般医とが区別されています（現在は，一般医も専門診療科の 1 つとなっています．詳細は補論 2 を参照してください）．一般医と専門医の診察科目については医療行為規定によって厳密に規定され，その規定に反する医療行為を行うことはできません．また，専門医と一般医とでは同じ医療行為を行っても報酬が異なっています．開業医が行う医療行為に対する診療報酬は，疾病保険金庫と医師の代表的な労働組合との間で締結される協約料金によります．開業医への支払いは前述のように償還制が原則で，患者が医師に全額を支払った後，患者自身が所属する疾病金庫に償還を請求します．なお，現在この仕組みを IC カードと通信回線を用いて自動化するプログラムが進行中です．なお，わが国と同様開業医には開業場所の自由が保障されており，これが医療資源配置のアンバランスという問題の原因となっています．

フリーアクセス，出来高払い，償還制といった特徴のため，フランスの医療費は増加傾向が強く，オイルショック以降，歴代の内閣はその抑制策に力を入れてきました．当初，その主な柱は保険者における収支相当原則に基づく保険料の値上げ，自己負担の増額，給付範囲の制限といった需要者対策が中心でした．しかしながらこうした政策はフランス企業の労働コストを高め，その国際競争力をそぐといった批判があったこと，また自己負担の増額も補足制度があるためにその医療費抑制効果は小さいことなどの理由から，政府は次第に対策の軸足を提供者側に移していくことになります．

ジュペプラン

フランスにおける現在の社会保障制度改革の方向性を明確に示したものとして，1995 年 11 月 15 日に当時のアラン・ジュペ首相によって示されたジュペプランがあります．このプランは，社会保障制度の全体にわたる改革案

を提示したものであり，社会保障財政に関する議会権限の強化，国と社会保障機関との関係の整理，保険者理事会の機構改革，病院改革，老齢年金制度における財政構造の強化と特別制度の改革，家族手当制度の所得条件の見直しと給付事務の簡便化，財政に関する会計年度ごとの赤字の清算，徴収事務の改善など広範な内容となっています．同プランは発表直後から既得権の喪失に反対する特別制度の対象者や高齢者の激しい抵抗にあい，完全に実現されることはありませんでした．また，ジュペ政権も選挙で敗北するという憂き目にあうことになります．

しかしながら，ジュペプランに記載された項目は，その後もフランスにおける社会保障制度改革の基本的な内容となっています．これは欧州の経済統合の条件であった1999年度における財政均衡を達成するために，社会保障制度改革が不可避だったこともその大きな理由の1つですが，社会的正義，責任の明確化，及び緊急性という国家の基本にかかわる理念をもとに，普遍的かつ包括的な改革を目指したこの計画の内容が，政権の違いを超えて行われるべき課題であったことがより重要であったと思います．このことは制度改革を行っていく上で，明確なグランドデザインを描くこと，及びそれを実行していくリーダーシップの重要性を示しています．

ジュペプランにおいては，関係者の責任を明確にした上で，当事者間の契約に基づく政策運営を行うというシステムが導入されました．具体的には，この契約が実証データに基づいて行われることを可能にするために，DRGに基づく病院情報システムの整備やICカードの導入など，医療および社会保険における情報の透明化が促進されています．そして，こうした情報を基に公的病院医療，私的病院医療，開業医医療，社会医療，医療連携など主要項目ごとに年間の支出目標額（これをONDAMと言います）が国民議会で決められる制度が導入されました（図表2-10）．導入当初は目標額に過ぎなかったONDAMですが，その後の改革で目標額を超過する事態が予想される時，疾病金庫の理事長は抑制策をとることが可能となっています．

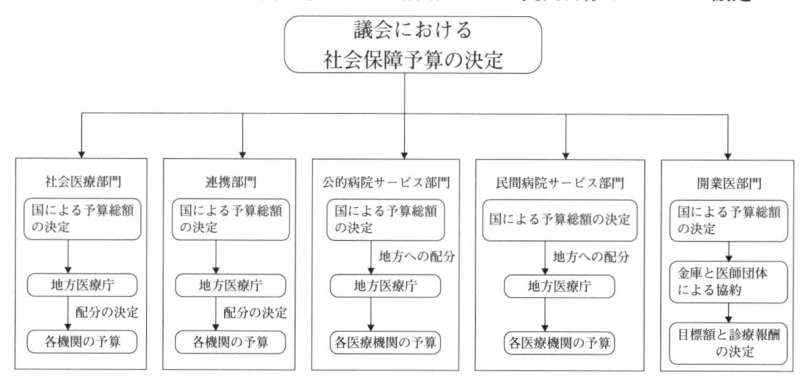

3 フランス：ジュペプランを中心に，NHS的な制度への志向

図表 2-10　5つの主要医療サービス領域における支出目標 ONDAM の設定

```
                議会における
             社会保障予算の決定
    ┌──────┬──────┬──────┬──────┬──────┐
 社会医療部門  連携部門  公的病院サービス部門  民間病院サービス部門  開業医部門
 国による予算総額  国による予算総額  国による予算総額  国による予算総額  国による予算総額
   の決定      の決定      の決定      の決定      の決定
                        地方への配分  地方への配分  金庫と医師団体
  地方医療庁   地方医療庁   地方医療庁   地方医療庁    による協約
  配分の決定   配分の決定                       目標額と診療報酬
  各機関の予算  各機関の予算  各医療機関の予算  各医療機関の予算    の決定
```

ブラジ大臣による改革——かかりつけ医制度の導入

ところで，フランスの場合，患者による医師（医療機関）選択の自由が認められていますが，このことが患者によるドクターショッピングを誘発し，医療費増の原因となっているという指摘があります．2004年に当時の保健担当大臣であったブラジ氏は，この問題に対処するために，「かかりつけ医制度」という仕組みを導入しました．これにより16歳以上のフランス人はかかりつけ医を登録し，たとえば病院を受診する場合は，必ずそのかかりつけ医の紹介状を持って受診することとなりました．イギリスの家庭医制度に似ていますが，医師への支払いは出来高払いであること，紹介状無しでかかりつけ医以外の医師にかかることもできる点が異なっています．ただし，紹介状無しでかかりつけ医以外の医師を受診した場合，医師は診療報酬表に定めた価格以上の料金を患者に請求できることになっています（図表2-11）．

在宅入院制度と保健ネットワーク

フランスには在宅入院制度（Hospitalization à domicile: HAD）という独自の在宅ケアの仕組みがあります．また，近年高齢者や障害者，社会的弱者の持つ医療・福祉・生活上の複雑な問題に対応することを目的に保健ネットワ

図表 2-11　フランスにおけるかかりつけ医制度の導入

(1) かかりつけ医の紹介状ありで受診

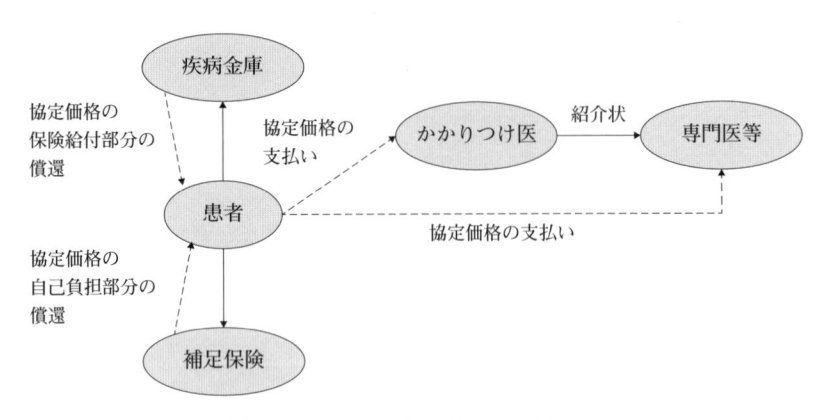

- 疾病金庫 → 患者：協定価格の保険給付部分の償還
- 患者 ⇄ 疾病金庫：協定価格の支払い
- 患者 → かかりつけ医 → 専門医等：紹介状
- 患者 → 専門医等：協定価格の支払い
- 補足保険 → 患者：協定価格の自己負担部分の償還

(2) かかりつけ医の紹介状なしで受診

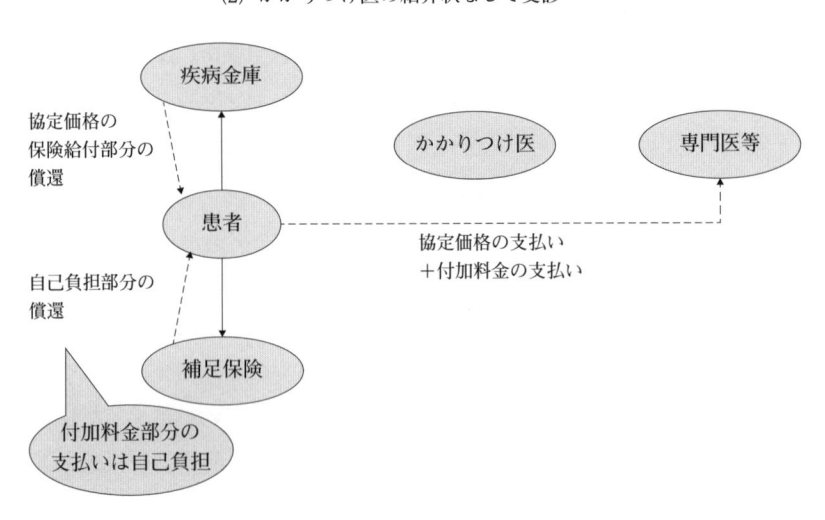

- 疾病金庫 → 患者：協定価格の保険給付部分の償還
- 補足保険 → 患者：自己負担部分の償還
- 患者 → 専門医等：協定価格の支払い＋付加料金の支払い
- 付加料金部分の支払いは自己負担

ーク（Réseau de la Santé）という非常に興味深いシステムが構築されています．

HADは1970年12月31日病院法によって導入されました．HADの当初の目的はがん患者のpost-acute医療を在宅で行うことで，入院期間を短縮し，がん治療の入院待ち患者数の減少と医療費の適正化を図ることでした．その後，1986年5月12日保健省通達により，精神患者を除くすべてのpost-acute患者がHADの対象となり，2000年5月30日雇用連帯省通達でリハビリテーション医療も含まれることとなりました．

現在のHADの基本的枠組みを定めているのはこの2000年5月30日雇用連帯省通達です．この通達によるとHADは「病院勤務医及び開業医によって処方される患者の居宅における入院である．あらかじめ決められた期間に（患者の状態により更新可能），医師及びコメディカル職によるコーディネートされた継続性のある治療を居宅で行うサービス」と定義されています．図表2-12はその概要を示したものです．

在宅入院サービスは在宅入院組織により提供されます．多くの場合，在宅入院組織は病院組織の一部として設置されており，コーディネート担当医師と看護師，理学療法士，作業療法士，栄養士，薬剤師，臨床心理士，ソーシャルワーカーなど多職種から構成されています．提供される主なサービスは図表2-12に示した通りです．HADにおいて中心的な役割をはたしているのは，多くの場合調整担当医師ですが，広い地域で多くの患者を担当するパリの場合，調整看護師が中心となってサービスの調整が行われています．

調整担当医師になるためには医学部を卒業し，医師としての初期研修を終えた後，大学で1年間の教育を受け大学ディプロマを取得しなければなりません．他方，調整担当看護師になるための資格はとくに定められていませんが，現在，その研修の制度化に向けて検討が行われています．

在宅入院を実施する手続は以下のとおりです．まず，開業医及び病院医師から調整担当医師に在宅入院の処方箋が送られます．調整担当医師は患者の状況を分析した後，在宅入院の対象となると判断した場合，在宅入院の調整

第 2 章　各国の医療保障制度

図表 2-12　フランスにおける在宅入院制度
(Hospitalization à Domicile: HAD)

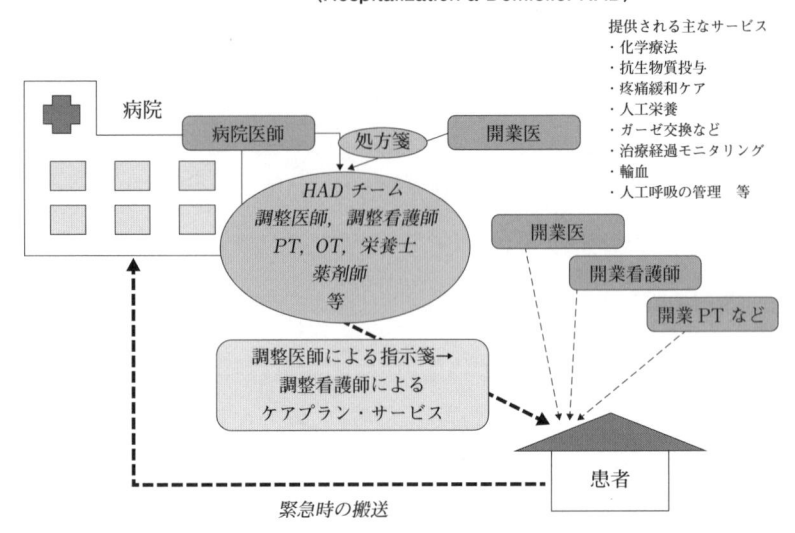

提供される主なサービス
・化学療法
・抗生物質投与
・疼痛緩和ケア
・人工栄養
・ガーゼ交換など
・治療経過モニタリング
・輸血
・人工呼吸の管理　等

病院／病院医師／処方箋／開業医

HAD チーム
調整医師，調整看護師
PT, OT, 栄養士
薬剤師
等

調整医師による指示箋→
調整看護師による
ケアプラン・サービス

開業医
開業看護師
開業 PT など

患者

緊急時の搬送

を行います．パリ病院協会の場合は，調整担当医師の指示箋を受けて調整看護師が HAD の対象患者に対して，在宅入院のケアプラン作成，入院時からの退院調整，他の在宅サービスの調整，患者や患者家族の相談などを行っています．なお，HAD の支払いは 1 日あたり定額で行われています．

現在，約 50％ の在宅入院は病院に所属する在宅入院部門によって提供されていますが，残りの半分は非営利組織の独立した在宅入院事業者（ベッドを持たない）によって提供されています．

HAD は入院医療の一環であり，その病床数は地方医療計画によって規定されています．予定されたレベルまで病状が回復し，「入院医療」が必要ないレベルになると「退院」し，その後は必要に応じて開業医や開業看護師の往診や自立給付制度（APA：日本の公的介護保険制度に相当）による在宅介護サービスを受けることになります．

フランス政府は HAD の推進に積極的で，2000 年の 4000 床を 8000 床まで

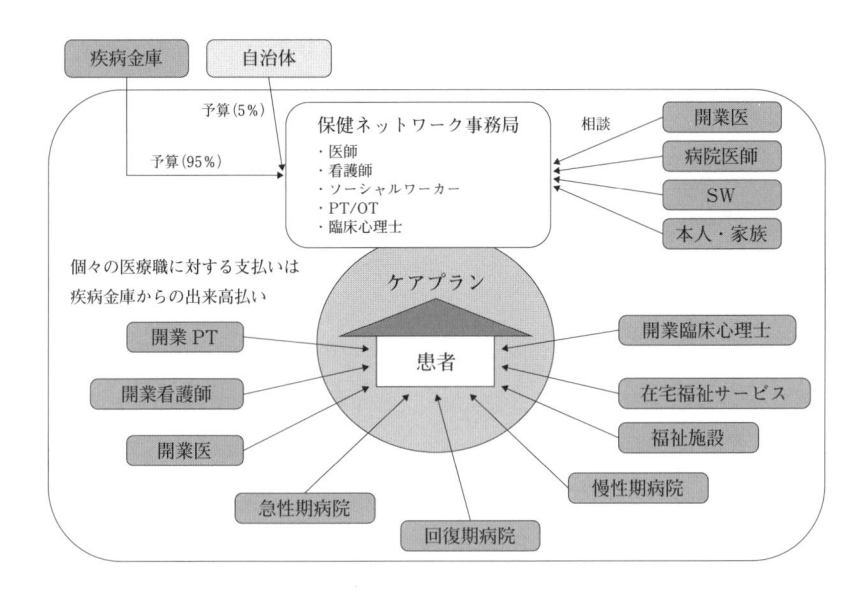

3 フランス：ジュペプランを中心に，NHS的な制度への志向

図表2-13 フランスにおける保健ネットワーク
(Réseau de la santé)

```
疾病金庫     自治体
    ↓予算(5%)
    ↓予算(95%)    保健ネットワーク事務局    相談   開業医
                  ・医師                          病院医師
                  ・看護師                        SW
                  ・ソーシャルワーカー              本人・家族
                  ・PT/OT
                  ・臨床心理士

個々の医療職に対する支払いは
疾病金庫からの出来高払い         ケアプラン

開業PT                                          開業臨床心理士
                           患者
開業看護師                                       在宅福祉サービス
                                                福祉施設
開業医
                                                慢性期病院
         急性期病院
                   回復期病院
```

増やすことを計画しているようです．ちなみに，在宅入院は制度的にはターミナルケアにも対応することになっているようですが，実際には在宅入院部門としてターミナルケアを行うことは少なく，入院医療の枠組みで行われることが一般的であるようです．

次に保健ネットワークについて説明しましょう．高齢者や障害者のニーズは複雑であり，こうした問題に総合的に応えるためには種々のサービスを調整する仕組みが必要となります．この目的のために構築されたのが図表2-13に示した保健ネットワークです．保健ネットワークは地域の種々の医療関係者・福祉関係者から構成されています．全体をコーディネートするのは保健ネットワーク事務局であり，ここには医師，看護師，OT/PT，臨床心理士，ソーシャルワーカーが勤務しています．事務局スタッフの職務は対象者のヒアリングとサービスの調整であり，利用者に対する直接的な医療・福祉サービスは提供していません．この調整機能に対して，疾病金庫及び自治

体から報酬が支払われます．

　サービスの開始は，主治医や自治体のソーシャルワーカーあるいは患者及びその家族からの相談によります．相談を受けた保健ネットワーク事務局担当者が内容を分析し，必要なサービスの調整を行います．ここでわが国のケアカンファレンスと異なる点は，いわゆるケアマネージャーは存在せず，対象者のニーズに応じて事務局の各職種の合議によって提供されるサービスが決まっていくことです．サービスはネットワークに所属している独立した事業者によって提供されます．これらの提供者のサービスはそれぞれをカバーする財源（医療の場合は疾病金庫）によって賄われます．提供されているサービスの内容は，対象者ごとに3か月に1回程度開催される事務局内部の検討委員会で議論され，必要に応じてサービス内容の修正が行われています．

　現在，保健ネットワークは，医療分については毎年国民議会で議決される医療保障支出目標（ONDAM）の対象となっており，通常の医療サービスとは別に予算化されています．保健ネットワークの対象疾患・状況は種々であり，老年医学的問題，糖尿病，がん患者，障害者など多様です．福祉領域に関わるサービスについては自治体の負担によって提供されます．わが国では平成24年度に介護保険制度の見直しで地域包括ケアの概念が提示され，それを実現するためのモデル事業が行われています．フランスの保健ネットワークの運用は，わが国における地域包括ケアの具体化のためのヒントになるかもしれません．

　以上のようにフランスは直面する問題に対応するために，種々の改革を行ってきています．医療の質や情報化などの面において，ここ10年程の進捗状況には目を見張るものがあります．しかしながら，医療費の適正化や構造改革は当局の思うようには進んでいないのが現状です．ただし，その取組の過程からわが国が学ぶべき点は数多くあります．たとえば，診療科間，地域間の医師配分の適正化という，わが国も同様に抱えている問題を改善するために，フランスでは医師の養成課程の改革が行われました．参考になる改革

であると思いますので，その内容について補論2に詳述しましたので参照していただければと思います．いずれにしても平成24年の大統領選挙で財政出動派のオランド氏が勝利したことで，フランスの医療制度が今後どうなっていくのか，興味あるところです．その動向を注視したいと思います．

4 ドイツ：市場原理主義と社会連帯とのはざまで

ドイツの医療制度の概観

　ドイツはわが国と同様，社会保険に基づく医療提供体制を構築しています（図2-14）．まず，保険についてみると，公的保険と民間保険の2本建てとなっていることがわが国との違いです．もともと法定所得以下の者が強制加入しなければならない疾病金庫保険と，それ以上の者が任意に加入する民間保険とが分かれる形で制度の整備が行われてきました．1997年の医療保障再編法までは，各疾病金庫への加入は職域あるいは地域によって決まっていましたが，同再編法によって住民は地域・職域によらず疾病金庫を自由に選べる仕組みとなりました．これは被保険者による選択を導入することで，保険者間に競争をさせ，運営の効率化を図ろうという試みです．

　疾病金庫については短期の収支相当原則（一年単位の収入と支出のバランス化）が厳しく適用されるために，保険料率は頻繁に変更されます．なお，保険料の拠出は労使折半が原則となっています．

　医師は専門医と一般医に区分され，病院の受療に際しては診療所の医師による紹介状が必要です．しかしながら，イギリスやオランダのような「かかりつけ医制度」ではなく，患者による医療機関選択の自由が保証されています．開業医医療は原則100％給付でしたが，現在は患者の定額自己負担となっています．具体的にはそれまで外来医療については受診時の自己負担がなかったものが，4半期に一度最初の受診に関して10€の自己負担が求められる制度になりました．

　また，医療サービスの質を担保しながらフリーアクセスの制限を行う仕組

第2章 各国の医療保障制度

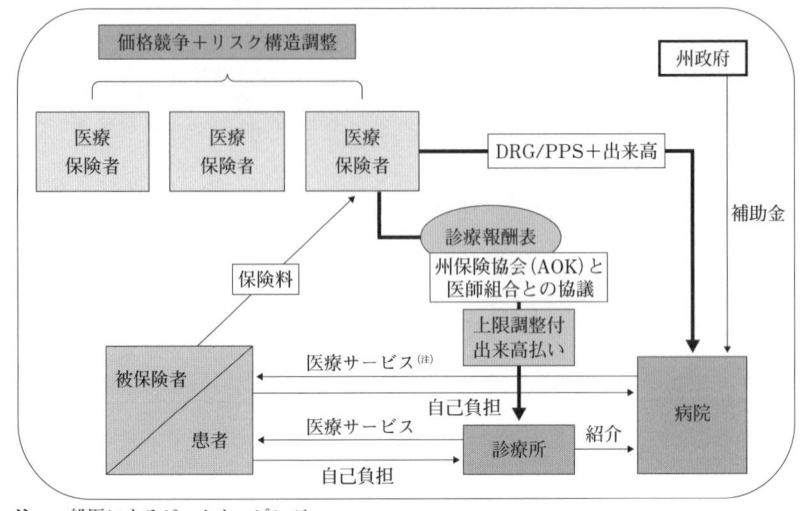

図表2-14 ドイツの医療制度の概要

```
                価格競争＋リスク構造調整
        ┌─────────────────────────┐
        │                         │                    州政府
    ┌──────┐ ┌──────┐ ┌──────┐
    │ 医療 │ │ 医療 │ │ 医療 │──── DRG/PPS＋出来高
    │保険者│ │保険者│ │保険者│                          │
    └──────┘ └──────┘ └──────┘                        補助金
                 ↑        │
                 │     診療報酬表
              保険料    州保険協会(AOK)と
                 │     医師組合との協議
                 │        │
                 │     上限調整付
                 │     出来高払い
    ┌──────┐  医療サービス(注)                    ┌──────┐
    │被保険者│←─────────────────────────→       │ 病院 │
    │      │        自己負担                      │      │
    │ 患者 │←──医療サービス──→ 診療所 ──紹介──→│      │
    └──────┘        自己負担                      └──────┘
```

注：一般医によるゲートキーピング．

みとして，家庭医モデルの導入も行われています．これは患者が自らの指定医を登録し，他の医師や病院医療を受ける際には，家庭医の紹介状を必要とする仕組みです．これにより診療，検査，投薬の重複をなくすことで，医療費の適正化と質の向上（重複投薬の予防など）が可能になると考えられているようです．すでに2004年7月からザクセン・アンハルト州などでその導入が開始されています．患者がこの仕組みに加入する経済的メリットは，年間の自己負担が20€に限定されることです．

処方薬については，参照価格制が導入されており，参照価格以上の差額と処方単位ごとに決められている自己負担分は患者が支払わなければなりません．また，処方箋を必要としないOTC薬については給付カタログから除外され，全額自己負担となっています．

開業医への支払いは州単位で保険医協会が疾病金庫連合会（AOK）と診療科別の基準量を設定し，基準量までは各医師に診療報酬表に従って報酬が支払われ，それを超えると1点あたり単価が減額される仕組みとなっていま

す．なお，基本となる診療報酬点数表については連邦レベルで決定されます．

入院医療については，オーストラリアのAR-DRGをもとに開発されたG-DRGによる包括支払い方式と，出来高の組み合わせになっています．

市場原理主義的改革の導入

医療費増はドイツ政府の懸案事項であり，この問題に対応するために疾病金庫の保険者機能を強化する対策が模索されており，たとえば疾病金庫側が医療機関のサービスの質を評価した上で，それを報酬に反映させる方法の開発や，疾病金庫が特定の医師グループと診療の契約を結ぶというアメリカのHMO的なシステムの可能性などが検討されています．

以上のようにドイツの医療制度改革は社会連帯を基本としながらも，その効率化のために市場原理主義的手法を活用していくという方針のようです．しかしながら，この手法に対しては国民からの根強い反対もあります．他方で，企業家的な医師たちが医療の産業化に走る傾向も徐々にではありますが出てきているようです．現在は経済が好調ですので，あまり大きな議論はないようですが，今後のユーロの動向次第では，医療をめぐる財政状況の変化から理念の対立が表面化することも予想されます．今後の動向が注目されます．

5　オランダ：管理競争の導入，実験国家の今後

オランダは医療制度改革に関して，今，スイスと並んで最も世界の注目を集めている国です．この改革過程はわが国における医療制度改革の議論を考える上で非常に示唆に富むものだと思います．そこで，本節では実験国家オランダの医療制度改革の試みを若干詳しく説明してみたいと思います．

まず，オランダの医療保険制度ですが，これは長期医療保障と短期医療保

障の2種類に分類されます.

短期医療保険

　一般医によるサービス,専門医によるサービス(精神科医によるものを除く),歯科サービス(22歳まで),看護などのパラメディカルサービス,365日を超えない入院サービス,救急サービス,妊産婦サービス,薬剤などの短期医療サービスは短期医療費保障という枠組みの中で給付されます(図表2-15).従来,この制度は一定の所得以下の被用者とその家族をカバーする疾病基金保険(ZFW),一定の所得以上の被用者と自営業者をカバーする民間保険,そして公務員が加入する公務員保険に分かれていたのですが,2006年からは全国単一の短期保険制度(ZVW)となっています.ただし,保険者はNHSのような国全体でひとつのものではなく,多数の保険者が存在しています(4つの大きな保険者で国民の80%をカバー).

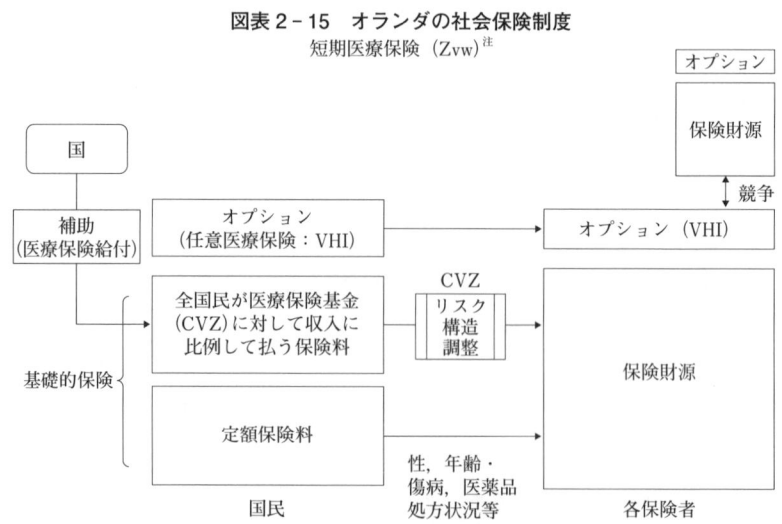

図表2-15　オランダの社会保険制度
短期医療保険(Zvw)注

注:一般医によるサービス,専門医によるサービス(精神科医によるものを除く),歯科サービス,看護などのパラメディカルサービス,365日を超えない入院サービス,救急サービス,妊産婦サービス,薬剤などの短期医療サービスをカバーする.

短期医療保険は基礎的保険と任意保険の2つから構成されます．基礎的保険はすべての国民が加入することが義務づけられているものであり，保険者は加入申し込みを拒否することはできません．この基礎的保険の保険料は，各保険者が設定する定額保険料と被保険者が収入に比例して医療保険基金（CVZ）を通じて保険者に支払う保険料の2つから構成されています．また，18歳以下の子供の保険料に相当する部分は，国の税金をもとにCVZをもとに各保険者に支払われます．CVZは加入する被保険者の持つリスクによって，保険者間の財政的不公平が生じないようにするために，性，年齢，社会経済状況，居住地域，前年度の医薬品支出（慢性疾患を持つ患者の場合）などを変数としてリスク構造調整を行い，補正した保険料を各保険者に支払います．また，所得比例部分については，すべての国民がこれを払うことができるよう国から収入比例補助給付（医療保険給付）が行われており，3分の2の家計は額の多寡はあるもののこれを受け取っています．

　短期医療保険については免責制が導入されており，年間€350までは自己負担となります．ただし，GPサービス，産科ケア，22歳までの歯科医療は免責制の対象外で，すべてがカバーされます．免責制については，免責額を€100から€500まで追加することが可能であり，それにより保険料を安くすることが可能になっています．

　任意保険部分は基礎的保険でカバーされないサービスを給付するもので，各保険者が種々の商品を提供しています．この任意保険部分については，保険者が被保険者のリスクによっては加入を拒否することが認められています．

長期医療保険

　長期医療保険は例外的医療費支出保障（AWBZ）と呼ばれるもので全国民が強制的に加入させられます．病院での365日を超える入院，ナーシングホームでの診療などの費用がカバーされています．保険料は所得比例です．保険の運営責任者は国ですが，実際の運用は短期医療費保険の各保険者が行う

仕組みとなっています．また，AWBZによるサービスを受けるためには，事前にケアニーズの状況について全国に32あるニーズアセスメントセンター（CIZ）での審査を受けることが義務づけられています．利用者はその判定結果に従って，対応するケアパッケージを提供されます．ここで重要な点は利用者は現物給付と現金給付（個人予算と呼ばれます）が選択でき，現金給付を選択した場合は，その予算内でサービスを民間事業者から購入することができます．また，家族や友人をケアワーカーとしてサービスを提供してもらうことも可能です．

次に医療提供体制について説明しましょう．

開業医医療

オランダの医療サービス提供システムを特徴づける第一のものはGPシステムです．すなわち，一般的なルールとして患者はまず自分が登録している一般医（GP）を受診します．患者は救急医療などを除いてGPの紹介状なしに病院及びそこで働く専門医を受診することはできません．このGPによるGate keepingは非常によく機能しており，GPを受診した場合，96%の患者はGPによる医療サービスのみで完結し，4%の患者のみが二次医療（病院や専門医）に紹介される状況となっています．夜間や週末，祝祭日のGPサービスはGPの共同診療所（GP post; わが国の医師会による休日夜間診療所のようなもの；2009年現在で全国に131か所）によって提供されています．

GPへの登録は家族単位で行われます．1人のGPは平均2300人の登録患者を持っています．ほぼ100%の国民が15分以内にかかることにできる場所で開業しているGPに登録しており，予約後おおむね2日以内に受診できています．患者によるGPの選択は自由ですが，患者を多く持っている場合，あるいは患者が診療所から非常に離れた場所に住んでいる場合，GPは患者登録を拒否することができます．

GPに対する報酬の支払方式は3つの方式が組み合わされています．具体的には登録した医師に人頭制で支払われる定額部分，時間内の診察ごとに支

払われる出来高部分，そして時間外の診療に時間単位で支払われる出来高部分です．

病院医療

　病院医療は専門医によって担われています．専門医は雇用関係あるいはパートナーシップと呼ばれる契約により病院施設のみを利用する形態のいずれかの立場を取っています．オランダの病院は大きく以下の6つの種類に分類されます．

- 　一般病院
- 　大学病院
- 　専門病院
- 　独立治療センター（ZBC）
- 　高度医療センター
- 　外傷センター

　大学病院は8か所で，ほとんどの高度医療センターや外傷センターは大学病院に併設されています．ZBC は緊急性の低い急性期疾患に対して24時間以内の入院治療を行う組織です．病院医療サービス（外来も含む）の支払いは，オランダ版 DRG である DBC を基に機能的総括予算制と PPS 方式（Prospective Payment System：1件あたり包括支払い）の組み合わせで行われています（後述）．

市場原理主義的手法の導入──管理競争の制度化

　オランダはヨーロッパの中でも市場原理主義的改革に特に熱心な国として知られています．これについて図表2-16をもとに説明しましょう．
　まず，医療保険ですが，上述の短期医療保障については「管理競争（Managed competition）」的な構造となっています．具体的には基金に支払う所得比例医保険料については国が決めますが，定額保険料及び任意保険（公的保険では給付対象とならない個室の利用や治療にあたる医師の指名などのア

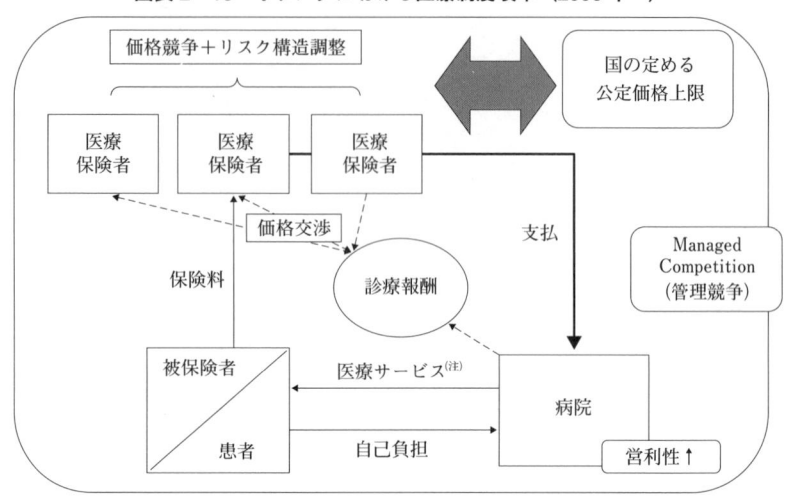

図表 2-16　オランダにおける医療制度改革（2006年〜）

注：一般医によるゲートキーピング．

メニティ的なサービスについてカバー）については，各保険者に価格設定の自由が与えられています．そして，国民は保険料と各保険者が契約する医療機関をもとに1年単位で保険者を自由に選択することができる仕組みとなっています．保険者は被保険者を選択することを禁止されており，クリームスキミングと呼ばれる「いいとこどり」が生じないように配慮されています（実際には補足保険などの内容を差別化することで巧妙な選択が行われているという批判もあります）．この制度が導入された2006年には18%の国民が保険者の変更を行っていますが，現在ではその率は4%程度で落ち着いています．

保険者間の競争により保険料は低下しており，ほとんどの保険者は基本的なサービスをカバーする部分では赤字基調になっており，それを補うために管理部門のコストカットや補足保険の工夫などが行われているようです．

GPシステムへの市場原理主義的枠組みの導入実験としては2007年からプライマリケアにおける疾病管理（Disease management）の取り組みが行わ

れています．具体的には糖尿病，慢性閉塞性呼吸器疾患（COPD），心血管リスクなどに対して1患者年間250～475€で人頭制で管理するという枠組みが導入されています．この試みでは併存症については別途出来高で支払いが行われるために，医療費の節約効果はないのではないかという批判もあるようですが，オランダ政府はその一般化を決定し，現在約100のGPグループがこの仕組みに参加しています．

　病院医療サービス（外来も含む）の支払いは，DBCを基に行われていることは上述の通りですが，ここにも管理競争的な仕組みが導入されています．これを説明しましょう．DBCによる支払いは医療ケア機構（NZa）が設定する単一の報酬による部分DBC-Aと保険者と個別医療機関の交渉によって決まる部分DBC-Bから構成されています．DBC-Bについては，DBCごとに国レベルの参照価格が設定されており，保険者と各施設はそれを参考に価格交渉を行います．この仕組みが導入された2005年はDBC-Bは治療件数の7％に過ぎなかったのですが，2009年には34％となっています．このように国は医療サービスの費用対効果を向上させるために，DBC-Bによる競争促進を図ろうとしているのです．

　保険者から病院へのDBCに基づく支払い方式は若干複雑です．従来，オランダでは支払い側と病院が前年度実績に基づき予算を策定し，さらに年度末に予算と決算の差額を調整する（超過した場合は，その部分を保険者が事後的に補填する）という機能的予算制を採用していました．それが現在ではDBCごとに価格とボリュームを契約して予算を策定する部分（Block contract）と，DBC単位で1入院包括支払い方式（DBC／PPS）を行う部分の組み合わせによって支払いが行われています．実務的には各病院は退院ごとに保険者に請求書を送り，DBC単位での支払いを受け，機能的予算部分については年度末に補正を行うという運用を行っています．DBCについては，その価格設定が高すぎるという批判があり，現在そのコストの見直しが行われています．また，より包括的な支払いを実現するためのDOT（DBCによる支払いの透明性を高める）プロジェクトが進行中です．

図表2-17 オランダにおける医療評価事業の例

ユトレヒト大学病院の評価

Legenda 凡例
- Slechter dan gemiddeld ★☆☆ 平均より悪い
- Gemiddeld ★★☆ 平均
- Beter dan gemiddeld ★★★ 平均以上

Klantervaringen 2009		
Bereikbaarheid ziekenhuis	病院へのアクセス	★★☆
Ontvangst op de afdeling	総合受付の応対	★★☆
Inhoud opnamegesprek	各部門受付の応対	★★★
Communicatie met verpleegkundigen	看護師とのコミュニケーション	★★☆
Communicatie met artsen	医師とのコミュニケーション	★★☆
Tegenstrijdige informatie door zorgverleners	医療従事者からの情報の矛盾	★★☆
Kamer en verblijf	部屋	★★☆
Eigen inbreng	料金	★★★
Uitleg bij behandeling	治療に対する説明	★★☆
Pijnbeleid	疼痛処置	★★☆
Communicatie rond medicatie	医薬品に対する説明	★★☆
Gevoel van veiligheid	安心感	★★☆
Informatie bij ontslag	退院時の情報提供	★★★

Bron: Miletus
Gemeten in het jaar: 2009
Laatste update: 28 september 2011

出典：http://www.kiesbeter.nl/zorgverleners/ziekenhuizen/detail/universitair-medisch-centrum-utrecht-locatie-azu/

　市場原理主義的なシステムとしては，保険者が被保険者のかかることができる医療機関を規制するPreferred provider modelも一部の保険者で導入されています．具体的には，被保険者は現物給付と償還制を選択できるようになっており，前者の場合はかかれる医療機関が制限されますが追加負担はありません．後者の場合は，かかることができる医療機関に制限はありませんが，ただし契約された医療費を超えた追加部分は自己負担になるというものです．

　以上のように，国による上限価格の設定や保険選択の保証といった制度的制約を設けた上で，競争的な手法により効率的な医療サービスを行う仕組みを管理競争と言います．アメリカのEnthovenによって提唱された仕組みを，国レベルで初めて一般化しているのがオランダなのです．

　ところで，オランダの医療制度改革を語る上でもう1つ外せないものが代替政策Substitutionです．これは入院医療から外来医療へ，専門医の診療か

らプライマリケアへ，医師によるプライマリケアから看護職によるプライマリケアへ，長期療養型医療施設から福祉施設，そして在宅ケアへというように，サービスの質を落とすことなく，より費用効果的なサービスに利用者を誘導していこうというプログラムです．たとえば，2007 年の制度改正により，ナースプラクティショナーが行えるプライマリケア業務が拡大され，医師の診断があれば慢性閉塞性呼吸器疾患（COPD）や糖尿病，心血管系リスクに対して医薬品の処方ができるようになっています．また，従来，開業理学療法士による施療は医師の処方箋が必要であったのですが，現在は患者が直接開業理学療法士にかかることが可能になっています．

フランスのブラジ改革の基本的な考え方がそうであったように，これからの高齢社会に適応するためには医療提供体制の改革が不可欠であり，その基本となるのは医療情報の標準化と透明化（＝可視化）です．それなしにはいかなる改革もその効果を評価することができないし，また望ましい方向に進むこともできないでしょう．オランダにおける医療制度改革の展開過程は，まさにこの医療情報の可視化であり，それがあってはじめて管理競争や疾病管理のプログラムが成立しているのです．

ただし，管理競争の枠組みがオランダにおいて，今後もうまく進行するのか，現時点では評価は難しいと思います．その進捗状況は「半分達成され，まだ半分は未達成である」と評価されており，将来の成功の鍵は「医療活動及び医療の質の可視化」にあると考えられているようです（Schut F and van de Ven W, 2011a）．このためオランダでは医療の質評価事業が精力的に進められており，たとえば消費者団体による臨床指標の公開が行われています．http://www.kiesbeter.nl がその代表的なものであり，政府の支援を受けて病院，診療所，介護事業所，保険者に関する品質情報の公開及び指標の解説を行っています（KiesBeter）．図表 2-17 はその一部を示したものですが，このような情報が国民に広く開示されていることが重要です．

ところで，2008 年に対 GDP 比で 8.9% であったオランダの医療費は 2011 年には 12.0% と OECD 諸国の中で 2 番目の高さになっています（図表 1-

第2章　各国の医療保障制度

図表 2-18　欧州における医療制度改革の動向（私見）

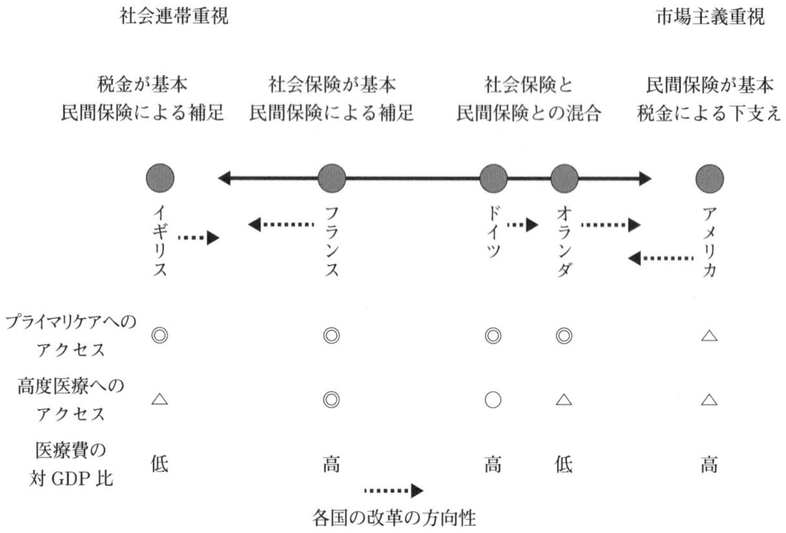

	社会連帯重視				市場主義重視
	税金が基本 民間保険による補足	社会保険が基本 民間保険による補足	社会保険と 民間保険との混合		民間保険が基本 税金による下支え
	イギリス	フランス	ドイツ	オランダ	アメリカ
プライマリケアへの アクセス	◎	◎	◎	◎	△
高度医療への アクセス	△	◎	○	△	△
医療費の 対GDP比	低	高	高	低	高

各国の改革の方向性

1）．このことからも本当に管理競争の仕組みが費用効果的なのかについては，今後注意深く見ていく必要があると思います．また，オランダ国民がこのような管理競争を本当に受け入れているかについても，検証が必要でしょう．いずれにしても，「常に千の社会実験が行われている国」（長坂 2000）であるオランダの動向はわが国の医療制度のあり方を考える上で参考になるものです．実際，欧米の医療専門誌においてもオランダの医療制度改革に関する論文が増加しています（たとえば，Schut F and van de Ven W 2011a, 2011b）．

6　ヨーロッパにおける医療制度改革の動向

図表2-18はNHS（イギリス型）と民間保険（アメリカ型）を両極としてヨーロッパの制度がどちらの方向に動いているのかを筆者の視点で整理したも

のです．フランスは CSG やかかりつけ医制度そして保健ネットワークの導入に代表されるように，明らかに NHS を意識した方向に動いているように思います．保健ネットワークはフランス版プライマリケアトラストと言えるでしょう．しかし，イギリスの NHS はキャメロン政権下で再び市場原理主義的な改革を模索しているようです．他方，オランダは市場原理主義的改革を追い続けているという意味において，アメリカの民間保険的要素を最大限取り込もうとしているように思えます．ただし，それはアメリカのモザイク的な仕組みを目指すのではなく，国民皆保険を堅持した上での市場原理主義的な効率化（管理競争）であり，興味深い社会実験であると思います．ドイツはフランスとオランダとの間で揺れ続けながらも，オランダ的な改革を目指しているようです．いずれにしても，オランダとフランスの医療制度改革はある意味で対照的であり，わが国における医療制度改革の論点を考える上でも参考になると考えられます．

引用文献

Schut F and van de Ven W（2011a）"Effects of purchaser competition in the Dutch health system: is the glass half full or half empty?," *Health Economics, Policy and Law*. Vol. 6: 109-123.

Schut F and van de Ven W（2011b）"Health care reform in the Netherlands: the fairest of all," *J. Health Serv Res Policy*. Vol. 16（1）: 3-4.

http://www.kiesbeter.nl/zorgverleners/ziekenhuizen/detail/universitair-medisch-centrum-utrecht-locatie-azu/

李　啓充（1998）『市場原理に揺れるアメリカの医療』東京：医学書院．

李　啓充（2002）『アメリカの医療の光と影』東京：医学書院．

李　啓充（2004）『市場原理が医療を亡ぼす』東京：医学書院．

長坂寿久（2000）『オランダモデル──制度疲労なき成熟社会』東京：日本経済新聞社．

第❸章　日本の医療保障制度

　それでは日本の医療制度について説明しましょう．これまで説明した欧米の医療制度との比較では，日本の医療制度はドイツ，フランス，オランダといった社会保険の国に近い仕組みとなっています．中でも，財源にかなり税金が入っていることから，フランスの仕組みに類似性があります．

1　医療保険制度

　わが国の医療保険は，職業の状況に応じて保険者が分かれる形となっています．すなわち，被用者を対象とした職域健康保険と自営業者や無職者を対象とした国民健康保険制度です．また，高齢者の医療費をまかなうために保険者の拠出金と税金による長寿医療制度（後期高齢者医療制度）が作られています．

1-1　職域健康保険

　日本の医療は社会保険制度によって行われています．保険制度は職域及び地域それぞれで運営されています．まず，職域の健康保険制度について説明しましょう．単一で作る場合は700人以上，総合組合の場合は3000人以上の被保険者がいる場合，当該企業は健康保険組合を作ることができます．
　その企業に勤める人は自動的にその健康保険の被保険者となります．これが組合健康保険制度です．図表3-1に示したように，被保険者の給与（ボーナスも含まれます）から一定割合（各保険者の財政状況に応じて3.0%～9.5%の

第 3 章　日本の医療保障制度

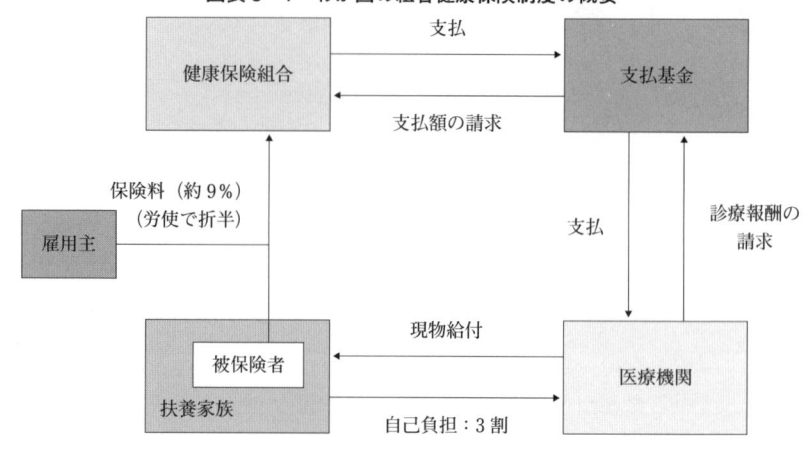

図表 3-1　わが国の組合健康保険制度の概要

```
健康保険組合 ──支払──→ 支払基金
            ←支払額の請求──

雇用主 ──保険料（約9%）
        （労使で折半）──→ 健康保険組合

支払基金 ──支払──→ 医療機関
        ←診療報酬の請求──

被保険者・扶養家族 ←現物給付── 医療機関
                ──自己負担：3割──→
```

間で設定）が保険料として，各保険者に集められます．ただし，すべてが給与からとられるのではなく，原則として雇用主と被用者が50%ずつ折半します．被用者及びその扶養家族が医療サービスを受けた場合，その人は医療機関の窓口でかかった医療費の一部（30%）を自己負担として支払います．残りの部分は医療機関が月末に診療報酬請求書（レセプト）として整理して翌月の10日までに保険の種別にまとめて社会保険診療報酬支払基金に提出します．

社会保険診療報酬支払基金には提出されたレセプトの審査を行う審査会があり，そこで内容のチェックが行われます．疑義のあるものについて基金は支払いを減額することができます（これを査定といいます）．査定された施設は不服がある場合は理由書をつけて再請求を行うことができます．問題のなかったレセプトについては基金が保険者ごとにまとめて各保険者に送付し，支払いを受けます．このような支払い方式を第三者支払い方式ということはすでに説明したとおりです．

大企業の場合には自社の従業員のための保険組合が作れますが，中小企業の場合には独立でそのような組合を作ることは不可能です．そこで都道府県レベルでこのような企業に勤める労働者とその被扶養者を対象とした協会け

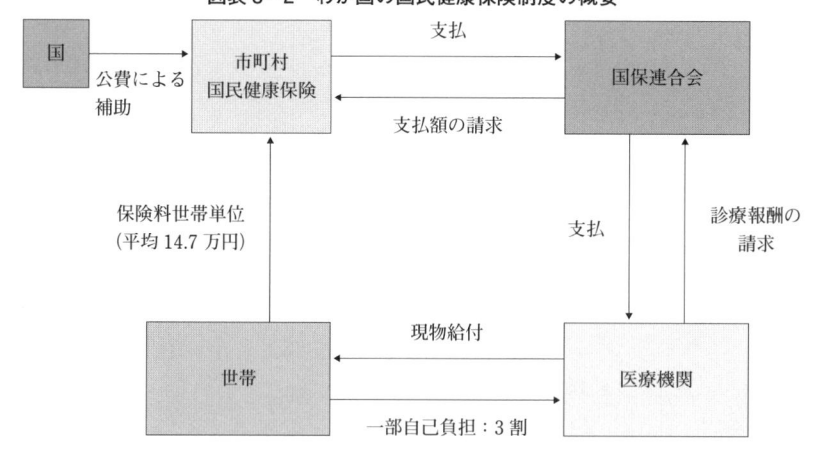

図表 3-2　わが国の国民健康保険制度の概要

[図：国→（公費による補助）→市町村国民健康保険、市町村国民健康保険⇔国保連合会（支払／支払額の請求）、世帯→市町村国民健康保険（保険料世帯単位（平均14.7万円））、国保連合会⇔医療機関（支払／診療報酬の請求）、医療機関→世帯（現物給付）、世帯→医療機関（一部自己負担：3割）]

んぽが組織されています．また，教職員や公務員は共済組合という形で同様の医療保険を行っています．

1-2　国民健康保険

　自営業者や退職者のように職域保険でカバーされない住民は市町村が保険者となる国民健康保険に加入することになります（図表3-2）．加入は世帯単位で，保険料は世帯の人数（これを人数割といいいます），所得（これを所得割といいます），資産（これを資産割といいます）を勘案して決定されます．勘案の仕方は市町村によって異なっており，これが市町村合併や国民健康保険の広域化（複数の自治体が共同で国民健康保険を運営すること）の障害の1つとなっています．医療の利用に関する仕組みは組合健康保険と同じです．図表3-3に各保険の比較の表を示しました．平成21年度の国民健康保険の平均保険料は1世帯あたり14.7万円となっています．世帯あたりの平均所得は158万円ですので，組合健保（収入370万円，被保険者負担保険料16.9万円）と比較して収入に対する国保保険料が高いことがわかります．

　ところで，国民健康保険の場合，各世帯は税金あるいは保険料を保険者に

第 3 章 日本の医療保障制度

図表 3-3 各保険者の比較

	市町村国保	協会けんぽ	組合健保	共済組合	後期高齢者医療制度
保険者数（平成 22 年 3 月末）	1,723	1	1,473	83	47
加入者数（平成 22 年 3 月末）	3,566 万人 (2,033 万世帯)	3,483 万人 被保険者 1,952 万人 被扶養者 1,531 万人	2,995 万人 被保険者 1,572 万人 被扶養者 1,423 万人	912 万人 被保険者 447 万人 被扶養者 465 万人	1,389 万人
加入者平均年齢（平成 21 年度）	49.5 歳	36.2 歳	33.9 歳	33.4 歳	81.9 歳
65～74 歳の割合	31.2% （平成 21 年度）	4.8% （平成 21 年度）	2.6% （平成 21 年度）	1.6% （平成 21 年度）	3.2% （平成 21 年度）
加入者 1 人あたり医療費（平成 21 年度）（※1）	29.0 万円	15.2 万円	13.3 万円	13.5 万円	88.2 万円
加入者 1 人あたり平均所得（平成 21 年度）（※2）	91 万円 1 世帯あたり（※3） 158 万円	139 万円 1 世帯あたり（※3） 245 万円	195 万円 1 世帯あたり（※3） 370 万円	236 万円 1 世帯あたり（※3） 479 万円	80 万円 （平成 22 年度）
加入者 1 人あたり平均保険料（平成 21 年度）（※4）<事業主負担込>	8.3 万円 1 世帯あたり 14.7 万円	8.6 万円<17.1 万円> 被保険者 1 人あたり 15.2 万円<30.3 万円>	9.0 万円<20.0 万円> 被保険者 1 人あたり 16.9 万円<37.6 万円>	11.0 万円<22.0 万円> 被保険者 1 人あたり 22.4 万円<44.8 万円>	6.3 万円
保険料負担率（※5）	9.1%	6.2%	4.6%	4.7%	7.9%
公費負担（定率分のみ）	給付費の 50%	給付費等の 16.4%（※6）	財政窮迫組合に対する定額補助	なし	給付費等の約 50%
公費負担額（平成 24 年度予算ベース）（※7）	3 兆 4,459 億円	1 兆 1,822 億円	16 億円		6 兆 1,774 億円

注：（※1） 加入者 1 人あたり医療費について、協会けんぽ及び組合健保については速報値である。また共済組合は審査支払機関における審査分の医療費（療養費等を含まない）である。
（※2） 総所得金額（収入総額から必要経費や給与所得控除、公的年金等控除を差し引いたもの）を指す。
　　　 市町村国保及び後期高齢者医療制度については「国民健康保険実態調査」、「後期高齢者医療制度被保険者実態調査」による。
　　　 協会けんぽは、組合健保、共済組合については「加入者 1 人あたり保険料の賦課対象となる額」（標準報酬総額を決算における加入者数で割ったもの）から給与所得控除に相当する額を除いた額を参考値として記す。
（※3） 被保険者 1 人あたりの金額を表す。
（※4） 保険料は、加入者 1 人あたり保険料（市町村国保は現年分保険料調定額、被用者保険は決算における保険料に係る分を除く）。
（※5） 保険料負担率は、加入者 1 人あたり保険料を加入者 1 人あたり平均所得で除した率。
（※6） 平成 22 年度予算における協会けんぽの国庫補助率は、後期高齢者支援金に係る分を除き、13.0%。
（※7） 介護納付金及び特定健診、特定保健指導、保険料軽減分等に対する負担金・補助金は含まれていない。

出典：厚生労働省 (2012).

納付する義務があるのですが，未収率が高いことが問題となっています（平成21年度で12.0%）．社会保険制度は加入者の「連帯」を前提としている仕組みですが，このようなただ乗り（これをフリーライダーといいます）が存在すると，制度の根幹そのものが崩れてしまいます．低所得者への配慮を十分に行う一方，十分な経済力があるにもかかわらず保険料を払わない人に対してはペナルティを重くするなど，何らかの対策が必要でしょう．「国の制度は信用できない」という「いいわけ」で保険料を払わないという人がいるという話を時に聞きますが，そのような考え方は明らかに間違っています．わが国の社会保険制度は連帯に基づいて作られているということを，国民すべてがあらためて認識する必要があります．この意識が共有できなければ，わが国の社会保険制度は早晩崩れてしまうでしょう．

1-3　長寿医療制度

老人保健制度

　次に老人医療の仕組みについて説明します．まず，もうなくなってしまった制度ではありますが，老人保健制度について説明しましょう．1982年まで日本には大きく分けて職域健康保険と国民健康保険の2種類しかありませんでした．それまで職域健康保険でカバーされていた人は退職すると国民健康保険の対象者になります（これは現在も変わりません）．多くの人は現役の時には病気にかかることは少なく，高齢者になって病気にかかるようになります．そうすると医療保険財政の面で，職域健康保険と国民健康保険で不公平が生じてしまいます．この問題を解決するために1983年に導入されたのが老人保健法に基づく医療制度です．図表3-4はこの制度の仕組みを示したものです．各国民健康保険には老人医療のための枠が出来ます．そして，この費用については職域健康保険と国民健康保険との財政調整によってまかなう仕組みとなっていました．具体的には図表3-5に示したように，加入者における高齢者の割合と全国平均の高齢者割合の差に，当該保険者の老人1人

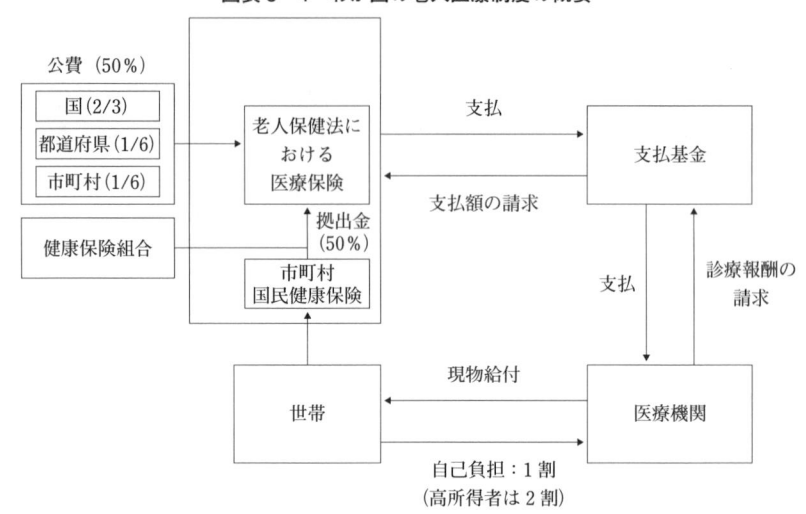

図表3-4 わが国の老人医療制度の概要

```
公費（50％）
  国 (2/3)
  都道府県 (1/6)         老人保健法に        支払
  市町村 (1/6)      →   おける        →         支払基金
                        医療保険      ←
                                      支払額の請求
健康保険組合      →   
                    拠出金                     ↑↓
                    (50％)                    支払  診療報酬の
                    市町村                          請求
                    国民健康保険
                    
     世帯          ←    現物給付    ←    医療機関
                  自己負担：1割
                 （高所得者は2割）
```

あたり医療費を掛けた額を，各保険者は老人医療に拠出するという形式になっています．この結果，高齢者加入割合の低い職域健康保険組合は拠出金を払う側，高齢者加入割合の高い国民健康保険は拠出金をもらう側になります．この老人医療制度への拠出金が，健康保険組合の支出の約40％を占めるレベルとなりました．医療保険への支出は当該企業における労働コストを高めることになります．これが経営者側から高齢者医療制度の創設が強く求められた最も大きな理由です．老人保健制度では，高齢者が医療施設を利用した場合の自己負担は原則として10％で（収入の高い高齢者は20％），そのほかの仕組みは他のものと変わらないものとなっていました．

長寿医療制度（後期高齢者医療制度）

　高齢者の医療制度の改革案については，これまで日本医師会による独立型や健康保険組合連合による突きぬけ型など種々の提案がなされてきました．独立型は高齢者のための医療保険制度を，現行の職域保険，地域保険とは別に作ろうというものです．他方，突き抜け型というのは，高齢者が退職前の

1 医療保険制度

図表 3-5　老人医療拠出金の計算方法

$$\text{各保険者の拠出金} = \text{各保険者の老人医療費} \times \frac{\text{全保険者の平均老人加入率}}{\text{各保険者の老人加入率}} \times \left\{ \left(1 - \text{特定費用確定率}\right) \frac{6}{12} \text{特定費用確定率} \right\}$$

$$\text{特定費用確定率} = \frac{\text{当該組合の一定以上所得者の老人医療給付費}}{\text{当該組合の老人医療給付費}}$$

医療保険制度に加入し続けるというものです．多くの関係者による長い検討の結果，厚生労働省は75歳以上の後期高齢者を対象とした独立型の保険制度を導入しました（図表3-6）．この新しい保険制度の運営主体は当初の計画では市町村となっていましたが，その後の調整で都道府県（広域連合）になりました．費用負担は後期高齢者の保険料が1割，国保及び被用者保険の各保険者からの後期高齢者医療支援金（加入者数に応じて拠出）が4割，公費が5割となっています．また65歳から74歳の前期高齢者については，予防を重視して国保・被用者保険といった従来の制度に加入しつつ，負担の不均衡を調整するあらたな財政調整の制度が導入されました．

しかしながら，この制度は導入直前からマスメディアや政治家などによって「高齢者いじめの仕組みである」として大きな非難を浴びることになりました．そして，長寿医療制度の廃止を掲げて衆議院選挙に勝利した民主党政権によって，その廃止と新しい制度の創設が行われることとなりました．

筆者は独立型の高齢者医療制度の創設には反対の立場をとっていました．その理由は，活力ある高齢社会を作るために今後わが国は年齢差別のない社会（エージレス社会）を目指さなければならないのに，年齢で保険を分ける長寿医療制度はそのような方向性と明らかに異なるものだからです．

しかし，長寿医療制度が否定されるに至った一連の議論にはより大きな失望感を持ちました．わが国の社会保険の基本理念が社会連帯であるとするならば，この新しい制度は「国民連帯としての税金で50％」，「世代間連帯と

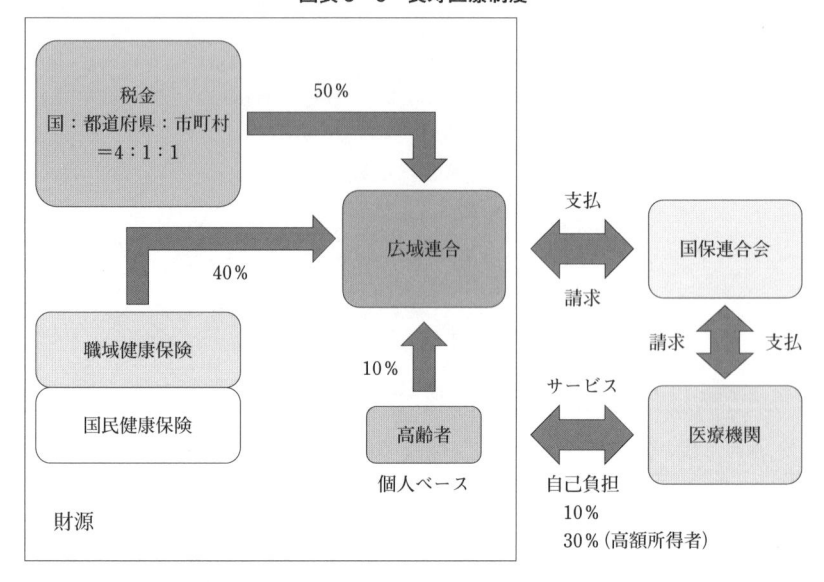

図表3-6 長寿医療制度

```
財源
┌─────────────────────────┐
│  税金                        │
│  国：都道府県：市町村  ──50%──→  広域連合  ←→ 支払/請求 ←→ 国保連合会
│  ＝4：1：1                   │       ↑                    ↕ 請求/支払
│                              │      10%                   
│  ──────40%──────→           │    高齢者    ←→ サービス/自己負担 ←→ 医療機関
│  職域健康保険                │  個人ベース     10%
│  国民健康保険                │                 30%(高額所得者)
└─────────────────────────┘
```

しての拠出金で40%」,「世代内連帯としての高齢者自身の保険料で10%」というようにそれなりによくできた仕組みとなっているのです.このような考え方自体を否定して,高齢者の負担をより軽くする新しい仕組みを作るということは,現在の雇用状況や経済状況を考えると非常に難しいだろうと思います.事実,この原稿を書いている時点(平成24年12月)で,後期高齢者医療制度に代わる仕組みの「本当」の姿については具体的なものが提示されていません.感情論で一度は廃止するといった結論になった制度ですが,動き出してみると意外と地方自治体や高齢者に受け入れられています.今後,いかなる改定を行うとしても,高齢者にとって負担増になることは避けられませんので,あらたに政治的な混乱が生じてしまうことが予想されます.しかも,平成20年の選挙における国民の期待が大きかっただけに,その反動としての失望感からくる混乱はより大きなものになるでしょう.

ところで,高齢者の医療制度の問題を単に経済的な側面から議論すること

は制度を誤らせる可能性が高いことにも留意しなければなりません．高齢期の医療，とくに終末期の医療をどうするかは，私たち日本人の人生観，死生観に深く関連する問題です．倫理的な側面も十分考慮した国民的な議論が不可欠です．このような議論を深めることが，結局は問題解決のための最善の策であるように思います．

2　診療報酬制度

次に医療サービスの価格について説明しましょう．日本は原則として出来高払い方式を採用しています．たとえば，図表3-7のように風邪を引いて診療所の医師の診察を受け，風邪薬の処方をしてもらい，院外の薬局でその薬を受け取ったとしましょう．医療サービスの総額は初診料（270点＝2700円）に処方せん交付料（68点＝680円）を加えたものになります．さらに薬については薬局で購入しますのでその価格（32点＝320円）と調剤報酬（調剤基本料＋調剤料）109点（＝1090円）が院外薬局での費用です．この人は45歳の被保険者ですので，自己負担率は30％で，1040円を医療機関の窓口，420円を薬局の窓口で払うことになります．

かつては診察を受けた医療機関で薬も出してもらうのが普通でしたが，現在は国の医薬分業の推進によりこのような形になっています．医薬分業の目的は，患者がかかりつけ薬局を持つことにより適切な服薬指導を受ける，あるいは重複処方などがないようにするといった医療の質と安全を確保することにあります．ただし，多くの場合医療機関の隣にある薬局（これを門前薬局と呼ぶことがあります）で薬をもらいますので，医薬分業本来の目的は十分には果たせていないという批判もあります．たとえば，図表3-8はある国保保険者のレセプトをもとに医療機関から出された医科レセプトと，保険薬局から出された調剤レセプトの数の相関を個人単位で見たものです．2つの間には統計学的にも有意の相関があり（相関係数0.59，$p<0.01$），かかりつけ医薬局の普及はまだまだ進んでいない現状があるようです．

図表3-7　医療費の計算例

風邪を引いて近くの診療所を受診．熱とのどの痛みがある．
普通感冒という診断で検査は特になし．総合感冒薬とのどの痛みを抑える薬の処方を受け，診療所の隣にある薬局で4日分の薬を受け取る．

初診料：　　　　270点
院外処方料：　　 68点

合計：　　　　　348点（＝3480円）

調剤報酬：　　　109点
薬の値段：　　　 32点
　　内訳：
　　　　PL顆粒1袋6.9円1日3回
　　　　ダーゼン1錠22.2円1日3回
　　　　1日分の薬剤費は81.3円＝8点
　　　　4日分で32点

合計：　　　　　141点（＝1410円）

合計　489点（＝4890円）

自己負担は
　診療所分　104点（1040円）
　　　　（＝348×0.3：　端数切捨て）
　薬局分　　42点（420円）
　　　　（＝141×0.3：　端数切捨て）

の合計1460円

2-1　出来高払いと包括払い

　わが国の支払い方式の基本は出来高払いですが，包括払い方式も採用されています．具体的には療養病床（いわゆる慢性期病院）の入院費用の大部分は1日あたり包括払いで支払われています．1992年以前は慢性期入院医療についても出来高払いが採用されていたのですが，それが検査漬け・薬漬けといわれるような過剰診療をもたらしている可能性があるとして包括払い方式が採用されたのです．実際，包括支払い制度採用後，医薬品の使用量や検査・画像診断の実施数は減少しています．看護サービスがしっかりと評価されるようになったため医療の質の面でも向上したという報告が出されています（高木 1992）．
　大学病院などの急性期病院も現在はDPCという診断群分類ごとの包括払

2 診療報酬制度

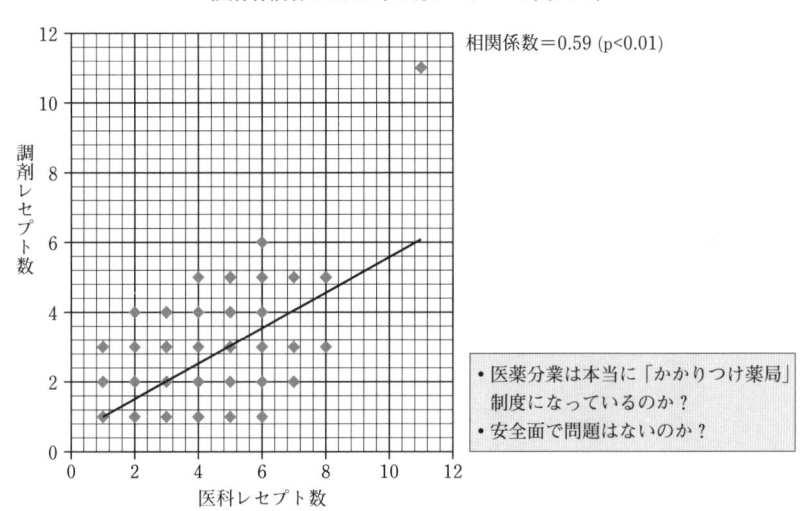

図表 3-8 医科レセプト数と調剤レセプト数との相関
（国保保険者の 2010 年 7 月データ： 外来のみ）

相関係数＝0.59 (p<0.01)

・医薬分業は本当に「かかりつけ薬局」制度になっているのか？
・安全面で問題はないのか？

注：月遅れのレセプトがあることに注意.

いになっています（その概要については第 2 章で説明しました）. そのほかにも小児の入院医療や ICU の入院なども部分的に包括払いが採用されています.

2-2 医薬品の価格

次に医薬品に対する支払い方法について説明しましょう. 原則は銘柄別の薬価制度です. すなわち, わが国で使われている医薬品にはその銘柄別に薬価が設定されており, 患者は処方された医薬品についてその薬価に従って支払いを求められるのです. ただし, 療養病床や DPC 対象施設で包括されている医薬品は例外です. すでに保険収載されている医薬品の価格は 2 年に 1 度行われる実勢価格調査に基づいて, その平均価格に 2% 上乗せする形で新しい価格が決定されます. この 2% が Reasonable zone, いわゆる R 幅と呼ばれているものです. 新規開発された医薬品については画期性加算, 市場性

図表 3-9　日本及び諸外国のジェネリック使用状況

（数量ベース：2009 年）

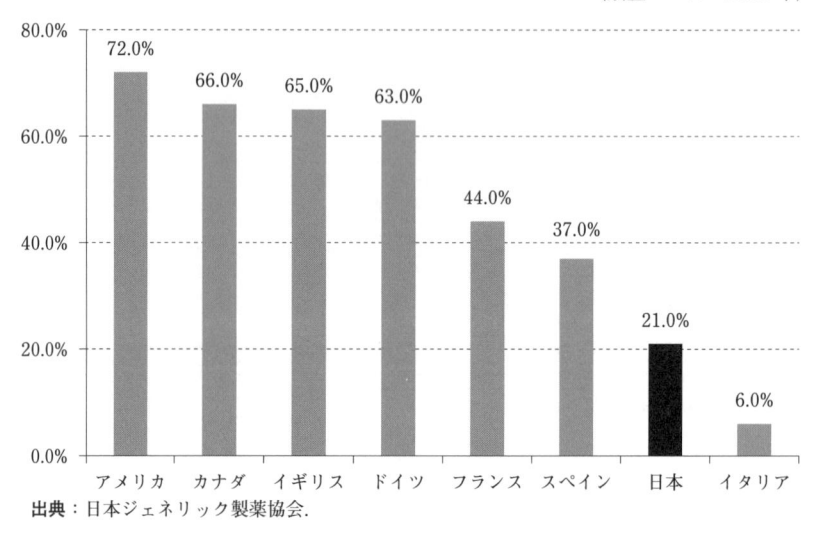

- アメリカ　72.0%
- カナダ　66.0%
- イギリス　65.0%
- ドイツ　63.0%
- フランス　44.0%
- スペイン　37.0%
- 日本　21.0%
- イタリア　6.0%

出典：日本ジェネリック製薬協会.

加算などが付加されて新しい価格が決まります．

　わが国の医薬品使用に関しては，類似薬効でも高価な新薬使用割合が高いことが問題となっています．医薬品は高度に付加価値商品ですので，一定期間は特許によりその製造権が保証されていますが，特許が切れると他の製薬メーカーもそれを自由に製造することが可能になります．これが後発品（ジェネリック generic）で先発薬に比べて価格が非常に安くなります．政府は医療費適正化の観点から後発品の使用を推奨していますがなかなか進まないのが現状です．図表 3-9 に示すように，わが国は先進国の中でもっとも後発品使用の少ない国となっています．

　医師が後発品を使用しない理由としては，効果や安全性に関する情報が少ない（添付文書の質など）ことがあげられています．これに加えて医師に対して卒前・卒後に十分な臨床薬理学教育が行われないために一般名による処方が進まないことも大きな理由の１つではないかと筆者は考えています．実

図表3-10 白内障手術症例数と後発品使用割合の相関
(H22年 DPC 研究班データ；616病院)

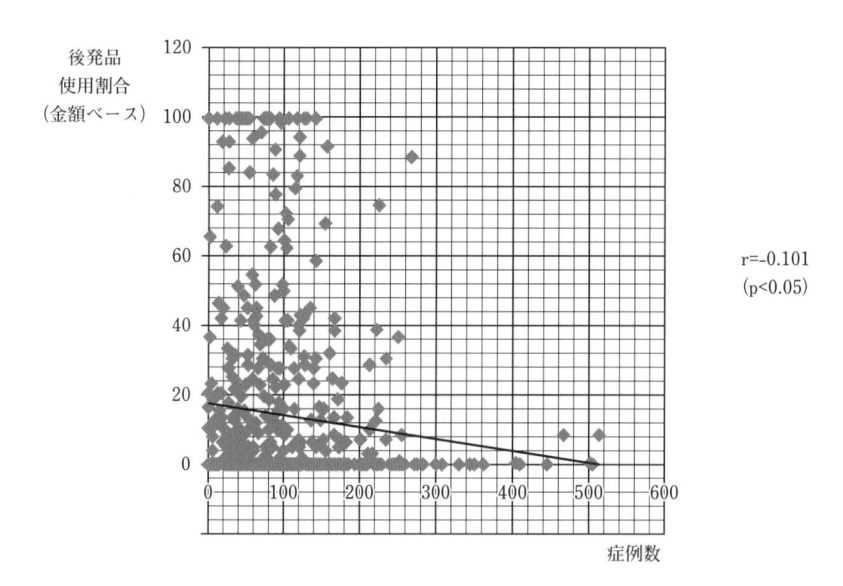

後発品使用割合（金額ベース）

r=-0.101
(p<0.05)

症例数

際，筆者も研修医の頃，製薬メーカーの MR の方々から頂く種々の資料をもとに，ブランド名で医薬品を憶え，そして処方していました．医療の質を保証しながらジェネリックの使用を促進するためには，このような教育・研修体制の見直しも重要であると考えます．

図表3-10 は白内障手術における抗生物質の予防投薬について施設別のジェネリック使用割合を見たものです．予防投薬というのは手術部位の感染を予防するために抗生物質を投薬するというもので，ガイドライン上はペニシリン系や第1世代・第2世代のセフェム系の投薬が推奨されています．これらの薬剤に関してはジェネリックが普及しているのですが，この図に示したように使用割合には大きな施設差があります．とくに手術件数の多いところでジェネリック使用割合が極端に低くなっています．医療者側として考えるべき点がありそうです．

ところで，2006年の改定で，国はジェネリック使用の普及を図るため，

図表3-11 医療機器・医療材料の輸出入の状況

(平成23年:100万円)

	輸出金額	輸入金額
	百万円	百万円
総　　数	480,851	1,058,373
アジア州	110,331	146,336
ヨーロッパ州	136,069	355,181
北アメリカ州	95,514	540,981
南アメリカ州	15,371	539
アフリカ州	7,055	—
大　洋　州	6,348	14,901
そ　の　他	110,161	434
(EU再掲)	123,517	313,333

出典:薬事工業生産動態年報 (2011).

薬剤師による代替調剤を導入しました．これは医師が処方せんに代替可能である旨を記載している場合，薬剤師の判断でブランド薬を同じ効能のジェネリックに変えてよいという制度で，欧米諸国ではすでに広く行われているものです．

2-3　医療材料の価格

　医薬品以外に医療に欠かせないものとして医療材料があります．たとえば，整形外科領域の人工骨頭や人工関節，白内障手術におけるレンズ，心筋梗塞や狭心症の治療で使用されるカテーテルやステントなどがその代表的なものです．これらの材料のほとんどは外国，とくにアメリカから輸入されています．図表3-11は医療機器の輸出入の状況を国別に示したものですが，アメリカからの輸入が突出していることがわかると思います．そして，現在この材料の価格について国内と国外の値段の違い，いわゆる内外価格差が問題となっています．日医総研の調査報告によると（吉田・野村2006），米国

の平均購入価格に対して日本の保険償還価格は，PTCAバルーンカテーテルで4.6倍以上，冠動脈ステントセットで1.5倍以上，ペースメーカーで1.6倍以上の差があります（いずれも購買力平価で調整済）．

メーカー側からは，わが国の新規材料の承認が遅いために，すでに古くなった製品の製造ラインを維持しなければならないことや，日本独自の流通慣行のために物流費などの間接コストが多くかかることなどが，内外価格差の理由であるという説明がされているようです．

医療職からはこの問題の解決に向けての強い要望が出されています．2002年の改定では，内外価格差が2倍以上のものについては一律15%の値下げが行われるなど種々の対応がとられていますが，問題の根本的な解決にはなっていないようです．医療の質の維持・向上と医療費の適正化の両方が求められている今日，医療材料を含めた医療機器の価格のあり方が大きな議論の対象となっています．

2-4 中央社会保険医療協議会

前節で説明しましたように，わが国における医療サービスへの支払いは診療報酬表という公定価格表に基づいて行われます．この診療報酬を決めているのが中央社会保険医療協議会，通称「中医協」です．中医協は厚生労働大臣の諮問機関で，診療報酬点数など社会保険医療に関する8つの項目を厚生労働大臣の諮問に応じて，審議・答申する機関です．医療サービスの点数を決めるだけでなく，新薬や新しい医療技術は厚生労働大臣が中医協に諮問しなければ保険適用とならないことから，この中医協は医療関係者にとってとても重要な組織となっています．

中医協の委員は従来公益委員4名，診療側8名（日本医師会，日本歯科医師会など），支払い側（健保連，財界，労働組合など）8名から構成されていましたが，その後の見直しで，現在は公益委員6名，診療側・支払い側各7名となっています．

診療報酬の見直しは原則として2年に1回行われますが，それは国の行う医療経済実態調査や薬価調査の結果に基づいて行われます．ここで医療経済実態調査とは医療機関や調剤薬局の収支を調査するものです．これらの諸調査の結果をベースに関係団体からの要望書や追加資料を検討して，全体の改定率と個々の医療サービスの点数が決められます．実務は厚生労働省保険局医療課の専門官が中心となって行います．

　かつては改定率そのものも中医協の場で決められていましたが，小泉内閣によりこの改定率は内閣の決定事項となり，以後中医協ではそれを前提とした上での個々の点数の配分を行う場となっています．診療報酬改定のプロセスの詳細については結城康博氏『医療の値段』(2006) を参照してください．

　ところで平成14年春にこの中医協をめぐる贈収賄事件が新聞紙上を賑わしました．いわゆる日歯連事件です．これは日本歯科医師連盟が歯科診療報酬の改定に便宜を図ってもらうことを目的に，支払い側委員（健康保険組合代表と労働組合代表）に賄賂を贈っていたもので，5名の逮捕者が出るという大事件となりました．

　中医協は診療報酬という医療制度のもっとも重要な部分を決める組織だけに，種々の政治的な駆け引きの場となることが多く，結果として日歯連事件のような事態が起こりうる素地を作ってしまったのでしょう．また，中医協の診療側代表が，診療所を経営する開業医が主たる会員である日本医師会，日本歯科医師会が中心であることから，病院，とくに急性期病院に関する評価が不十分であるとの意見も根強くありました．これらを踏まえて平成18年度の医療制度改革では中医協のあり方そのものの見直しも行われることとなったのです．

　具体的にその内容を説明しましょう．全体の改定率は内閣において決定されることとなり，中医協では個々の診療報酬の価格の決定に特化することになりました．これまで大きな問題となってきた診療報酬決定に関する関係団体の政治的影響については，それを小さくするために，公益委員が4名から6名に増員され，他方診療側委員と支払い側委員はそれぞれ8名から7名に

減少となっています．委員の団体推薦制度も廃止され，「公益委員が中医協運営の主導的役割」を担うことが規定され，より中立的な審議が行われるような配慮がされています．また，審議の透明性を諮るために公聴会や審議の公開などが行われるようになりました．なお，診療側については診療所と病院のバランスの取れた議論が可能となるよう病院の代表が委員として入ることになりました．

3　医療提供体制

　一般的に言って日本ほど医療機関へのアクセスがしやすい国はありません．図表1-1をもう一度見てみましょう．わが国は諸外国に比較して病床数，CT，MRIなどの高額医療機器数が非常に多い反面，病床あたりの医師数と看護師数が著しく少なくなっています．

　病床数に対する人的資源の投入量が少ないために，わが国の医療職は非常に厳しい労働条件の下で働くことを余儀なくされています．急性期病院では当直明けの医師がそのまま翌日の業務を行うことが常態化しています．フランスでは当直を行った医師は24時間休むことが医療安全のために義務づけられています．わが国の場合は，上記のような厳しい状況で医療職は医療安全をはじめとした医療の質の維持・向上を求められているのです．益々高度化する医療技術と，高齢化に伴う患者の病態の複雑化，そして患者の医療に対する期待の高まりにより，多くの医療者は非常に大きなストレスの中で働いています．

　その結果，近年医療職の燃え尽き例が増加しています．急性期病院では5人に1人の看護師が1年間にやめていきます．また，毎年4000人の医師が病院勤務をやめて開業しています（ただし，最近は開業志向は徐々に低下しているようです）．そして，このことが地域間の医療職の需給バランスを悪化させています．

　どうしてこのような状況になったのでしょうか．1つにはわが国の医療施

図表 3-12　施設種別に見た病院数の経時的推移

	昭和 30 年		40		50		60		平成 5 年	
	実数	構成比(%)	実数	構成比(%)	実数	構成比(%)	実数	構成比(%)	実数	構成比(%)
国立病院	425	8.3	488	6.4	439	5.3	411	4.3	394	4
公的医療機関等	1,490	29.1	1,628	23.1	1,510	18.2	1,509	15.7	1,515	15.4
医療法人	804	15.7	1,715	24.3	2,372	28.6	3,450	35.9	4,550	46.2
個人	1,634	31.9	2,534	36	3,238	39	3,406	35.4	2,530	25.7
その他	766	15	722	10.2	735	8.9	832	8.7	855	8.7
総数	5,119	100	7,047	100	8,294	100	9,608	100	9,844	100

	9		13		16		20		22	
	実数	構成比(%)	実数	構成比(%)	実数	構成比(%)	実数	構成比(%)	実数	構成比(%)
国立病院	380	4	349	3.8	304	3.3	276	3.1	274	3.2
公的医療機関等	1,502	15.9	1,506	16.3	1,506	16.6	1,442	16.4	1,399	16.1
医療法人	5,039	53.5	5,444	58.9	5,644	62.2	5,728	65.1	5,714	65.9
個人	1,642	17.4	1,085	11.7	760	8.4	476	5.4	409	4.7
その他	850	9	855	9.3	863	9.5	872	9.9	869	10
総数	9,413	100	9,239	100	9,077	100	8,794	100	8,670	100

注：公的医療機関等とは，「公的医療機関」および「社会保険関係団体」のこと．
資料：厚生労働省「療施設調査」より作成．

設整備に関する歴史的要因があります．図表 3-12 を見てください．わが国の病院の 70％，そして診療所のほぼ 100％ が民間機関です．ヨーロッパ諸国の場合，病院の多くは公的セクターに帰属しています．わが国の民間病院の多くはもともと個人の無床診療所でした．それがわが国の経済発展と医療制度の整備の過程で有床診療所になり，次いで小規模の病院となって徐々に病院としての機能を拡張していったのです．

しかし，この規模の拡張は地域全体の医療をどうするかという広い視点から行われたというよりは，個々の施設の判断によっていたために，機能分化が行われず，また需給バランスに配慮しないものになってしまったのです．

3 医療提供体制

図表 3-13 DPC 対象病院へのアクセスに関する分析結果

都道府県		人口（人）				割合（%）			
		30分以内	60分以内	90分以内	90分超	30分以内	60分以内	90分以内	90分超
01	北海道	4,441,299	488,720	286,096	411,614	78.9	8.7	5.1	7.3
02	青森県	990,788	277,007	60,236	108,754	69.0	19.3	4.2	7.6
03	岩手県	719,685	421,503	148,151	95,221	52.0	30.4	10.7	6.9
04	宮城県	1,894,289	365,263	97,631	3,303	90.2	15.5	4.1	0.1
05	秋田県	748,189	353,974	41,147	2,194	65.3	30.9	3.6	0.2
06	山形県	996,216	130,138	85,407	4,427	81.9	10.7	7.0	0.4
07	福島県	1,556,655	302,986	130,967	100,977	74.4	14.5	6.3	4.8
08	茨城県	2,498,179	469,388	4,254	6	84.1	15.8	0.1	0.0
09	栃木県	1,713,245	301,826	5,260	46	84.8	14.9	0.3	0.0
10	群馬県	1,892,151	120,990	9,687	30	93.5	6.0	0.5	0.0
11	埼玉県	6,864,570	125,771	85,984	2,735	97.0	1.8	1.2	0.0
12	千葉県	5,349,771	641,808	59,946	0	88.4	10.6	1.0	0.0
13	東京都	12,512,901	8,829	368	28,744	99.7	0.1	0.0	0.2
14	神奈川県	8,756,780	40,068	259	0	99.5	0.5	0.0	0.0
15	新潟県	1,582,831	612,122	129,124	106,782	65.1	25.2	5.3	4.4
16	富山県	1,079,778	30,850	445	626	97.1	2.8	0.0	0.1
17	石川県	1,094,100	75,740	4,044	100	93.2	6.5	0.3	0.0
18	福井県	607,332	123,252	87,785	3,318	73.9	15.0	10.7	0.4
19	山梨県	670,368	205,772	8,405	15	75.8	23.3	1.0	0.0
20	長野県	1,880,446	272,826	37,461	5,586	85.6	12.4	1.7	0.3
21	岐阜県	1,892,904	138,149	70,480	5,088	84.9	6.6	3.3	0.2
22	静岡県	3,228,407	516,773	38,215	8,128	85.1	13.6	1.0	0.2
23	愛知県	6,789,712	414,997	44,458	7,941	93.6	5.7	0.6	0.1
24	三重県	1,511,411	275,503	61,429	20,330	80.9	14.7	3.3	1.1
25	滋賀県	1,175,355	149,493	54,028	479	85.2	10.8	3.9	0.0
26	京都府	2,520,226	122,269	3,258	44	95.3	4.6	0.1	0.0
27	大阪府	8,797,266	25,042	—	—	99.7	0.3	—	—
28	兵庫県	5,194,003	355,554	32,333	8,626	92.9	6.4	0.6	0.2
29	奈良県	1,383,304	29,046	3,496	3,516	97.5	2.0	0.2	0.2
30	和歌山県	836,643	166,211	30,425	1,246	80.9	16.1	2.9	0.1
31	鳥取県	488,681	106,344	8,789	60	80.9	17.6	1.5	0.0
32	島根県	500,170	136,216	82,413	26,687	67.1	18.3	11.1	3.6
33	岡山県	1,568,082	363,471	25,616	1,695	80.1	18.6	1.3	0.1
34	広島県	2,541,130	288,075	41,866	2,480	88.4	10.0	1.5	0.1
35	山口県	1,286,780	188,367	13,906	4,508	86.2	12.6	0.9	0.3
36	徳島県	661,051	136,489	8,441	4,209	81.6	16.8	1.0	0.5
37	香川県	896,204	78,315	2,217	35,616	88.5	7.7	0.2	3.5
38	愛媛県	1,061,204	248,037	141,080	17,721	72.3	16.9	9.6	1.2
39	高知県	601,152	135,815	41,163	18,000	75.5	17.1	5.2	2.3
40	福岡県	4,920,421	120,297	196	1,617	97.6	2.4	0.0	0.0
41	佐賀県	734,333	136,789	1,143	2,107	84.0	15.6	0.1	0.2
42	長崎県	1,154,253	140,675	25,875	157,281	78.1	9.5	1.8	10.5
43	熊本県	1,581,825	198,368	59,780	2,807	85.8	10.8	3.2	0.2
44	大分県	920,170	257,654	29,547	1,541	76.1	21.3	2.4	0.1
45	宮崎県	872,034	233,981	29,257	17,756	75.6	20.3	2.5	1.5
46	鹿児島県	1,148,528	398,910	57,295	148,567	65.5	22.8	3.3	8.5
47	沖縄県	1,271,992	56,877	6,403	26,321	93.4	4.2	0.5	1.9

出典：石川B光一（2010）より作成。

図表3-13はDPC対象病院である急性期病院へのアクセスの状況を分析した結果を示したものです．東京や神奈川県では人口の99％以上が一般道で30分以内にDPC対象病院にアクセスできるところに住んでいるのに対し，岩手県では人口の52％しか30分以内にDPC対象病院にアクセスできる状況にありません．1県1医大をスローガンにすべての都道府県に1つ以上の医学部が整備されて30年以上がたつのに，どうしてこのような状況になっているのでしょうか．実はこのような医療資源の配分の悪さをいかに解決するかが，わが国の医療提供体制が直面する最も重要な課題なのです．

3-1　医療施設の種類

さて，ここからの説明では医療施設の種類が多く出てきます．まず，それぞれを簡単に説明しておきましょう．
【病院】
　医療法では病床が20床以上ある医療施設を病院と定義しています．
【診療所】
　医療法では病床が20床未満である医療施設を診療所と定義しています．このうち病床があるものを有床診療所，ないものを無床診療所といいます．
【特定機能病院】
　高度先端医療行為を必要とする患者に対応する病院として厚生労働大臣の承認を受けた施設です．一般の病院としての設備に加えて集中治療室，無菌病室，医薬品情報管理室を備え，病床数500以上，10以上の診療科，来院患者の紹介率が20％以上であることを条件としています．全国の大学病院本院と国立がんセンター，国立循環器病センター，大阪府立成人病センターなどが指定されています．
【地域医療支援病院】
　地域の病院，診療所などを後方支援することを目的に創設された病院類型で，都道府県知事によって承認されるものです．病院の規模は原則として病

床数が200床以上の病院であること，他の医療機関からの紹介患者数の比率が80%以上（承認初年度は60%以上）であること，他の医療機関に対して高額な医療機器や病床を提供し共同利用すること，地域の医療従事者の向上のため生涯教育等の研修を実施していること，24時間体制の救急医療を提供することなどが承認条件となっています．

なお，特定機能病院と地域医療支援病院については，その基準が現在問題となっており，その在り方について厚生労働省の委員会で議論されているところです．

【一般病床】

平成13年3月第4次医療法改正により，病院の入院ベッドは結核病床，精神病床，感染症病床のほかに，主に急性期の疾患を扱う「一般病床」と，主に慢性期の疾患を扱う後述の「療養病床」の2つに区分されました．病床（病棟）ごとの構造設備基準や人員基準があらためて決められています．少し混乱するかもしれませんが，特定機能病院や地域医療支援病院は病床としては「一般病床」に区分されます．

【亜急性期病床】

「亜急性期病床」とは，急性期治療を経過した患者や，在宅・介護施設等からの症状の急性増悪した患者に対して，在宅復帰支援のため，効率的でかつ密度の高い医療を一定の期間（最高90日間）提供する病床のことで，平成16年4月の医療報酬改訂時に新設されたものです．その役割は，在宅復帰の促進と病床機能分化の促進にあります．

【回復期リハビリテーション病棟】

脳血管障害，足の骨折，肺炎治療後や外科的な手術後にリハビリテーションによって，身体の機能回復が可能な患者に対してリハビリテーションを専門に行う病棟です．

【療養病床】

慢性的な病気などがあり，長期にわたって療養を行う必要がある人（多くは高齢者）のための病床として，都道府県知事の許可を受けた病床のことで

す．一般の病床よりも厳しい施設規準が原則として求められており，病室の面積や廊下の幅などが広く，機能訓練室，談話室，浴室，食堂の設置が必要とされています．看護師や介護職員の適切な人員配置に重点が置かれ，長期療養にふさわしい看護，介護体制や療養環境を備えている病床群をいいます．医療保険で給付される医療療養病床と介護保険で給付される介護療養病床があります．

【在宅療養支援診療所】

在宅療養支援診療所は高齢者ができる限り住み慣れた家庭や地域で療養しながら生活ができるよう，また，身近な人に囲まれて在宅での最期を迎えることも選択できるようにすることを目的として，平成18年に診療報酬上に設けられた診療所の類型です．指定要件としては，患者の求めに応じて，自院または他の医療機関，訪問看護ステーションと連携して24時間往診・訪問看護ができる体制を確保することが求められています．

【在宅療養支援病院】

平成22年度の診療報酬改定で診療所だけでなく，24時間365日体制で地域の在宅医療を支える200床未満の病院にも在宅療養支援の制度が拡大され，在宅療養支援病院が設置されています．認可要件は在宅療養支援診療所とほぼ同じです．

【老人保健施設】

病状が安定期にあり，入院治療をする必要はないのですが，居宅（自宅）で自立した生活をするには不安があったり，治療より看護や介護が必要な高齢者などが対象の施設です．施設サービス計画に基づいて，看護，医学的管理の下における介護及び機能訓練，その他必要な医療と日常生活上の世話などを行い，居宅（自宅）での自立した生活への復帰を目的とした介護施設です．医師や看護師から必要な医療（診察，投薬，注射，検査，処置等）が受けられるほか，理学療法士などからリハビリテーションやADL（日常生活動作）訓練などを受けることができます．支払いは介護保険法に基づいて行われています．設置にあたっては，申請により都道府県知事の許可を受けるこ

とが必要です．

【特別養護老人ホーム】

　寝たきりや認知症などで日常生活全般にわたって常時介護を必要とし，居宅（自宅）での生活や介護が困難な高齢者などが対象の施設です．施設サービス計画に基づいて，食事，入浴，排泄などの介護や日常生活上の世話，機能訓練や健康管理及び療養上の世話などが受けられます．医師の常駐はなく，医療行為はほとんどおこなわれませんので，常に医師の治療を必要とする人は入所できません．介護保険の支払い対象施設です．

【特定施設】

　有料老人ホーム，軽費老人ホーム（ケアハウス）で，介護保険において特定施設と定められ，都道府県から特定施設入所者生活介護サービス施設の指定を受けている施設のことです．特定施設での介護サービスは施設サービスではなく，特定施設入所者生活介護として居宅サービスの給付対象となります．

3-2　1973年の老人医療費無料化

　わが国における医療費増加を考える上で重要な年が1973年です．この年，時の田中角栄首相のもと老人医療費が無料化されたことにより，高齢者の入院が急速に増加しました．この中には医療上の理由よりは，「1人暮らしである」，「介護にあたる家族がいない」などといった社会経済的理由で入院する人が少なくありませんでした．いわゆる社会的入院です．この結果，病床は作れば埋まるというような状況となりました．図表3-14は人口10万人あたり病床数と1人あたり老人医療費の関係を都道府県単位で見たものですが，きれいな正の相関が観察されます．

　1980年代頃から高齢者のこの社会的入院が問題となり，その適正化策として1983年に老人保健法ができました．老人医療制度についてはすでに説明しましたが，それに加えて高齢者の在宅ケアを促進するために老人保健施

図表 3-14　人口 10 万人あたり病床数と 1 人あたり後期高齢者医療費との相関

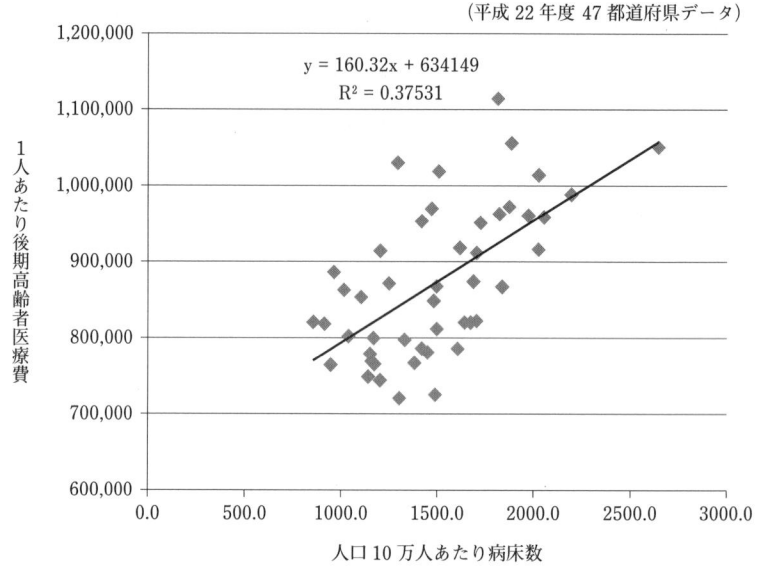

(平成 22 年度 47 都道府県データ)

$y = 160.32x + 634149$
$R^2 = 0.37531$

(縦軸: 1 人あたり後期高齢者医療費、横軸: 人口 10 万人あたり病床数)

資料：厚生労働省をもとに著者作成.

設と老人訪問看護ステーションが創設されました．前述のように老人保健施設は在宅復帰を促進するためにリハビリテーションに力を入れた，いわゆる中間施設というものです．そして訪問看護は虚弱な高齢者が在宅での生活を送ることが可能になるよう，看護師が訪問して看護サービスを提供するというものでした．

しかしながら，在宅ケアを推進するという国の目標は残念ながら十分には達成されませんでした．この背景には当時介護は社会福祉の中で行われており，サービスを受けるためには自治体による資産調査を受けなければならないこと，結果として一般的な収入の家庭にとって，特別養護老人ホームなどの福祉施設に入所した場合の自己負担が非常に高くなってしまうこと，そして何よりも高齢者の介護サービスが絶対的に不足していたことがあります．これが 2000 年の介護保険制度の創設につながっていきます．

4　医療法と医療計画

　わが国の医療提供体制の基本を定めているのは医療法という法律です．医療法には医療施設の定義や持つべき施設の要件などが記載されています．このような個々の施設に関する規定に加えて，医療法は各都道府県に住民に対してどのような医療提供体制を保証するのかということを示すために医療計画を策定することを求めています．

　医療法では医療計画の目的を「多様化・高度化している国民の医療需要に対応して医療資源を有効に活用し，その適正な配置を図るとともに，医療関係施設間の機能分担と連携を図り，良質な地域医療の体系的な整備を推進する」となっています．そして，計画には①住民の日常生活圏に相当する二次医療圏と，高度な医療を提供する圏域である三次医療圏（都道府県単位が原則，北海道のみ6つ設定）と，二次医療圏ごとの基準病床数を明記しなければなりません．この基準病床数は人口や受療率によって決定されるのですが，いったんこれが設定されると，圏域内の病院はこの基準病床数を超えて病床を持つことが出来なくなります[3]．仮にある病院がこの基準を超えて開設する場合，都道府県知事は保険医療機関の指定をしないこと，すなわち医療保険からの支払いを拒否することができます．そのほか計画には，医療施設間の連携に関する事項，救急医療の確保に関する事項，へき地医療の確保に関する事項，医療従事者の確保に関する事項などが記載されます．

　平成24年4月現在で全国の二次医療圏数は349となっていますが，一般病床及び療養病床でみると既存病床は125万5192床，基準病床数は110万8741床ですので差し引き，14万6451床の過剰となっています．また医療圏単位で見ると257医療圏で病床過剰，92医療圏で非過剰となっています．

---

[3] ただし，特例病床といって，その地域で不足している医療機能を提供するために都道府県知事がとくにそれが必要であると認めた場合は，基準病床数を超えて病床を持つことが出来ます．がん診療や小児医療などが対象となります．

なぜこのようなことになっているのでしょうか．図表 3-15 はわが国の一般病床数の経時的変化を見たものです．昭和 60 年をはさんで急速な伸びがあることがわかります．これは基準病床数が決定される前に，各地域で「駆け込み増床」が生じたためなのです．実はいわゆる急性期入院医療に関して言うと 1970 年代から受療率は低下傾向にありました．しかしながら，老人医療費の無料化や社会の高齢化に伴って虚弱高齢者が増加したことにより，病院がこれらの高齢者の受け皿となったのです．

前述のように少なからぬ数の高齢者は病気のためというよりも「介護してくれる家族がいない」といった社会的な要因で病院に入院していたのです．これがいわゆる社会的入院の問題です．もちろんこのような現象が起こってしまった背景には福祉の貧困があります．しかしながら地域のニーズを無視して病床を増やしてしまった医療側にも問題があるように思います．ここには科学的マネジメントが不在であったわが国の医療の問題があります．

図表 3-14 に示したように人口あたりの病床数と 1 人あたり入院医療費にきれいな正の相関があることは，「供給が需要を生み出している」という面が今の医療にあることを示唆しています．その意味で医療計画における病床規制が医療費の増大を抑制しているという面はあると思われます．しかしながら，医療計画によるこの病床はすでに病床を持っている施設の既得権を守るものであり，新たに病院を作ろうと考える医療者にとっては参入障壁となってしまいます．新たに医学部を卒業した医師が，自らの理想とする医療を展開するための病院を建設することができないという状況は公平性を欠いているようにも思えます．規制改革論者はこの点に注目して，医療計画における病床規制の撤廃を強く求めています．

1980 年代に多くの先進諸国が医療費適正化を目的として医療計画を導入しましたが，2000 年代になってからそれを廃止する方向での議論が主流になっています．その理由としては医療圏を超えた患者移動が普通になってしまったため，医療圏ごとの病床数の制限そのものが現実に合わないものになってきたことがあります．この背景には交通手段の発達に加えて，医療に関

図表3-15 病院数と病床数の経時的推移

		昭和30年	40	50	60	平成5年
病院総数		5,119	7,047	8,294	9,608	9,844
		100	138	162	188	192
	うち一般病院(A)	4,096	5,922	7,235	8,527	8,752
		100	145	177	208	214
病床総数		512,583	873,652	1,164,098	1,495,328	1,680,952
		100	170	227	292	328
	うち一般病床(B)	198,983	442,536	721,858	1,080,419	1,261,579
		100	222	363	543	634
1病院あたりの病院病床数		48.6	74.7	99.8	126.7	114.1
((B)／(A))		100	154	205	261	235

		9	13	16	20	22
病院総数		9,413	9,239	9,077	8794	8,678
		184	180	177	172	170
	うち一般病院(A)	8,347	8,171	7,999	7,714	7587
		204	199	195	188	185
病床総数		1,660,784	1,646,797	1,612,553	1609403	1,593,354
		324	321	315	314	311
	うち一般病床(B)	1,262,110	1,266,532	912,193	909437	903,621
		634	637	458	457	454
1病院あたりの病院病床数		151.2	155	114	117.9	119.1
((B)／(A))		311	319	235	243	245

注：各セルの下段の数字は，昭和30年を100.0とした場合の指数．
資料：厚生労働省「医療施設調査」より作成．

する情報が透明化され，患者がそれに従って移動するようになってきたという消費者主権的な考え方もあるようです．わが国の「医療計画のあり方を考える検討委員会（座長：黒川清　東京大学名誉教授）」においてもこの問題は大きく取り上げられ，病床規制の見直しが提言されました．しかしながら，病床基準をなくすことで医療費が増大する可能性が否定できないことから，

現在のところその撤廃は見送られています．

ところで筆者は医療計画については基準病床の問題よりも，地域内における機能分化と施設間連携体制の確立の方が重要であると考えています．これらの事項については，これまで5回改定された医療計画のいずれにおいても記載されていますが，少数の先進地域を除くとその記載内容はほとんど実行に移されていません．このことがわが国の医療提供体制に内在する問題を解決できない根本的な問題であると筆者は考えています．すなわち，医療計画が行動計画になっていないのです．医療計画を「医療関係者が地域住民にあるべき医療提供体制を実現するための目標を明記した」契約書的なものにすることが必要です．実はDPC関連情報とNational Databaseというレセプトのデータベースが国レベルで整備されたことで各地域の医療の状況について，かなりのレベルで詳細な分析が可能となっています．この分析結果を用いることで，データに基づいてより合理的な医療計画の策定が可能となったのです．この詳細については補論3を参照してください．

5　医療費の状況

この章の最後にわが国の医療費の現状を見ておきましょう．図表1-2に示したように，わが国の国民医療費は急性疾患から慢性疾患という傷病構造の変化と人口の高齢化に伴い伸び続けています．2000年に介護保険制度が導入されたことにより，いったん伸びが抑制されていますが，その後すぐに年1兆円の規模で医療費は膨らみ続けています．

対国民所得で見ると1970年代は約5％，1980年代後半のバブル経済期には基となる国民所得が増加したために約6％と若干落ち着いていますが，バブル経済崩壊後は1995年の7.31％，2008年の9.89％とその割合は増加の一途をたどっています．そして，これらの図表からも明らかなように，こうした医療費のかなりの部分が高齢者医療費の伸びによっているのです．図表3-16は仮に今のまま老人医療費が伸びたとするとどのようになるのかとい

5 医療費の状況

図表 3-16　将来の医療費推計

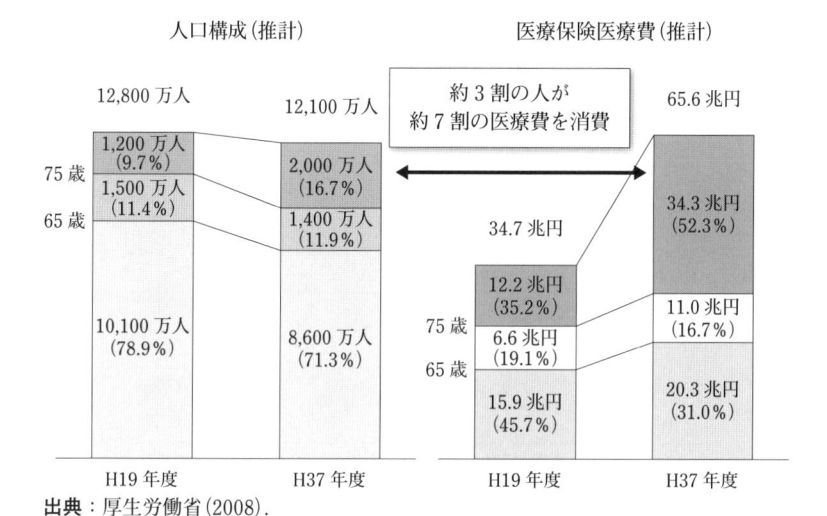

人口構成（推計）

- 12,800 万人
  - 75 歳: 1,200 万人 (9.7%)
  - 65 歳: 1,500 万人 (11.4%)
  - 10,100 万人 (78.9%)
  - H19 年度
- 12,100 万人
  - 2,000 万人 (16.7%)
  - 1,400 万人 (11.9%)
  - 8,600 万人 (71.3%)
  - H37 年度

約 3 割の人が約 7 割の医療費を消費

医療保険医療費（推計）

- 34.7 兆円
  - 75 歳: 12.2 兆円 (35.2%)
  - 65 歳: 6.6 兆円 (19.1%)
  - 15.9 兆円 (45.7%)
  - H19 年度
- 65.6 兆円
  - 34.3 兆円 (52.3%)
  - 11.0 兆円 (16.7%)
  - 20.3 兆円 (31.0%)
  - H37 年度

出典：厚生労働省 (2008).

図表 3-17　医療費の老若比の国際比較

	アメリカ (1996 年)	イギリス (1998 年)	ドイツ (1995 年)	フランス (1996 年)	オランダ (1994 年)	日本 (1998 年)
医科外来	2.3	1.4	2.0	2.0	2.7	3.7
入院	3.5	2.7	3.1	4.5	3.7	4.7
合計	3.2	2.6	2.6	3.4	2.9	4.1
OECD Health Data	3.5 (1996 年)	3.4 (1997 年)	2.7 (1994 年)	3.0 (1993 年)		4.9 (1997 年)

医療費の範囲の補正を行っても，日本の老若比は大きい．
出典：医療経済研究機構 (2001).

う厚生労働省の推計を示したものです．平成 37 年には人口の 30% を占めるに過ぎない高齢者が 70% の医療費を使うことになります．厚生労働省の推計は常に過大評価であるという批判もあるようですが，おおざっぱな推計としては間違いないと思います．ドラッカーが指摘しているように人口構成の変化はもっとも確実に予想できる未来なのですから（ドラッカー PF 1994）.

図表 3-18　医療費三要素別の一般医療費と老人医療費の比較

1人あたり診療費	後期高齢者（A）	891,060
	後期高齢者以外（B）	192,945
	比率（A／B）	4.6
受診率	後期高齢者（A）	88
	後期高齢者以外（B）	13
	比率（A／B）	6.8
1件あたり日数	後期高齢者（A）	19
	後期高齢者以外（B）	14
	比率（A／B）	1.4
1日あたり診療費	後期高齢者（A）	27,860
	後期高齢者以外（B）	35,756
	比率（A／B）	0.8

注：1人あたり診療費＝受診率×1件当たり受診日数×1日あたり診療費．
出典：医療保険に関する基礎資料　平成 22 年度版（厚生労働省）．

　図表 3-17 は少し古いデータですが医療経済研究機構が諸外国と医療費の定義を合わせて，若年者と高齢者の医療費を推計し，その比を計算した結果を示したものです（医療経済研究機構 2001）．わが国の高齢者は若年者に比較して1人あたりで5倍の医療費を使っていることがわかります．1人あたり医療費は受療率，1件あたり日数，1日あたり費用額の3つの要素に分解できるのですが，高齢者の1人あたり医療費が高いのは受療率が若年者に比較して高いことによります（図表 3-18）．高齢になればより病気になりやすくなりますので，ある意味でこれは当たり前の結果なのかもしれません．しかしながら，諸外国に比べてわが国の高齢者がより医療サービスを使うことの医学的な理由はあるのでしょうか．仮にわが国の高齢者が諸外国の高齢者に比較してより病弱であるならば，これらのデータは合点がいきます．平均寿命や健康寿命（傷病の有無を補正した平均寿命）を見ると，わが国は最高水準であり，健康レベルが他の国に比較して低いとは考えにくいと思います．もちろん，医療サービスを多く使うことで健康度が保たれているのだという説明をすることは可能です．いずれにしてもデータに基づいた検証が必要で

5 医療費の状況

図表 3-19 財源別・支出別に見た国民医療費の状況（2009 年）

（単位：億円）

財源別

総額	公費			保険料			その他	
	総数	国庫	地方	総数	事業主	被保険者	総数	患者負担
360,067	134,933	91,271	43,662	175,032	73,211	101,821	50,102	49,928
100.00%	37.5%	25.3%	12.1%	48.6%	20.3%	28.3%	13.9%	13.9%

支出別

総額	一般診療費			入院診療費			外来診療費			歯科	調剤
	総数	病院	診療所	総数	病院	診療所	総数	病院	診療所		
360,067	267,425	181,411	86,014	132,602	128,348	4,254	134,823	53,063	81,760	25,287	58,228
100.00%	74.3%	50.4%	23.9%	36.8%	35.6%	1.2%	37.4%	14.7%	22.7%	7.0%	16.2%

す．

　ところで，わが国の高齢者の1人あたり医療費が若年者のそれの5倍であるという現象のもう1つの理由として，わが国の若年者の1人あたり医療費が安いという説明も可能です．諸外国に比較すると暴力や事故による外傷，あるいは薬物中毒やエイズなどが少ないわが国において，若年者の1人あたり医療費は諸外国より安くなっています．しかしながら，現在このような特徴が崩れつつあり，注意が必要なことも事実です．若年者の医療費が増大して，若年者対高齢者の1人あたり医療費の比が欧米なみになったとしてもまったく喜べることではありません．この点についても留意しておくことが必要です．

　次に，この医療費の構成をいろいろな視点から見てみましょう．まず，医療費の財源はどうなっているのでしょうか．図表3-19をもとにみてみましょう．平成21年度の国民医療費で見ると，総額36.0兆円のうち公費が13.5兆円（37.5%），保険料が17.5兆円（48.6%），患者負担等が5.0兆円（13.9%）となっています．支出別にみると入院医療費が13.3兆円（36.8%），外来診療費が13.5兆円（37.4%），歯科診療費が2.5兆円（7.0%），薬剤調剤医療費

第3章 日本の医療保障制度

図表 3-20 傷病別に見た国民医療費の状況（2009 年）

傷病分類		総数	0～14歳	15～44歳	45～64歳	65歳以上	70歳以上（再掲）	75歳以上（再掲）
総数		267,425	16,516	33,649	64,847	152,412	123,229	90,907
I	感染症及び寄生虫症	6,569	964	1,264	1,596	2,745	2,136	1,518
	結核（再掲）	308	2	34	57	215	190	160
II	新生物	33,993	380	3,060	10,724	19,830	15,012	10,089
III	血液及び造血器の疾患並びに免疫機構の障害	2,041	181	481	433	946	784	596
IV	内分泌，栄養及び代謝疾患	19,302	455	1,650	5,775	11,423	8,727	5,913
	糖尿病（再掲）	11,854	24	612	3,615	7,603	5,819	3,942
V	精神及び行動の障害	19,046	256	4,223	6,714	7,826	5,748	3,955
VI	神経系の疾患	10,856	496	1,724	2,323	6,313	5,314	4,119
VII	眼及び付属器の疾患	9,423	558	1,225	1,961	5,680	4,570	3,156
	白内障（再掲）	2,596	2	24	369	2,201	1,842	1,304
VIII	耳及び乳様突起の疾患	1,862	536	293	397	636	473	305
IX	循環器系の疾患	55,394	166	1,644	11,788	41,796	35,103	27,158
	高血圧性疾患（再掲）	18,921	3	409	4,763	13,747	11,312	8,521
	虚血性心疾患（再掲）	7,700	3	162	1,798	5,737	4,595	3,302
	脳梗塞（再掲）	10,225	4	108	1,235	8,879	7,919	6,579
X	呼吸器系の疾患	20,884	6,366	3,789	2,460	8,269	7,241	5,971
	急性上気道感染症（再掲）	3,743	1,942	1,098	407	297	201	117
	気管支炎及び慢性閉塞性肺疾患（再掲）	1,952	250	145	181	1,376	1,237	1,034
	喘息（再掲）	3,548	1,453	525	483	1,087	904	689
XI	消化器系の疾患	16,666	403	2,528	4,466	9,269	7,437	5,417
	胃潰瘍及び十二指腸潰瘍（再掲）	2,597	5	318	808	1,466	1,161	842
	胃炎及び十二指腸炎（再掲）	2,708	26	444	728	1,511	1,210	857
	肝疾患（再掲）	1,980	18	216	647	1,100	833	549
XII	皮膚及び皮下組織の疾患	4,527	975	1,317	888	1,347	1,076	784
XIII	筋骨格系及び結合組織の疾患	19,987	414	1,916	4,928	12,729	10,369	7,344
XIV	腎尿路生殖器系の疾患	19,870	212	2,465	5,944	11,249	8,573	5,872
	糸球体疾患，腎尿細管間質性疾患及び腎不全（再掲）	13,832	112	973	4,506	8,242	6,138	4,099
XV	妊娠，分娩及び産じょく	1,832	7	1,817	6	1	1	―
XVI	周産期に発生した病態	1,605	1,543	61	1	1	0	0
XVII	先天奇形，変形及び染色体異常	1,436	944	238	131	124	89	57
XVIII	症状，徴候及び異常臨床所見・異常検査所見で他に分類されないもの	4,224	342	678	941	2,264	1,872	1,428
XIX	損傷，中毒及びその他の外因の影響	17,910	1,319	3,277	3,347	9,967	8,704	7,225

資料：厚生労働省・国民医療費より作成．

が5.8兆円（16.2%）となっています．図表3-20は傷病別に医療費の状況を見たものです．一般診療医療費のうち最大のものは「循環器系の疾患」で5.5兆円（20.4%），次いで「新生物（がん）」3.4兆円（12.8%），「呼吸器系の疾患」2.1兆円（7.8%），「腎尿路生殖器系の疾患」1.9兆円（7.4%），「筋骨格系及び結合組織の疾患」2.0兆円（7.4%），「精神及び行動の障害」1.9兆円（6.9%）となっています．

このように公費が多く投入されているために，社会保障制度改革が政府の財政再建の中で最重要課題となっているのです．また，循環器疾患を始めとする生活習慣病によると考えられる医療費が全体の医療費の約40%を占めていることから，健康づくりが重視されるようになってきているのです．

引用文献

医療経済研究機構（2001）「高齢者と若年者の予防活動及び受療構造の国際比較に関する研究」報告書，東京：医療経済研究機構．

厚生労働省（2010）医療保険に関する基礎資料　平成22年度版，http://www.mhlw.go.jp/bunya/iryouhoken/database/zenpan/kiso.html

高木安雄（1992）「老人医療における定額支払い制度の導入とその影響」『医療と社会』2（1）：43-62.

吉田澄人・野村真美（2006）特定保険医療材料の内外価格差の実態（日医総研ワーキングペーパー．No.119）．

結城康博（2006）『医療の値段』（岩波新書），東京：岩波書店．

ドラッカー，P.F./上田惇生ほか訳（1994）『すでに起こった未来』東京：ダイヤモンド社．

第❹章 医療のなにが問題なのか

　第2章と第3章では諸外国の医療制度とともに日本の医療制度の概要とその特徴を説明しました．この章では諸外国と比較の上でわが国の医療制度の何が問題なのかを検討してみましょう．

　現在，連日のように医療問題が新聞紙上を賑わしています．主なテーマは医療費の適正化と医療の質，そして医療保険制度の持続可能性です．医療の質に関しては，その向上に努めるということに異論はないだろうと思います．他方，医療費に関しては，支払い側からはその増加の抑制が，そして診療側からは医療崩壊を防ぐための増額が要求されています．立場によって意見は異なるのは致し方ないとは思うのですが，一連の議論の過程にはあいまいな部分や感情的な部分も少なくありません．まずは何が問題なのかを冷静に考えてみましょう．たとえば医療費適正化という議論の中では，「診療報酬引き下げは粗診粗療につながり医療の質の低下につながる」という主張が医療提供側から出されます．しかしながら，なぜ診療報酬引き下げが粗診粗療につながるのかという理由が国民にとっては明確ではありません．「過去20年間でパソコンも家電製品も価格は低下しているが，質や機能は向上している．なぜ医療サービスではそれができないのか」という国民の疑問に粗診粗療論は答えていません．

　医療は専門職による労働集約的なサービスでありかつ絶えず新しい技術が導入される分野です．したがって，家電製品のようにその価格を安くするということが難しいという側面があることは確かです．また，質の高いサービスを提供しようとするインセンティブを維持するためには専門職としての経済的評価もある程度は必要でしょう．そしてまさにこの経済的評価につい

て，診療側と支払い側で見解が分かれているのです．ところが，現在の医療サービスの経済的評価が妥当であるかどうかに関しては十分なデータはないのが現状なのです．

他方，医療の質に関する議論では，あたかも日本の医療の質が欧米に比較して劣っているような印象を与えていますが，客観的にそれを証明するデータはありません．

結局のところ医療をめぐる議論は客観的なデータに基づいて行われているとはいえないのが現状です．なぜこのような状況になってしまったのでしょうか．本章ではこうした問題点をもう少し冷静な立場から考えてみたいと思います．

1 医療費の適正化

医療費の適正化を収支のバランスの維持と考えると，それを実現する方法は収入の増加，支出の抑制，そして提供体制の効率化（同じ効用に対するより少ない資源投入）の3つとなります（図表4-1）．

1-1 収入対策

収入増の方策としては，経済の一般的状況が好転し，国民の収入が増加することが第一です．しかし，現在のわが国の経済状況はなかなか厳しい状況にあります．とくに，若年者の雇用状況が不安定化している現状は，わが国の社会保障制度が実質的に世代間の所得移転になっているだけに大きな問題です．フランスはこのような状況に対処するために，社会保険料における被保険者負担部分を，従来の労働所得からすべての収入を対象とした一般福祉税（CSG）に変更しています．これは，イギリスの国民保健サービス National Health Service のような構造に変えていると考えることもできます．わが国においても社会保障の財源として消費税等の税金を用いることが議論されて

1 医療費の適正化

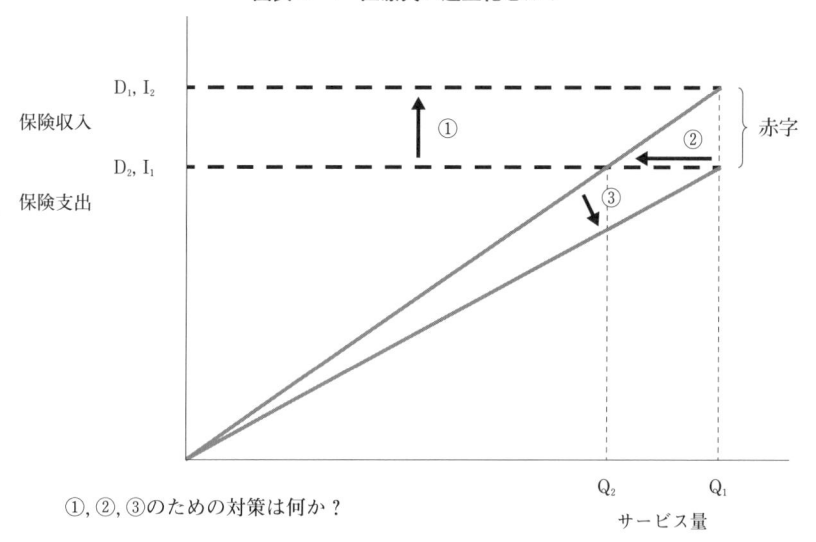

図表 4-1　医療費の適正化とは？

保険収入　D_1, I_2

保険支出　D_2, I_1

①,②,③のための対策は何か？

サービス量　Q_2　Q_1

赤字

注：I_1, D_1, Q_1：　それぞれ初期の収入, 支出, サービス量.
　　I_2, D_2, Q_2：　それぞれ変化後の収入, 支出, サービス量.

います．生産年齢人口と老年人口のバランスがかわる高齢社会において現行の保険料のみで医療費をまかなうことは困難です．したがって，その財源のありかたについて率直な国民的議論が必要であると考えます．

1-2　支出対策

次に支出対策ですが，これについては公的医療保障の給付範囲の見直しが中心となります．フランスでは薬局で処方せん無しで購入できる一般薬についてはその償還率を下げるということが行われています．また，参照価格制（類似薬効のものについては保険が償還する基準価格を設定し，それ以上の価格のブランド薬については差額を患者が自己負担する制度）もフランス，ドイツ，オランダなどで導入されています．このように，自己負担の引き上げは公的支出を削減するという方法として伝統的に採用されてきた方法です．わが国

第4章　医療のなにが問題なのか

でも，現行の高齢者の自己負担額が，一定以上の高齢者について3割に引き上げられています．しかしながら，自己負担増の医療費抑制策に関しては，その効果が短期間にとどまるばかりでなく，経済的弱者のアクセスを阻害するという好ましくない影響も報告されています．この点はわが国の医療制度改革に際しても十分配慮されるべき点でしょう．

その他，諸外国の例では最初の一定額までは保険給付の対象とならない免責制度 Deductive（アメリカなど）や自己負担部分を支払うための個人医療口座制度 Medical Saving Account（シンガポール，アメリカなど）も採用されています．

1-3　医療提供体制の効率化

医療提供体制の効率化については，機能分化と施設間連携，そして何よりも国民の意識の変革が求められます．わが国の医療制度の特徴としてフリーアクセスがありますが，これが国民に対する医療へのアクセスしやすさを保証している一方で，頻回受診や重複受診，重複処方といった資源の無駄使いにつながっているという指摘があります．

このようなサービス重複や過剰利用による医療費増を抑制するためには，イギリスやオランダで採用されている「かかりつけ医」によるゲートキーピング（専門医や病院を受診する際にはかかりつけ医の紹介状を義務づける制度．ただし，救急の場合はこの限りではない）的な仕組みが必要となります．フランスでもゲートキーパー的な仕組みが採用されており，フリーアクセスをある程度制限することは世界的な潮流であるようにも思われます．しかしながら，わが国の場合，このような制度に対する診療側の反対は強く，ゲートキーピングが導入される可能性は今のところ少ないと思われます．また，国民の側もそのような仕組みは志向していないようです．

1-4　医療政策の3つの視点

　医療政策においてはアクセスの保障，質の保証，コストの適正化の3つのうち2つまでしか同時に行うことは出来ないといわれています．わが国はアクセスの保証とコストの適正化を主眼として戦後の医療政策を展開してきたと考えられますが，国民の意識の変化に伴い質を向上することが求められているのです．医師や看護師という専門職が高付加価値商品である医薬品や医療機器を用いてサービスを行う医療において，アクセスを制限せずにサービスの質を向上しようとすれば当然相応のコストがかかります．このことはしっかりと認識されなければなりません．

　筆者らはこれまで日本の急性期医療に関する調査を行ってきていますが，その結果を見る限りにおいて急性期医療に対する医療資源の投入は過少ではないかと考えています．したがって，医療の内容の吟味をせずに一律に医療費の伸びを，経済指標と連動させて抑制してしまうことは，医療の質を悪化させる可能性があります．国民が医療に求めていることの第一は「安さ」ではなく，「医療の質」です．

　ただし，これは現在90万床ある一般病床のすべてを急性期病床として評価するというものではないだろうと思います．各地域のニーズに応える形で適正な配置に配慮しながら，急性期病床の集約化を行っていくことが必要です．医療機関の機能分化を推進していくことで，医療費の適正化と質の向上のバランスをとっていくことができると筆者は考えます．この鍵となる仕組みとして，地域一般病床と診療所を中心としたプライマリケア・地域包括ケアの展開があります．それぞれについては後述したいと思います．

　民間が主体であるわが国の医療提供体制において医療資源の適正配分を行っていくことは簡単ではないでしょう．しかしながら，わが国の医療者が医療の公共性と非営利性を主張するならば，各地域における医療資源の適正配分に積極的に取り組んでいく必要があります．そして，それを具体的に記述

するものが前述の地域医療計画なのです．

2　医療の質の向上

2-1　医療の質の3つの側面

　一般に医療の質は構造（ストラクチャー），過程（プロセス），結果（アウトカム）の3つの側面から評価されます（Donabedian A, 1988）．最初の2つの項目については，たとえば病院機能評価機構やISO9000シリーズなどによる評価がわが国でも行われてきています．

　まず医療の「構造」は医療サービスの供給体制を評価するもので，たとえば設備の状況，医師や看護師の配置状況などが評価の対象となっています．医療の「過程」の評価は，どのようなプロセスでサービスが提供されているかというサービス体制を見るものです．ただし，これら2つの視点は医療供給体制を評価するものであって，当該施設の医療水準を直接評価するものではありません．直接的に評価するためには，医療または診療の「結果」，具体的には治療成績，患者の予後，合併症の発生率，死亡率，患者満足度などを客観的に測定することが必要となります．

2-2　臨床指標

　医療の質評価の指標として最近「臨床指標」という用語が医療界で用いられるようになっています．臨床指標とは構造や過程のみならず，医療の結果についても評価指標を設定し，その指標により，その病院で行われる医療の質を評価しようとするものです．長谷川友紀氏（東邦大学）は臨床指標を「医療の質を改善するために，実態を把握するための指標を設けてデータを集め，経時的にモニタリングをして評価し，質の改善に結びつける考え方」

とした上で，その効用として「医療の透明性と説明責任の確保」，「医療の質改善へのインセンティブの向上」，「インフォームドコンセントへの利用」の3つをあげています（長谷川 2003）．

このような臨床指標の開発は，国民の医療の質への関心の高まりに応えるために，1990年代に入って多くの国で行われてきています．たとえばアメリカでは JCAHO の IMSystem（Indicator Measurement System：現在は Oryx）や HEDIS（Health Plan and Employer Data Information Set）が採用している AHRQ（Agency for Healthcare Research and Quality）の臨床指標，あるいはメリーランド州病院協会が作成した臨床指標などがあります．図表 4-2 は AHRQ の臨床評価指標の一部を示したものです．このようなデータの一部は国民に公開されており，医療機関や医療保険の選択（アメリカの民間医療保険では受診できる医療機関が指定されている場合があるため）に活用されています．

さらにアメリカでは国民がこうした情報に基づいて適切な医療機関の選択ができるようなネット上の情報サイトが作成されています．図表 4-3 はその代表的なサイトである Hospital compare の内容を示したものです．たとえば，ニューヨークに住んでいる患者が，心不全の治療を受ける場合，どのような病院があるのかを医療の質も含めて比較できるようになっています．

オーストラリアでも Australian Council on Health Standards が開発されており，ベンチマーキング事業や予算配分の決定などに活用されています（藤澤 2003）．また，第2章で説明したようにオランダでもこうした臨床指標の公開が積極的に行われています．

以上のような国外での動向を受けて，近年，わが国でも種々の試みが行われるようになっています．たとえば，東京都病院協会は胃の悪性新生物，脳梗塞などを含む24の疾患に対して「平均在院日数」，「院内感染症発生率」，「死亡率」，「医療費」と全入院患者の「抑制率」，「転倒・転落率」，「予定しない再入院率」の7つの臨床指標の収集と分析を行っています（飯田 2003）．また，臨床指標に関するデータの収集と分析が行われています．さ

第4章　医療のなにが問題なのか

図表 4-2　AHRQ における臨床指標の例

AHRQ（ボリューム）
食道摘出術の症例数
膵臓切除術の症例数
小児心臓手術の症例数
腹部大動脈瘤（AAA）の症例数
冠動脈バイパス手術（CABG）の症例数
経皮的冠動脈形成術（PTCA）の症例数
内頸動脈血栓摘除術（CEA）の症例数
入院患者に対する手術におけるインディケーター
食道摘出術の死亡率
膵臓切除術の死亡率
小児心臓手術の死亡率
腹部大動脈瘤（AAA）の死亡率
冠動脈バイパス手術（CABG）の死亡率
経皮的冠動脈形成術（PTCA）の死亡率
内頸動脈血栓摘除術（CEA）の死亡率
開頭術死亡率
大体骨頸部骨折手術後死亡率
入院患者の疾患別死亡率インディケーター
急性心筋梗塞（AMI）死亡率
うっ血性心不全（CHF）死亡率
急性期脳卒中死亡率
消化管出血死亡率
大体骨頸部骨折死亡率
肺炎死亡率
利用インディケーター
帝王切開による分娩数
帝王切開後の経膣分娩（VBAC）
腹腔鏡視下胆嚢摘出術施行数
高齢者における偶発的虫垂切除率
両側心臓カテーテル率

らに日本救急医療学会や日本胸部外科学会等の臨床学会も臨床指標を用いた評価プログラムの開発に取り組んでいます．

　さらに平成 22 年度から厚生労働省医政局は臨床指標の作成と公開に関する試行事業を開始しています．たとえば，国立病院機構では 2010 年から，そして済生会では 2011 年から，この事業の枠組みを活用して臨床指標の作

2 医療の質の向上

図表 4-3 Hospital compare の臨床指標の例

		NYU HOSPITALS CENTER 550 FIRST AVENUE NEW YORK, NY 10016 (212) 263-7300	BETH ISRAEL MEDICAL CENTER FIRST AVENUE AT 16TH STREET NEW YORK, NY 10003 (212) 420-2000	MOUNT SINAI HOSPITAL ONE GUSTAVE L LEVY PLACE NEW YORK, NY 10029 (212) 241-7981
		Acute Care 1.4 miles Map & Directions Add to My Favorites	Acute Care 0.5 miles Map & Directions Add to My Favorites	Acute Care 5.7 miles Map & Directions Add to My Favorites
1. プロセス指標				
1) 急性心筋梗塞 入院時のアスピリンの処方 退院時のアスピリンの処方 左心室収縮機能障害の患者に対する ACEI または ARB の処方 退院時のβブロッカーの処方 病院到着後 30 分以内の血栓溶解剤の投与 病院到着後 120 分以内の PCI 施行 禁煙指導の実施				
2) 心不全 左心室収縮機能障害の評価の実施 左心室収縮機能障害の患者に対する ACEI または ARB の処方 退院指導の実施 禁煙指導の実施	Heart Failure Patients Given Discharge Instructions	88%	69%	73%
3) 肺炎 病院到着後 4 時間以内に抗菌薬を投与 肺炎球菌ワクチンの接種状況の確認と接種 酸素飽和度の評価の実施 抗菌薬投与前の血液培養実施 禁煙指導の実施 インフルエンザワクチンの接種状況の確認と接種	Heart Failure Patients Given an Evaluation of Left Ventricular Systolic (LVS) Function	100%	96%	98%
4) 周術期管理 皮膚切開前 1 時間以内に予防的抗菌薬投与 術後 24 時間以内に予防的抗菌薬投与を中止 適切な予防的抗菌薬の選択 手術患者に推奨される静脈血栓塞栓症の予防薬投与 手術前 24 時間以内に術後 24 時間以内に適切な静脈血栓塞栓症の予防薬投与 心臓手術患者の術後血糖値を 200 mg/dl 以下にコントロール 手術患者の適切な除毛の実施	Heart Failure Patients Given ACE Inhibitor or ARB for Left Ventricular Systolic Dysfunction (LVSD)	97%	96%	93%
5) 小児喘息 入院中の発作治療薬の処方 入院中の全身性ステロイドの処方 小児の介護者に対して自宅での管理計画書を提供	Heart Failure Patients Given Smoking Cessation Advice/Counseling	100%	97%	100%
2. アウトカム指標 急性心筋梗塞の 30 日以内の死亡率 心不全の 30 日以内の死亡率 肺炎の 30 日以内の死亡率				

注：左記の指標について、上図のように患者が知りたい項目について病院間の比較が web 上でできるようになっている。
出典：http://www.hospitalcompare.hhs.gov/

成と公開に取り組んでいます．図表4-4と図表4-5は済生会のモデル事業における臨床指標の一覧とその一部を示したものです．将来的に医療計画の枠組みの中で臨床指標の活用が進んでいくと予想されますが，これによってわが国においても医療の質向上への取り組みがさらに進んでいくでしょう．

2-3　DPCと臨床指標

　医療政策の目的は質の高い医療サービスを国民に効率的に提供する体制を整備することにあります．従って，医療制度改革についての議論の前提として，医療の質を評価するための情報が必要となります．ただし，医療について絶対的な評価は困難であることから，相対的な評価がその中心となります．相対的な評価をするためには共通のベースが必要であり，それが第2章で説明したDPCです．DPCという標準的な単位を用いることで施設間の比較が可能になったことが，DPC導入の最も重要なポイントであり，これが今後の医療制度改革の議論の貴重な資料になると筆者は考えています．

　そして，DPCが傷病と行われた医療行為の組み合わせから構成される分類であることを考えると，これを単位として臨床指標を設定し，当該施設の医療の質を評価することが可能なのです．図表4-6はDPCの構造をこのような医療の質評価という視点から見たものです．DPC14桁コードの上6桁（基本DPC）は病名に対応しており，これをもとに患者の集積性に関する指標を作成することが可能です．図表4-7は平成22年7月から平成23年3月の9か月間に福岡県北九州市のDPC調査対象病院から退院したがん患者数をMDC別に示したものです．各病院がどのようながん患者を多く診療しているのかが分かります．このような情報は患者やその診療にあたっているかかりつけ医が医療施設を選択する上で重要な情報となるはずです．

　また，手術・処置のデータを用いて，当該施設でどのような医療行為が何件行われているか，さらにはそれをDPCレセプトに記載されている転帰情報と組み合わせることで，DPCごとの転帰（死亡退院率など）に関する臨床

2　医療の質の向上

図表 4-4　済生会の医療の質への取り組み

No.	指標区分	プロセス	アウトカム	臨床指標	DPC,電レセで完結
1	患者満足	1		入院患者の満足度	×
2		2		外来患者の満足度	×
3	病院全体	1	○	公費負担医療患者の割合	○
4		2	○	高齢者における褥瘡対策の実施率	○
5		3	○	高齢者における褥瘡の院内発生率	×
6		4	○	手術が施行された患者における肺血栓塞栓症の予防対策の実施率	○
7		5	○	手術が施行された患者における肺血栓塞栓症の院内発生率	○
8		6	○	術後の大腿骨頸部/転子部骨折の発生率	○
9		7	○	手術難易度分類別の患者割合	○
10	4疾病等の主な疾患	1	○	急性脳梗塞患者に対する入院翌日までの早期リハビリテーション開始率	△
11		2	○	急性脳梗塞患者に対する入院翌日までの頭部CTもしくはMRIの施行率	△
12		3	○	急性脳梗塞患者における入院死亡率	△
13		4	○	急性心筋梗塞患者に対する退院時アスピリンあるいは硫酸クロピドグレル処方率	○
14		5	○	PCIを施行した救急車搬送患者の入院死亡率	○
15		6	○	出血性胃・十二指腸潰瘍に対する内視鏡的治療（止血術）の施行率	○
16		7	○	人工膝関節置換手術翌日までの早期リハビリテーション開始率	○
17		8	○	人工関節置換術等の手術部位感染予防のための抗菌薬の1日以内の中止率	○
18		9	○	乳がんの患者に対する乳房温存手術の施行率	○
19		10	○	胃がんに対する内視鏡的粘膜下層剥離術（ESD）の施行率	○
20		11	○	がんのステージ別入院患者割合	○
21		12	○	がん患者に対する緩和ケアの施行率	○
22	回復期慢性期地域連携	1	○	脳卒中地域連携パスの使用率	○
23		2	○	大腿骨頸部骨折地域連携パスの使用率	○
24		3	○	急性期病棟における退院調整の実施率	○
25		3	○	救急搬送患者における連携先への転院率	○
26		4	○	退院時共同指導の実施率	○
27		5	○	介護支援連携指導の実施率	○
28		6	○	回復期リハビリテーション病棟退院患者の在宅復帰率	×

資料：http://www.saiseikai.or.jp/saiseikai_wdm/html/work/shihyou.html より作成．

第 4 章 医療のなにが問題なのか

図表 4-5 済生会における情報公開の例

医療機関コード	医療機関名	母数	分子	割合
096210115	済生会宇都宮病院	20	13	65.0%
130314757	済生会中央病院	14	14	100.0%
140105122	済生会横浜市東部病院	26	25	96.2%
143103439	済生会横浜市南部病院	20	15	75.0%
180118909	福井県済生会病院	51	39	76.5%
271607149	済生会千里病院	12	10	83.3%
279600070	済生会中津病院	20	18	90.0%
279600120	済生会野江病院	11	9	81.8%
290401062	済生会中和病院	11	9	81.8%
338800012	岡山済生会総合病院	27	25	92.6%
401119189	済生会福岡総合病院	21	17	81.0%
438211911	済生会熊本病院	15	10	66.7%
	合計	248	204	82.3%

注：分母が 10 症例未満の病院数：23.
　　指標 18：乳がんの患者に対する乳房温存手術の施行率．
資料：http://www.saiseikai.or.jp/saiseikai_wdm/html/work/shihyou.html より作成．

　指標が作成できます．手術件数に関して言えば，外保連試案における手術の難易度分類を用いて，[4] 当該施設における技術水準（＝難しい手術・処置を行う力）を指標化することも可能です．実際，前述のように図表 4-5 のような臨床指標が DPC をベースとして作成され，公開されるようになっています．

　以上のように DPC は臨床指標との関連づけを視野に入れて開発が行われており，今後，この枠組みを用いて臨床指標の作成とその活用が行われていくことが期待されます．DPC でどのような情報が収集されているのか，興味のある方は是非厚生労働省のホームページ（http://www.mhlw.go.jp/stf/shingi/2r9852000001u23a.html）や民間事業者のホームページ（たとえばリーズ

4　外科系保険診療協議会（外保連）は各診療科の手術をその難易度に基づいて B1, B2, ……E1, E2 ランクに区分しています．B から E に行くほど難易度の高い手術になります．E2 の手術は指定された病院のみで行われる手術です．

2 医療の質の向上

図表4-6 DPCの各コードと評価指標

```
10 0010 1 x 011 1 0 0
```

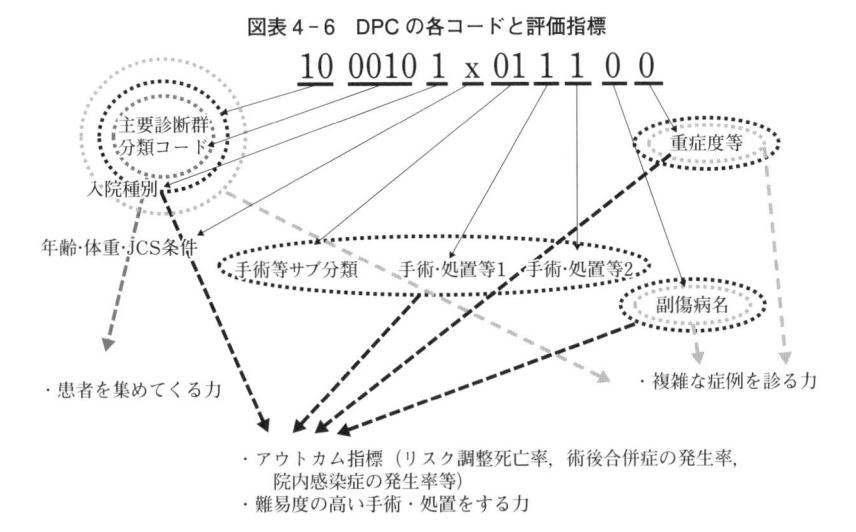

- 主要診断群・分類コード
- 入院種別
- 年齢・体重・JCS条件
- 手術等サブ分類
- 手術・処置等1
- 手術・処置等2
- 重症度等
- 副傷病名

・患者を集めてくる力
・複雑な症例を診る力
・アウトカム指標（リスク調整死亡率，術後合併症の発生率，院内感染症の発生率等）
・難易度の高い手術・処置をする力

ンホワイ，http://reasonwhy.jp/）を覗いてみてください．DPCに関連して，日本を代表する1700以上の急性期病院の在院日数や手術件数，さらには化学療法などの実施件数が病院名とともに公開されています．日本の医療界は情報の標準化と透明化に向けて大きく動きだしているのです．

2-4 Pay for performance，いわゆるP4Pについて

Pay for Performance（P4P）とは「パフォーマンスに応じた医療費の支払い」で，IOM（Institute of Medicine：米国医学研究機構）の定義によれば「エビデンスに基づいた基準や手法を用いた測定により，医療者が質の高いケアを提供するようなインセンティブを与える方策」とされています．欧米では死亡率のような結果（Outcome）をもとにP4Pを行っているという誤解をされている方もおられるようですが，望ましいプロセスで治療を行っているかどうかを評価するというのが基本です．

P4Pはもともと外来医療で導入が始まったのですが，その後入院治療の支払いにP4Pを適用するという大規模な国家プロジェクトが行われました

第4章 医療のなにが問題なのか

図表 4-7 北九州医療圏における DPC 対象病院の診療実績
(平成 22 年 7 月−平成 23 年 3 月分厚生労働省データ：MDC 別がんの入院患者)

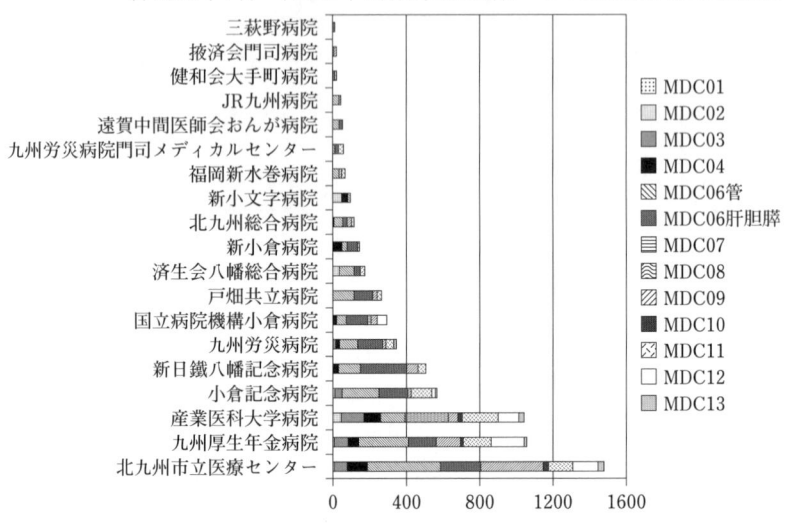

病院一覧（上から）：
- 三萩野病院
- 掖済会門司病院
- 健和会大手町病院
- JR九州病院
- 遠賀中間医師会おんが病院
- 九州労災病院門司メディカルセンター
- 福岡新水巻病院
- 新小文字病院
- 北九州総合病院
- 新小倉病院
- 済生会八幡総合病院
- 戸畑共立病院
- 国立病院機構小倉病院
- 九州労災病院
- 新日鐵八幡記念病院
- 小倉記念病院
- 産業医科大学病院
- 九州厚生年金病院
- 北九州市立医療センター

凡例：MDC01, MDC02, MDC03, MDC04, MDC06管, MDC06肝胆膵, MDC07, MDC08, MDC09, MDC10, MDC11, MDC12, MDC13

横軸：0, 400, 800, 1200, 1600

(Premier Hospital Quality Incentive Demonstration Project: HQID). 250 を超える病院が参加したこのプロジェクトでは，5つの傷病（急性心筋梗塞，冠動脈バイパス手術，肺炎，心不全，膝・股関節置換術）について複数の臨床指標が設定され，それぞれについて総合スコアを算出し，それにより評価を行っています．図表 4-8 は急性心筋梗塞について設定された臨床指標の例を示したものです．

この事業ではそれぞれの領域ごとに成績のよい病院を実名で公表し（上位 50%），さらに上位 10% の病院には 2%，11〜20% の病院には 1% の加算をつけるという試みを行いました．図表 4-9 は 2003 年と 2005 年の 2 年間で各領域の総合スコア（% で表示）がどのくらい改善したかを示したものですが，いずれの領域でも統計学的に有意の改善を示しています．

P4P の効果については，参加病院の偏りの問題もあり，その評価は一定ではありません．しかしながら，改善の必要度が高い病院群にとっては，このプロジェクトに参加することで明らかな改善が期待できるというのが一般的な評価のようです．P4P については，その後，2007 年に臨床指標の報告制

2 医療の質の向上

図表 4-8　アメリカ HQID における急性心筋梗塞の評価指標

＜プロセス指標＞
1. 来院時にアスピリンの投与
2. 来院時にβブロッカーの投与
3. 来院後 30 分以内に血栓溶解剤の投与
4. 来院後 120 分以内に PCI の実施
5. 左室収縮機能不全に対し ACEI または ARB の投与
6. 禁煙指導・カウンセリングの実施
7. 退院時にアスピリンの処方
8. 退院時にβブロッカーの処方

＜アウトカム指標＞
9. リスク調整した院内死亡率

出典：池田俊也（2009）．

図表 4-9　アメリカの P4P プロジェクトの効果
（HQID における総合臨床スコアの変化：2003-2005）

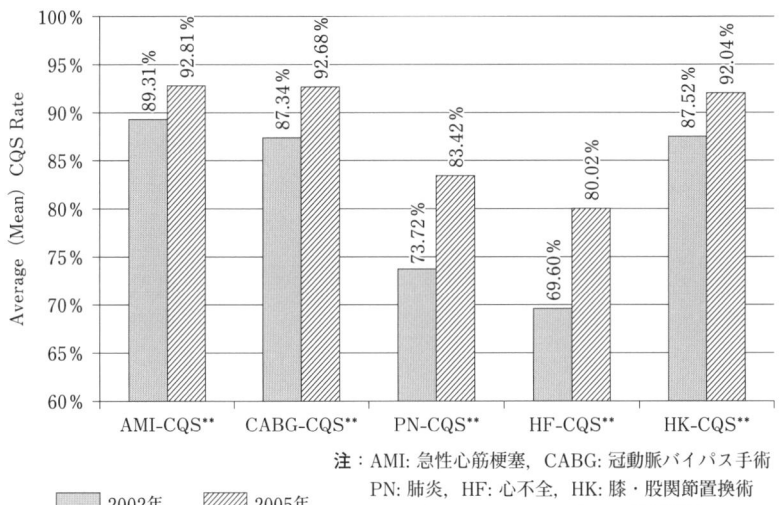

	AMI-CQS**	CABG-CQS**	PN-CQS**	HF-CQS**	HK-CQS**
2002年	89.31%	87.34%	73.72%	69.60%	87.52%
2005年	92.81%	92.68%	83.42%	80.02%	92.04%

注：AMI: 急性心筋梗塞、CABG: 冠動脈バイパス手術
PN: 肺炎、HF: 心不全、HK: 膝・股関節置換術
CQS: Composite Quality Score 総合臨床スコア
**: $p<0.01$　Source: CMS (2007).

度が導入され（PQRI: Physician Quality Reporting Initiative），さらに 2008 年には Never Events と呼ばれる「決して起こしてはならない出来事」を抽出し，これにより生じた医療コストについては診療報酬で保証しないという仕

組みが導入されています．図表4-10にNever Eventsの項目を示しました．確かに，これらの事象は医原的なものではあるのですが，リスクを持った患者の集まる病院でこれらのイベントの発生を完全に防ぐことは難しいのも実情です．こうしたことをどのように整理するかが今後の課題であると思われます．

　以上のようなアメリカでの動きを見て，わが国にもP4Pのような仕組みを導入すべきであるという意見も出されているようです．筆者も良いパフォーマンスの病院がより高い報酬を受けるべきであるという考え方自体は否定しませんが，わが国の場合，まだその導入には慎重であるべきと考えています．その最も大きな理由は，良いプロセスが良い結果に直結するのかについては，アメリカを初めとしてP4Pをすでに導入している国でいくつか研究されていますが，まだ明確な結論を得るまでには至っていないことです．また，リスクの高い患者の診療が回避される可能性も否定できません．

　もしそのようなパフォーマンスを評価すべきであるというのであれば，当面は指標を公開しているということを加算や係数で評価すればよいのではないかと思います（これをPay for ParticipationあるいはPay for Reportingといいます）．指標が公開されれば，比較されることが，個々の施設にとって質改善へのインセンティブになります．病院側の説明責任を前提として，誤解の余地の少ない指標からそれを公開していくというのが実際的であるように思います．わが国のDPC制度においても，このような観点からデータ提出係数の意義づけがなされ，近い将来にDPCデータを活用した臨床指標の作成と公開が行われるようになるでしょう．日本版のHospital compareのサイトが誕生するのもそう遠い未来ではないと予想されます．

　なお，医療の質評価に関しては小林美亜氏による優れた総説がありますので，興味のある方は是非参照されてください（小林 2010）．

引用文献

Donabedian A（1988）"Quality assessment and assurance: unity of purpose, di-

図表 4-10　Never events における指標の例

外科的処置
間違った部位に行われた手術及び侵襲的処置
患者誤認によって行われた手術及び侵襲的処置
間違って行われた手術及び侵襲的処置
術後の体内異物遺残
健康状態のよい患者の術後死亡
誤った卵による人工授精
医療機器に関連するもの
汚染された薬剤，医療機器，生物由来物質の使用に関連した死亡及び障害
誤った医療機器の使用に関連した死亡及び障害
空気塞栓による死亡及び障害
患者保護に関するもの
新生児の取り違え
患者の逃走による死亡及び障害
患者の自殺及び自殺企図による障害
ケアマネジメントに関連するもの
誤投薬による死亡及び障害
血液型不適合による死亡及び障害
低リスク分娩における母体死亡及び障害
低血糖による死亡及び障害
新生児の高ビリルビン血症による死亡及び障害
入院後に発症した褥瘡（Ⅲ度，Ⅳ度）
脊椎穿刺による死亡及び障害
環境要因に関連するもの
電気ショックに関連した死亡及び障害
誤った酸素及び他のガス投与によるもの
院内で生じた熱傷
院内で生じた転倒による死亡及び障害
院内における抑制による死亡及び障害

資料：http://www.healthinsight.org/hcp/hospitals/assets/pdf/comments/FS04.HACs&NeverEvents.04% 2014% 2008.pdf より作成．

versity of means," *Inquiry*. 1 25: 173-92.
HQID: http://www.premierinc.com/quality-safety/tools-services/p4p/hqi/index.jsp
飯田修平（2003）「臨床指標とは何か——東京都病院協会で始まった臨床指標の活用」『社会保険旬報』No.2179：20-24.
小林美亜，池田俊也，藤森研司（2010）「臨床指標と DPC データ」『医療と社会』

第4章　医療のなにが問題なのか

　　Vol. 20（1）：5-21.
　長谷川友紀（2003）「臨床指標とは何か——臨床指標の可能性と課題」『社会保険旬報』No. 2183：26-29.
　藤澤由和（2003）「臨床指標とは何か——オーストラリアにみる臨床指標の活用」『社会保険旬報』No. 2187：22-25.

補論1　医療費の適正化とは何か？

　DPC に基づく1日あたり包括支払い制度（DPC/PDPS）については，それを1入院あたり包括払い方式にすることで医療費の削減が可能であり，それを促進すべきであるという意見が，とくに経済学者の方々から多く出されていると聞く．図表1は各支払い方式のメリット・デメリットについてまとめたものである．医師と患者との間に情報の非対称がある状況下では，出来高払いは医療行為の増加をもたらし，また1日あたり包括支払い方式は在院日数の延長をもたらすために医療費増につながるという考え方が一般的である．

　確かに1入院あたり包括支払い方式の場合，コスト削減へのインセンティブが働くため，1入院あたりでの医療費削減は可能になるかもしれない．しかしながら，それは外来シフトや入院分割の結果である可能性もあり，トータルで医療費削減が可能であるかどうかは見解が分かれるところである．たとえば，米国医療保険庁によるアメリカの DRG/PPS 導入の検討結果では 1984 年に年 12.0% の伸び率であったメディケア入院医療費が 1987 年には 1.2% の伸び率まで逓減していることが報告されている[1]．この結果についてはもともとアメリカの医療費が高いことによるという説明がされているし，また単に外来シフトが生じただけであるという説明もされている[2]．他方，アメリカでの DRG に基づく1入院あたり包括支払い方式を自国に導入したスウェーデンやフランスでは1入院あたりの総医療費の抑制には成功しているが，入院分割などによる入院数の増加により，トータルでは医療費の増加が生じていることが報告されている[3]．

　DRG に基づく1入院あたり包括支払い方式の医療費抑制効果に関しては知見が大きく分かれているにも関わらず，諸外国で診断群分類の導入が進ん

第4章　医療のなにが問題なのか

補論1 図表1　支払い方式の特徴

支払方式	主な長所	主な短所
総額予算制	・低い管理コストで，保険者は支出額を予想可能 ・資源の効率的利用が可能	・効率性の向上に対する直接的なインセンティブはない ・医療供給者が過少医療を行う可能性がある
人頭制	・保険者が支出額を予測することができる ・医療供給者は運営上の効率性を高めるインセンティブ（たとえば，予防的活動により重点をおく） ・供給者誘発需要を排除可能 ・管理コストは高くない	・医療供給者が破産する財政上のリスクがある ・医療供給者はリスクを最小化するため低リスクの患者のみ受け入れるというクリームスキミングを行う可能性がある ・医療供給者が過少医療を行う可能性がある
1件あたり定額払い	・コスト削減に対する強いインセンティブが働く ・類似した診断群分類における施設間のパフォーマンスの比較が可能	・保険者は支出額を予測できない ・管理コストは比較的高い ・医療供給者はリスクを最小化するため低リスクの患者のみ受け入れるというクリームスキミングを行う可能性がある ・外来を対象とした支払い方式としては難しい
1日あたり定額払い	・コスト削減に対するインセンティブが比較的強い	・サービス提供期間を長期化するインセンティブが働く
出来高払い制	・サービス供給量を増加させるインセンティブが強い ・総予算の上限を設けることで効率性を高めることは可能	・保険者は支出額を予測できない ・供給者誘発需要のインセンティブが強く，コスト上昇のリスクが大きい ・高い管理コスト価格コントロールには定期的価格見直しや強制適用が必要なため管理コストが高くなる

補論1　医療費の適正化とは何か？

補論1 図表2　白内障・略称別使用状況

(H22年研究班データ：616施設，58,750症例)

略称	総使用額	総使用額累計	総使用額累計%	後発品使用額	後発品使用額累計	後発品使用額累計%	後発品使用割合
CFPN-PI	5,741,156	5,741,156	27.4%	0	0	0.0%	0.0%
FMOX	3,872,562	9,613,718	45.9%	0	0	0.0%	0.0%
CFDN	3,651,493	13,265,210	63.3%	0	0	0.0%	0.0%
CEZ	1,483,518	14,748,728	70.4%	500,006	500,006	36.8%	33.7%
CDTR-PI	1,228,724	15,977,451	76.3%	14,958	514,964	37.9%	1.2%
CTM	860,940	16,838,392	80.4%	337,565	852,529	62.7%	39.2%
CCL	578,271	17,416,663	83.1%	24,109	876,638	64.5%	4.2%
FOM	509,224	17,925,887	85.6%	60,526	937,163	68.9%	11.9%
CAM	381,340	18,307,227	87.4%	12,296	949,459	69.8%	3.2%
GM	267,120	18,574,348	88.7%	13,877	963,337	70.8%	5.2%
PIPC	257,592	18,831,939	89.9%	12,674	976,010	71.8%	4.9%
合計	20,946,838			1,359,864			6.5%

できた要因は何なのであろうか．本論ではこのことについて医療費の適正化という視点から改めて筆者の考えを述べてみたい．

わが国の医療費増は抑制されなければならないのか？

対GDP比でみたとき，わが国の医療費は8.5％（2008年）でOECD諸国の中では最も低いレベルになっている．診療側からはこのデータを論拠として医療費の増額要求が出されている．またそのための手続きとして原価計算に基づく診療報酬設定の必要性も主張されている．他方，支払い側は「医療にはまだ非効率があり，したがってその削減が可能である」と考えている．どちらの主張が正しいのであろうか．

図表2は白内障手術における抗生物質の使用額と，そのジェネリック代替効果を推計したものである．ジェネリック使用割合は金額ベースで6.8％に過ぎないが，仮に感染予防のための薬剤選択として先発品に明らかな優位性がないのであれば，ジェネリックが使用されるべきであろう．

第4章　医療のなにが問題なのか

補論1図表3　白内障・症例数と後発品使用割合の相関

(H22年研究班データ；616病院)

後発品使用割合（金額ベース）

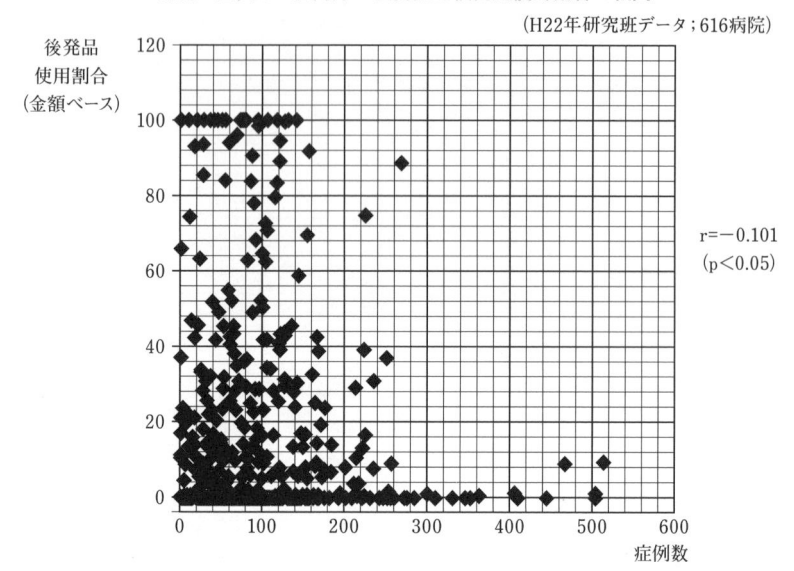

r=−0.101
(p<0.05)

症例数

　図表3は病院別に症例数とジェネリック抗生物質の使用割合との関係を見たものであるが，症例数が多い病院ほど先発品使用割合が高くなっている．このことは医療費の中診療区分「手術」で処方された薬剤が出来高換算になることによると考えられる．いずれにしても手術の予防投薬としての抗生物質の使用に関するこのデータはわが国の医療費には効率化の余地があることを示している．また，隣接する一般病院がともにMRIなどの高額機器を持ち，共同利用が進まない現状も効率化の余地があることを傍証している．

　以上のように医薬品や医療材料・高額医療機器の使用に関して適正化の余地が少なくないことは多くのデータから明らかではあるが，それがそのまま医療費全体の抑制を正当化する論拠となるものではない．欧米に比較して少ない医師密度・看護密度で医療を提供しているわが国の急性期病院における医療者の労働負荷がかなり大きいことはこれまでの調査でも明らかである．したがって，この領域に対して適切な資源の投入が行われるべきであるとい

う現場の医療関係者の主張は納得できる．要するにわが国の医療については効率化の余地もあるし，他方医療資源のさらなる投入が必要な領域もあるというのが正しい見解であろう．すなわち，資源配分の適正化についての検討が必要なのである．フランスの Blazy 改革がそうであったように[4]，医療費の適正化とは，今後の人口構造及び傷病構造の変化に適応した医療提供体制の構造改革を行うことが最も重要な視点であると言える．

　適切な医療提供体制を実現するためには，現状を明らかにするための情報の整備が必要となる．出来高払い方式に対応してレセ電算を開発してきたわが国の場合，レセプト情報がそのような医療資源の適正配分を考えるための貴重な資料の1つとなる．

　実は欧州諸国における診断群分類の活用は，多くの場合，この情報の標準化と透明化を目的として導入されてきたという経緯がある[3]．たとえば，フランスは医療資源配分の地域間格差を明らかにし，その解決を医療計画の枠組みで行うためにフランス版 DRG である GHM を開発し，実際 GHM を用いて地域間の総額予算配分を調整する仕組みを導入した．また，オランダは診断群分類ごとの参照価格を国が設定し，保険者（支払い側）と病院が価格交渉を行うという仕組みを導入している．医療者と保険者との協議により価格設定を行うシステムとなっている欧州の社会保険制度採用国の場合，かつては医療の現状に関する詳細な情報がない状態での価格交渉が行われていた．これが悪性コーポラティズムの温床となり，情報の非対称下で，どちらかと言えば診療側の意見が強くなる状況で，医療費が増大一方になってしまったという経緯があった[5]．診断群分類の導入は，透明化された情報に基づく交渉を可能にするものであり，これが欧州において診断群分類が一般化した最も大きな要因である．

　ところで，医療費問題を議論する上で押さえておかなければならない点として，財源問題がある．医療保険者の独立性が重視されている欧州の社会保険制度の場合，医療費の大部分は保険料で賄われており，医療費が増加した場合は保険料率をあげるという収支相当原則のもとで展開されてきた．わが

国の場合，国民健康保険，長寿医療制度，協会けんぽなどには国の税金が投入されており，医療費増はそのまま国の歳出増となる．国の借金が1000兆円規模になっていることを考えれば，責任省庁である財務省が医療費は抑制すべしと主張するのは当然であろう．

医療保険は短期保険である．従って，その年の支出はその年の保険料で賄われるべきであり，それを将来につけ回しを行うことになる国債で支えるというのはロジックとしておかしい．このことを我々国民も今一度考える必要がある．仮に医療を含めた社会保障制度は「社会連帯」の理念のもとで行われるべきであり，その負担を国民連帯である税を優先して行うべきであると国民が考えるのであれば，社会保障の目的税としての消費税を増額するというのは大きな抵抗なく受け入れられるであろう．この2, 3年の国全体での議論の中で，多くの国民は低所得者に配慮するという条件下で，そのような消費税率の増加を受け入れているのではないだろうか．むしろ，それを自らの選挙対策の一環として否定してしまう政治家やそれに便乗するマスメディアが状況打開の足かせとなっているように思われる．また，実現するかどうかわからない経済成長戦略を前提に現状を議論することにも無理がある．地方と国とを合わせて1000兆円規模の債務があることは事実であり，そのことを前提とすれば選択肢は自明ではないのだろうか．問題は医療サービスの利用と負担の状況に関する国民に対してのきちんとした説明であろう．

診療報酬のコントロールで医療費は適正化できるのか？

諸外国に比べてわが国の医療費増がコントロールされてきた最も重要な要因として池上は全体の改定率を制御することで実質的に総額予算制的になっていたことを指摘している[6]．また，個々の診療報酬の配分をコントロールすることで，医療技術の進歩を保険診療の中にうまく取り込んできた点も特徴である．

しかしながら，医療技術の進歩と高齢化，医療資源配置の格差拡大，そして患者の意識の変化により従来手法の有効性が小さくなってきている．医療

政策の目的を「一定の財源制約下で質の高い医療を効率的に提供する体制を構築すること」と考えるのであれば，医療提供体制の構造そのものを変えていくのが正しい方向性であろう．高齢社会にふさわしい医療提供体制の見取り図が求められているのである．国が示しているグランドデザインはそのようなものであるが，それを地域レベルで具体化していくのが医療計画である．とすれば医療計画の実効性をいかに高めていくかがこれからの医療制度改革の柱になる．

あと10年もすれば1年間に160万人以上が死亡する時代になる．現在，わが国では80%以上の死亡が病院で生じているが，その規模の死亡数を現在の病院の体制で支えることはできない．国民の多くが終末期の一時期を在宅で過ごさなければならない時代が到来するのである．しかも，国民の2人に1人ががんに罹患する現状を考えれば，がんのターミナルケアに対応できる在宅医療の推進が求められている．筆者がかつて全国の済生会を対象に行った調査結果では，在宅でのターミナルケアがシステムとして可能になる条件として，かかりつけ医の存在，後方病院があることそして地域のナースステーションとして機能する訪問看護があることの3つが重要であることが示されていた[7]．このようなシステムをいかに一般化するかが今後の医療政策の最重要課題であると筆者は考える．具体的には現行の在宅医療支援病院の機能をどのように充実していくかが鍵となるであろう．ターミナル期や要介護度で3-5といった高齢者が脱水や疼痛管理，肺炎などの感染症などで一時的に入院が必要になる，あるいはどうしても入院での看取りが必要な状況になった際に，地域の診療所や訪問看護と協力の下で柔軟にそれに対応できるようなポストアキュートを支える病院群（あるいは有床診療所）がこれからの高齢社会には不可欠である．このようなシステムはすでに尾道市などの先進地域で実現されている．各地域の条件を勘案しながらこのような先進事例をもとにそれを一般化するための検討が求められている．

その上で，提案されたシステムの具体化について平成24年の医療計画ではしっかりと書き込む必要がある．各地域における医療提供体制の在り方を

数量的に分析するための資料が今後 National Database を分析した成果として提供される．医療計画策定は新しい時代を迎える．単に都道府県の担当者が国のマニュアルに従ってそれを策定するのではなく，現場の医療者が計画の具体化を前提として策定過程からコミットしていく必要がある．

TPP と医療費適正化

現在，わが国は TPP 導入の是非をめぐって世論が真ふたつに割れている状況にある．たとえば，日本医師会や一部の政治家は「TPP の導入により混合診療開放の圧力がかかり，わが国の国民皆保険が崩壊する」と主張している．他方，医療保険は多くの規制の中で行われているため，TPP 導入は医療システムには大きな影響を及ぼさないし，また選定療養の拡大により一定のコントロール下で混合診療的な枠組みが広まるので心配はいらないという消極的賛成論もある．さらに，TPP により積極的に外国人医師や看護師を導入することでわが国の医療職不足を解消し，またアメリカの医療産業を入れることで競争的な環境を作り，医療の効率化と質の向上をはかるという意見もあるようである．

筆者は TPP については専門外であるので，この問題を正面から議論するだけの力量はない．しかし，素人的な見解として，TPP 導入はわが国の医療制度が抱える問題の解決にはほとんど寄与しないだろうと考えている．理由は本論でも述べているように，わが国の医療制度の根本的問題は医療提供体制及び医療資源の配分の在り方にあるからであり，TPP 導入はこれに対する有効な解決策とはなりえないからである．また，制度的制約の多い医療において，しかも医療内容に関する裁量権の大きい医師の多くが市場経済的な医療制度を望んでいないわが国において TPP の影響はそれほど大きくはならないのではないだろうか．主たるプレイヤーである医師の大きな抵抗が予想される分野で，強引に TPP に基づく私的医療を拡大する方向で政治的圧力がかかるということは想定しにくいだろう．それでも筆者は以下のような理由から TPP については慎重であるべきと考えている．

補論1 医療費の適正化とは何か？

　まったくの個人的見解であるが，現状でも上乗せ給付が可能である介護保険において，「介護ビジネス」の不適切な拡大が図られる可能性を筆者は危惧している．アメリカの金融界にとって日本の高齢者が持つ個人資産は魅力的なものであろう．介護サービスを切り口に高齢者の住や信託といった周辺ビジネスが外資系中心に拡大し，日本の高齢者の持つ金融資産がTPPのターゲットになりかねないと考えるのは筆者の杞憂であろうか？　訪問看護やリハビリテーションが医療保険と介護保険の両方でカバーされており，しかも後者において株式会社による経営が認められている現状は，「介護ビジネス」における医療サービスの拡大に門戸を開いていることになる．外資系企業や株式会社が経営する事業体が悪であるという短絡的な議論に筆者は与するものではないが，サービスの質そして社会保障制度の整合性を維持するためにも，それらを受け入れるのであれば事前の協議に基づくきちんとしたルール化が必要であろう．

　以上の議論はTPP問題に関してまったくの素人である筆者の個人的見解（妄想？）に過ぎないが，いずれにしてもTPPの社会保障制度に対する影響については，具体的な根拠をもとにした冷静な議論が必要であると考える．

おわりに

　医療政策の目的は質の高い医療を効率的に提供することであり，医療費を抑制することが第一の目的ではないはずである．しかしながら，国と地方を合わせて900兆円以上の負債がある状況で，相当額の国費が入っている医療費の増加をそのまま放置するわけにもいかない．ここで医療費抑制策はあくまで医療費増抑制策であって，医療費削減策ではなかったことに留意する必要がある．医療技術の進歩と高齢化により必然的に増える医療費の増加を一定の枠内に抑えようというのがこれまでの政策の主眼であり，それは医療者に評判の悪い小泉改革であっても同様であった．医療費は毎年1兆円以上コンスタントに増え続けているのである．にもかかわらず医療者が医療への財源投入が足りないと考える理由は何であるのか？　このことを明確にしない

第4章　医療のなにが問題なのか

補論1図表4　イノベーションと社会的コスト

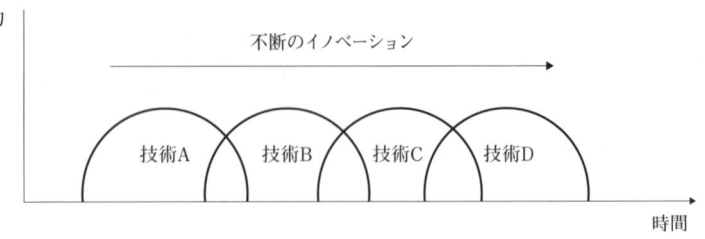

Lewis Thomasは新しい技術はそれが広がる過程で社会的コストがいったんは上がるものの（この段階を「中間技術」と称した），やがてそれが効果を出すようになれば社会的コストは低下する（この段階を「新技術」と称した）と考えた．確かに，ペニシリンによる感染症治療やH2ブロッカーによる消化性潰瘍の治療のように，かつてはこのモデルが成り立っていた．しかしながら，現在の医療界ではそのような「新技術」になる前に，イノベーションによって同様の目的の新しい技術開発が行われるために，社会的コストは低減しない傾向が強くなっている．

限り実のある議論をすることは難しいように思う．

　また，診療報酬を下げることは本当に医療の質を下げるのか？　前述のように，国民はそれに対する納得できる説明を受けていない．診療報酬が下がれば，自己負担は下がり，保険料率の上昇も抑えられる．パソコンや家電製品は価格が下がっているにもかかわらず質は向上している．医療ではなぜそれができないのか？　国民のこの疑問に医療提供側は答えてこなかった．急性期病院における労働負荷の大きさや地域医療に熱心に取り組んでいる医療者のありのままの姿を，医療提供側も具体的な数字として示す必要がある．日々技術が進歩する現代医療の世界では，Lewis Thomas の技術論は当てはまりにくい．[8] 図表4に示したように中間技術が新技術になる前に新しい技術が出てくるからである．しかも，情報化が進んだ今日，患者は最先端の医療を要求する．医療技術の進歩とそれを要求する患者（多くは高齢者）の増加が医療費増の主因なのである．技術革新によって医療現場に導入される先進的な薬剤や材料，機械は高額なものである．しかし，それを使う医師の技術料がそれに見合う形で評価されているかと言えば，不十分であるとして現場の医師からの批判が出されている．

診療報酬の適正価格とは何なのか？　原価計算をやればわかるという意見があるが，これもなかなか難しい．なぜならば，その主たる構成要素である医療職の人件費をいくらにするのかという基準がないからである．これを明確にしない限り，診療報酬を原価に基づいて決めることは難しい．それが結局は技術料の適正な評価になるのであろう．外保連が長年にわたって行ってきた技術料評価の手法を医療全般に広げる必要がある[9]．

　ところで，わが国では医療費抑制の常套手段として薬価の引き下げが行われてきたが，これについても見直す必要がある．過度の薬価抑制策はこれからの日本にとって重要な医薬品産業の発展を阻害する可能性がある．開発型の製薬メーカーという視点で考えると日本はアジアで唯一といっても良いポジションにある．この強みを生かしていく必要がある．薬価の設定もわが国の製薬メーカーが十分な開発費が出せるような水準を考慮する必要がある．この点において各医薬品メーカーの利益率を反映させるイギリスの医薬品行政の仕組みは興味深い．

　もちろん，医薬品メーカーにも改善すべき点はある．これまでのMR活動のような形態で多額の販促費をかけていくことは妥当ではないだろう．また，医薬系大学の研究室に眠っているシーズをいかに製品化していくのかといった産学の新しい協力関係の構築も必要であるし，それを支援するような行政（官）の在り方も考えなければならない．

　おそらくわが国は戦後最大の社会構造の変革期にある．人口の変化は確実な未来である．どのような社会が望ましいのかというロードマップとそれを実現するための具体的な行動計画，そしてそれをモニタリングしていく体制作りが必要である．その基盤となるものは医療の情報化，可視化である．医療費の適正化はそのような情報があって初めて可能となる．わが国には国民皆保険下，出来高払い方式に対応したレセプトという素晴らしい情報源がある．これまでなかなか活用できなかったこのレセプト情報がNational Databaseの構築によりその活用可能性が飛躍的に向上した．これを有効に活用するための体制作りを行うことが急務である．

第4章　医療のなにが問題なのか

　医療費をめぐる議論は時に感情的なものになりがちである．最近見た講演の演題に「間違いだらけの医療情報が日本の医師と国民の不安を招く——地域医療と経済を破壊する私的医療保険・DPC・TPP」というものがあった[10]．このような紋切り型のテーマ設定はわかりやすいだけに，世論を誤った方向性に導く可能性があると筆者は感じている．現在医療者が感じているある種の「行き詰まり感」の主たる原因は DPC の導入ではない．最も重要な点はこれまでの医療提供体制の基盤であったファンダメンタルズが大きく変化してしまったことである．この現実から目をそらしてしまうと正しい改革はできない．バブル崩壊前の時代のように増え続ける医療費を賄えるだけの経済成長があれば，医師は大きな裁量権を持って医療を行うことが許された．しかしながら，国の歳入が歳出の半分にすぎないような経済状況下で，少子高齢化が進んでいることを考えれば，かつてのような医療経営の在り方は維持が難しい．医療におけるマネジメントの重要性が高まっているのであり，DPC はあくまでマネジメントのツールに過ぎない．わが国の医療を支える財源が保険料・税といった公的資金である以上，それを効率的に使うことが医療提供側にも求められている．

　また，急性期入院を中心とした医療提供体制が構造的に現在の傷病構造・人口構造に合わなくなってきている．高度高齢社会では在宅医療とそれを支えるポストアキュートの病院群の重要性が飛躍的に高まるであろう．これに対して医療界としての対応が遅れているのではないだろうか．その原因の1つとして医療者が「急性期」以外の医療領域を格下のものに考えてしまう風潮があることは否めない．このメンタリティをいかに変えていくかが課題である．

　医療は国民の安全を支えている一方で，国民の保険料と税金で支えられている仕組みである．医療者がこのことを忘れて自らの苦境のみを訴えるのであれば，国民の医療に対する信頼を取り戻すことは難しい．二木が指摘するように医療者の「意識改革」が求められているのである[11]．

引用文献

1) HCFA（1996）Report of Office of the Actuary.
2) 遠藤久雄（2002）「包括支払い制と医療の質——透析医療に見る薬剤選択」南部鶴彦編『医薬品産業組織論』pp. 215-250.
3) 医療経済研究機構（2000）欧州主要各国における DRG 導入実態に関する調査研究Ⅱ報告書，東京：医療経済研究機構.
4) 松田晋哉（2005）「フランスにおける最近の医療制度改革について」『社会保険旬報』No. 2259：22-26.
5) 松田晋哉（2002）「欧州の医療制度改革」『医療と社会』Vol14（1）：51-69.
6) 池上直己（2010）『ベーシック医療問題入門（第4版）』東京：日本経済新聞出版社.
7) 済生会（2001）ハイリスク在宅高齢者に対するケアマネジメント手法の開発に関する調査研究報告書.
8) Lewis Thomas（1974）*The lives of a cell*, New York: Viking Press.
9) 外科系学会社会保険委員会連合編（2012）『外保連試案2012』東京：医学通信社.
10) 石原謙「間違いだらけの医療情報が日本の医師と国民の不安を招く——地域医療と経済を破壊する私的医療保険・DPC・TPP」https://www.fukuoka.med.or.jp/igakukai/2011program.pdf
11) 二木立（2004）『医療改革と病院』東京：勁草書房.

対談　「病院の世紀を超えて」

松田晋哉×猪飼周平

＊以下は「週刊医学界新聞」（第2916号，2011年2月14日，医学書院）紙上において行われた猪飼周平氏との対談である．20世紀の医療供給システムが終焉を迎えつつあることを著書『病院の世紀の理論』において示された猪飼氏と，「病院の世紀」を超えて，高齢社会に望ましいヘルスケアをどう構築すべきかを語った（松田晋哉）．

松田　『病院の世紀の理論』の中で猪飼先生は，現代人が常識としている「病院を中核とする医療」が，実は20世紀という時代の産物であることを歴史的に検証されています．

猪飼　19世紀までの病院は，治療よりも福祉的な機能にその存在理由がありました．欧米諸国の富裕層が病院への寄付を通して財政を支える一方で自らは入院しようとしなかったことは，当時の病院が治療上有利な施設ではなかった事実を象徴的に示しています．

　20世紀に入ると治療医学が進歩し，その社会的期待に応える形で，病院が高度な治療機能の担い手となった．この治療医学に対する社会的期待が医療供給システムを規定したという意味において，20世紀を「病院の世紀」と定義しました．また，これにはもうひとつの含みがあります．それは，「病院の世紀」が終焉を迎えつつある21世紀において，日本の医療供給システムが1世紀ぶりの大規模な変動のさなかにあるという歴史認識です．

対談 「病院の世紀を超えて」

Trust の再構築

松田 「病院の世紀」の終焉を示唆するものとして，治療医学に対する社会的期待の相対的な減退，QOL（Quality of Life；生活の質）概念の浸透を挙げていますね．高齢社会を迎えるなかで，治療医学を主体とした医療供給システムがうまく機能しなくなりつつあることを私も実感しています．ただ他方では，消費者主権的な意識が高まるなか，急性期・高度医療への志向がむしろ強まっていて，その両極で揺れているようにも思えます．

猪飼 消費者主権的意識に基づく急性期・高度医療への志向の問題は，つまるところ trust（信頼）の問題だと考えています．

　かつての医師—患者間には権威主義的なタテの関係がありました．ですから，たとえば 1970 年代の医療社会学においての関心事は，「医師による患者からの収奪をいかに防ぐか」でした．ただ，そういう弊害もあったにせよ，医師—患者関係には一定の trust が成立していました．

　現在は，医師—患者関係がタテからヨコへと変容しつつある．この流れが治療医学に対する社会的期待の減退へと進む一方で，消費者主権的意識と相まって「より間違いの少ない医療，より高度な医療」を求める方向に進む可能性もあります．もちろん，その論理自体に正義はあるかもしれません．ただ，そこから出来上がったものがシステムとして回っていくかというと，かなり難しいでしょう．なぜなら，消費者主権的な流れは相互不信がベースになっており，今度は医師—患者間でお互いを収奪するリスクが出てくる．社会的・経済的なコストが非常に高くなる恐れがあるのです．これは医師—患者間の trust がより低くなっている状態とみることができます．

松田　それが端的に表れているのが，患者・家族への説明です．説明責任が重視されるあまり，目に見えないコストが大きくなっている．これは，名医や画期的治療などセンセーショナルな話題ばかり取り上げるメディアにも問題があって，患者さんの期待値と現場の医療にギャップができてしまい，コミュニケーションがさらに難しくなるのです．医療者側も，訴訟対策などで防衛的になっている．そうした相互不信状態が確かにありますね．

猪飼　かつての治療医学の権威に依拠したタテの関係性の復権は難しいでしょう．そう考えると，消費者主権的・相互不信的な方向に向かうのを避けながら，ヨコの関係でのtrustをいかに再構築するか．そこにポイントがあるのではないでしょうか．

　これはとても難しい問題ですが，少なくともひとつの有効な手段だと私が考えているのは，医療者と患者の間の長期的な関係の構築です．そういう意味では，かかりつけ医の存在が大きい．かかりつけ医がもっと普及すれば，ある程度は解決の方向に向かうのではないでしょうか．

松田　かかりつけ医モデルをどう再構築していくかは，日本がまさにいま突きつけられている課題ですね．

猪飼　さらには，医師と患者の関係だけではなくて，あらゆる医療職と患者・利用者との関係のなかで，長期的な関係の構築が重要になってくるでしょう．一例を挙げれば，妊産婦と開業助産師の間には，妊娠から出産に至る過程で非常に強固な紐帯が発生します．ヘルスケアが産み出し得る紐帯・連帯の可能性というのはたくさんあると思います．そういった「点」をみつけては「線」につなげていくことが，ひとつの手なのではないか．差し当たってはそう考えています．

対談 「病院の世紀を超えて」

「病院か,在宅か」の二項対立ではない

松田 『病院の世紀の理論』には次のような記述があります.「医療システムは,自らの失敗＝内生的要因によって瓦解しようとしているのではない.むしろ,ここで生じていることは,医療システムが,生活の論理という外生的要因によって変容させられ,20世紀を通じて謳歌した特権的な地位から降りようとしている」(同書390頁).この認識は非常に重要だと感じました.

癌や心不全,呼吸不全など,医療依存度の非常に高い要介護者が在宅で暮らす時代になっています.しかもあと10年もすれば,年間150万人が死亡する時代がやってくる.日本では現在,8割以上の方が病院で亡くなっていますが,それだけの数を看取るキャパシティが病院にはありません.ターミナルのある一定時期は在宅で過ごさざるを得なくなります.ですからこれからは,「診療所の延長線上としての在宅ケア」ではなく,「入院医療の延長線上としての在宅ケア」を考えていかなければいけません.

猪飼 在宅ケアを推進する上でのポイントは何だとお考えですか.

松田 以前,全国の済生会組織の事例を基に,重度要介護高齢者の在宅ケアが可能になる条件について整理したことがあります[1].その要点は3つです.1つ目は,かかりつけ医の存在.2つ目は,家族の介護力.そして3つ目が,後方病院を持ち,24時間体制で緊急およびターミナル期に対応できる訪問看護サービスがあることです.

在宅医療を提供する主体はかかりつけ医ですが,ソロプラクティスが多い日本の現状を鑑みると,かかりつけ医だけで24時間365日,患者と家族を支えるのは無理があります.在宅医療を支える訪問看護体制をいかにつく

っていくかがポイントだと考えています．

猪飼 病院にはナースステーションがあって，ナースコールや巡回で患者の状態を確認し，必要があれば医師を呼びますよね．これを地域・在宅に展開することになるのでしょうか．

松田 その通りです．何かあったときは24時間入院に結びつけることができる「地域のナースステーション」が必要になってきます．在宅療養しつつ"もしも"のときは入院できるという安心感が，患者・家族にとっても医療者にとっても大事なのですね．その柔軟な仕組みを地域でどうやってつくるか．「病院か，在宅か」という二項対立ではなく，「コミュニティケア」という発想が求められます．

「海図なき医療政策の終焉」に向けて

猪飼 病床数は削減され，急性期を中心に再編される方向にありますから，患者が病院から在宅方面に押し出される潮流は動かしがたいものとしてあるでしょう．そして結果として，病院の負担が軽減される効果もあるでしょう．ただ，それによって医療・福祉のコストが下がるかというと，むしろ逆ではないかと思います．

松田 患者と家族へのコストシフトをもたらすわけですからね．

猪飼 そうなってくると，システムを維持する上でサービスの効率性が問われなければならないし，何よりも，そうした代償に値するもの，在宅ケアを推進する上での本質的な理念が問われるのではないでしょうか．

松田 それは，QOLでしょうね．ですから，コストシフトに見合うだけの

「療養の質」が保証される仕組みづくりも重要です.

猪飼　私も同感です. これに関連して, 以前から伺いたかったことなのですが, 松田先生は医療経済や保健医療システム, 介護予防など, 研究領域が多岐にわたりますよね. 医療システムの効率的運用というような単純な発想で仕事をされているようには思えません. その根底には, どのような問題意識があるのでしょうか.

松田　私は学生時代から社会医学系のサークルに入っていて, やや"左系"の人間でした（笑）. そのころからずっと, 利他的で社会民主主義的な社会が望ましいと考えています. 幅広く研究しているのは, 節操がないだけです（笑）. ただ, 「自分にとって暮らしやすいのはどんな社会か」と常に考えていて, それが根底にあるのかもしれません.

猪飼　どういう社会を思い描いておられますか.

松田　それはやはり, 猪飼先生が冒頭で示した「trust のある社会」です. その trust を再構築するためには, 「責任化原則」が重要だと考えています. 自己責任論ではなく社会連帯論に基づいた社会であり, 構成員はおのおのが社会システムの維持に対して責任を負うべきである, という発想ですね. つまり, 医療者は患者に対して適切な医療を提供する義務があるし, 患者は医療を適正に利用し, 費用を負担する義務がある. そして, 行政と保険者は必要に応じてシステムを修正・調整し, これを維持していく義務があります.

猪飼　その理念には, 障害者政策も包含されていると考えてよいでしょうか.

松田 猪飼先生が著作の中で示されているとおり，日本の障害者に対する医療・福祉は，一般の医療とは別の扱いになってきました．そのことが，多くの人が加齢に伴う障害を持ち得る時代の医療提供体制を考える上で，困難をもたらしているように感じます．障害は確率的に出てくるものですから，個人の責任に帰するのではなく，社会全体で支えていくのを本来の原則とすべきです．

そうした社会連帯論に基づく trust のある社会が，私の理想としてはあります．学生時代の想いを持ち続けるのは青臭いかもしれませんが，理念は大事だと思うのですね．

猪飼 いや，本当に大事です．とくに，地域のヘルスケアはアンペイド・ワークで支えられる部分があって，それをコストとして換算するとすごく大きなエネルギーを必要とします．人々から自発的なエネルギーを調達するためには，理念が示されることは決定的に重要であると思います．

松田 ドラッカー（Peter F. Drucker）の著書に『非営利組織の経営』（ダイヤモンド社）がありますよね．非営利というのは，金銭的な推進力が効かないので，理念の共有なしに組織は回りません．そう考えたときに，昨今の高齢者医療制度改革をめぐる議論などは，理念がほとんど語られていない点に不満を感じます．

猪飼 そうなのです．システムを維持するための議論はもちろん重要ですが，「なぜそのシステムを維持するのか」ということも語られる必要がある．

松田 理念の共有ができていないから，それぞれがそれぞれの自己主張をするだけであって，結局は声の大きいところに政治家が寄っていく．そこに不安を感じています．

対談 「病院の世紀を超えて」

　現在，医療界からは労働環境，医師不足などに関する問題提起が強くなっています．医療者の労働環境が大変に厳しいことは心底理解できるのですが，ただ，もう一歩先の話，つまり「どういう社会をつくりたいのか」を医療界から発信していくべきなのだと思います．それは結局，まちづくりなのですね．高齢者のニーズは医療だけではありません．まちづくり，コミュニティの基本デザインがあって，そのなかに医療も介護も位置付けられるべきです．そこまで考えなければならないというのが，いま私の問題意識の根っこにあるのです．

猪飼　以前，「海図なき医療政策の終焉」と題する論文を執筆したことがあります[2]．治療医学への社会的期待に沿う形で基本デザインが自動生成されていた20世紀においては，医療政策が近視眼的性格を帯びていたのはそれなりに必然性があったと思うのです．しかし，病院の世紀の幕が引かれようとしている現在においては，基本デザインを長期的観点から構想する重要性が認識されるべきなのでしょう．

　どんなにエネルギーを使っても前に進めない時期はありますが，施策の方向性さえ首尾一貫していれば，すっと進む時期がやがてやってきます．方向性を定める上では，起こり得る未来をどこまでイメージできるかが鍵になってくるのではないでしょうか．

松田　それに関して私たち研究者がやるべき仕事は，ドラッカーの言う「既に起こっている未来」を見つけることですね．将来必要になるであろう枠組みを，小規模だけれども既に形成しているところがたくさんあります．そうした場所に足を運んで情報を集めて，システムとしての意味付けをしていくことがわれわれ研究者の役割だと思います．

　これほど豊かな社会が人口減少と超高齢社会を迎えるというのは，他の国

にモデルがないですから，日本が自力で考えていくしかありません．研究者にも覚悟が必要で，これまでとは違ったアプローチが求められるのでしょう．

猪飼　おそらく，長期的な時間尺に基づく思考が重要になります．「歴史は未来を説明する道具だ」という意識が，これまでの厚生行政の世界ではついぞ忘れられてきたのではないでしょうか．

松田　ドラッカー自身は，自分のことを歴史学者だと言っていますね．

猪飼　未来はそれ自体として研究できません．未来学というのは，歴史の研究なのですね．

生活と医療は常に混在している

松田　歴史的な観点でひとつ参考になるのは，1980年代に欧州の福祉国家が終焉し，地方分権化の流れができたことです．日本も今後は，地方分権の推進が求められるでしょう．

猪飼　地方分権は，中央政府・行政が柔軟性を持った枠組みを提示することが前提になりますよね．その際に，「生活と医療は常に混在している」という認識を持つことが大事ではないでしょうか．これまで行政は，施設ごとに医療と介護の機能を定義して切り分けてきましたが，これは規模の経済があってこそ効率性を発揮できる都会的発想です．地域のニーズに合わせて，施設や地域で生活と医療をミックスできるのがおそらく理想で，そのためにも診療報酬・介護報酬の支払いに柔軟性が必要だと思います．極端な話，余計なサービスが供給されないようにできるのであれば，病院の空いた病床で生活している人がいたって別にいいわけです．

対談 「病院の世紀を超えて」

松田 福岡県で長期入院・入所高齢者を調査したことがあるのですが[3]，「病院にずっといたい」と希望する高齢者の医療・介護ニーズは，必ずしも高いとは限りませんでした．なぜ彼らが医療機関・施設にとどまっているかというと，「安心だから」「生きがいがあるから」「帰る場所がないから」という答えが返ってくるのです．

確かに療養病床や老人保健施設は，そういう方々にとっていちばん安心できる場所なのです．1日3食出て週に何回か入浴できるし，リハビリテーションやレクリエーションがある．皆で食堂に集まってテレビの時代劇番組を観るのも楽しい．そして，何よりも大事なのは，「○○さん」と固有名詞で毎日話しかけてくれるスタッフがいることです．地域に帰ると，話しかけてくれる人もいないわけです．

そう考えてみると，悪玉のように批判される社会的入院も，高齢者にとっては合理的な選択なのですね．もし彼らを地域に戻すのであれば，地域のなかに代替機能を持たせなければなりません．コミュニティでケアするという視点が必要です．そして，その在り方は地域のいろいろな状況で変わり得るものでしょう．地域自らが考える必要があります．この意味で地方分権，地域の独立が必要です．

生活者にとっての施設ケアとは

猪飼 社会的入院というのは，その人に適切なサービスが供給されないから問題として認識されているだけなのですね．もっと言うと，社会的入院ではない高齢者の入院なんてそもそも存在しない（笑）．住んでいるところが病院だろうが施設だろうが自宅だろうが同じだ，という柔軟な枠組みができないかと考えています．

松田　そうですね．

猪飼　とりわけ，急性期病院と在宅の中間に位置する施設の役割については，いま一度定義付けする必要性を感じています．急性期病院と在宅は将来の存在理由が明確ですよね．一方で，自治体病院を含む先端性の低い病院群から老健・特養などの介護施設に至る中間領域の施設群に対しては積極的な位置付けが与えられていない．アイデンティティ・クライシスです．

松田　いちばん難しいところかもしれません．急性期病院や在宅はニーズがはっきりしていて，医療者・患者の双方にとってわかりやすい世界ですよね．その中間領域にある重層的なニーズをどう評価していくか．全体として機能しているものを，個々の要素に分けてしまうと評価ができなくなるでしょう．複合的なニーズを丁寧にひもとき，理論付ける作業をやらなければいけません．それはまさに，医療社会学の領域ではないでしょうか．

猪飼　「生活者にとっての施設ケアとは何か」という問いは，未来のヘルスケアを考える上での難問のひとつです．ただ言えるのは，急性期病院が機能を特化すればするほど，副次的にそこに当てはまらないものが大量に出てくる．そういったものを統括するロジックとして，医療と生活の「混在」はあったほうがよいと思うのです．

松田　歴史的な背景として，日本の住宅環境は社会政策ではなく，経済政策の一環として整備されてきました．高齢者が安心して住める場所が地域に整備されていないのも，貧困な住宅政策にルーツがあります．

　それを今後どう再整備していくかですが，医療・介護施設の周辺に住宅を整備していくことを考えてもいいかもしれません．たとえば，病院と地域ケアセンター，高齢者向けの住居が複合施設になっていてもいいわけですよ

ね．それはアジア的なまちづくりです．欧州は機能で分けて物事をつくっていきますが，国民性としてアジア的な混在のほうが向いているのかもしれません．

地域にひらかれた病院，地域を育てる医療者

松田 広井良典先生（千葉大教授）が行った調査（地域コミュニティ政策に関する自治体アンケート調査，2007年実施）で，「コミュニティの中心としてとくに重要な場所は何か」という質問項目があります．結果は学校が1位で，興味深いのは福祉・医療関連施設が2位だったことです．つまり，福祉・医療関連施設にコミュニティの拠点としての機能が求められている．そこに鍵があるような気がするのですね．そのためには，病院や施設がもっと地域にひらかれることが大切です．

猪飼 確かにそうですね．コミュニティケアを推進する以上は，地域の「支える力」をどう養うかという基本設計も同時に考えていく必要があります．しかし，町内会の組織率なんて年々下がっていく一方で，「支える」基礎体力はどんどん落ちているわけです．ヘルスケア関連職がそこで果たすべき役割は大きいでしょう．

松田 北九州にある「ふらて会」理事長の西野憲史先生が「半農半患者構想」を提唱しています．高齢者は，デイケアや通院だけが社会参加になっている場合が多いですよね．そういう人たちのために福祉農園をつくったわけです．通院やデイケアがないときは，農業指導員に教わりながらその農園で働いて，採れた作物を持って帰ったり，病院の食堂で食べたり，病院の売店で売ってお小遣いを稼いだりする．病院側には収益性のないサービスですが，通院の延長線上に社会参画が生まれるのです．

猪飼　ああ，なるほど．高知で始まって全国に普及しつつある「いきいき百歳体操」にも当てはまりそうですね．

松田　そうですね．「いきいき百歳体操」は公民館や集会所のほか，グループホームや病院・診療所でも実施されていますが，それ自体は施設のフォーマルサービスではない．ボランティア主体で展開し，施設は社会参画の"場"を提供しているわけですね．

猪飼　私自身はいま，保健師，開業助産師，訪問看護師など地域で働く職種の可能性について勉強しているところですが，いろんな研究ができそうな感触を得ています．現場でさまざまな事例をみて，現代的な連帯やコミュニティづくりを考察してみると，それは「楽しいことを起こす」という感覚に近いですね．

松田　楽しい，つまり同じ関心のもとに人が集まるわけですね．

　血縁や地縁が薄れていくなか，社会の単位としては小さなグループが地域のなかに重層的にあるほうが望ましいと思うのです．そのときに，同じ関心を持つ人による集団活動──金子勇先生（北大教授）のいう「関心縁」がキーワードになってくる．高齢者の場合はまさに"健康"が関心縁です．フォーマルサービスを行っている施設にインフォーマルなサービスを付加することによってコミュニティを育てるという発想が，医療関係者に求められているのではないでしょうか．

猪飼　医療職がかつて取り組んできた活動を振り返ってみると，そういった種はたくさん見つかる気がしています．そこにどう意識を向けていくかが大事でしょうね．

対談 「病院の世紀を超えて」

松田 教育システム自体にそういった学習の機会が内在する仕組みが望ましいですね．

＊

猪飼 本日議論となったことの多くは，四半世紀ほどの長期的視野において解決をめざさなければならない課題です．このような長期的展望に立った知識を生み出すのは，行政や現在の政治ではなく，アカデミズムの役割にほかなりません．私も研究者の一人として努力しますし，医療者の方々にも，アカデミズムの役割に期待していただければと思います．

松田 団塊の世代が後期高齢者になるころには，日本の医療は大きな変容を迫られるはずです．そのときに向けて，いまから医療職と研究者が手を携え，新しい包括ケアモデルを模索していきたいですね．

　　　　　初出：「週刊医学界新聞」第2916号（2011年2月14日）医学書院

文　献
1) 社会福祉法人恩賜財団済生会（2001）ハイリスク在宅高齢者に対するケアマネジメント手法の開発に関する調査研究報告書．
2) 猪飼周平「海図なき医療政策の終焉」『現代思想』2010；38（3）：98-113．
3) 福岡県保健福祉部（2007）平成18年「療養病床における入院患者調査」報告書．

第2部
超高齢社会日本の医療モデル

第❺章 医療システムの新しい潮流

予防医療システムの展開

　この章ではアメリカで発展してきたマネージドケアと疾病管理（Disease Management）についてあらためて説明します．マネージドケア及びそこから発展した疾病管理は，本来医療の質を担保しながら医療システムの効率化を図るための枠組みであり，現在アメリカ以外の多くの先進国でその導入が試みられています．平成20年にわが国に導入された「特定健診・特定保健指導制度」も疾病管理の仕組みにヒントを得ているようです．

　しかしながら，現在，疾病管理事業はある種の行き詰まりに直面しており，アメリカの民間事業者は従来のハイリスク者を対象としたサービスから集団全体を対象としたサービスの転換を試みています．また，わが国の特定健診・特定保健指導事業も期待通りにはものごとが進んでいないようです．こうした中，プライマリヘルスケアの枠組みの中で疾病管理事業を展開するカナダの事例が，その基盤の考え方であるケアギャップ概念とともに注目されています．本章では予防に重点をおいた医療システムの新しい動向について説明します．

1　マネージドケアと疾病管理

マネージドケア

　マネージドケアについては第2章のアメリカの医療制度で説明しました．かつて，わが国においてもマネージドケア的なシステムの導入可否について種々の議論が行われました．そこで，その基本を本章でもう一度おさらいしておきましょう．

第5章　医療システムの新しい潮流

　マネージドケアとは医療費の適正化のために超過需要を減らすシステムの総称です．図表2-2に示したように医療保障者（保険者）が医療を受ける者と医療を提供する者に医療費を抑制する動機づけを行うシステムで，抑制された成果を医療提供者・受益者が享受できる仕組みを構築し，抑制に必要となる交渉と管理統制を実施するものがマネージドケアでした．具体的には使用する薬剤の制限などのように保険者が治療内容について限定する仕組み，あるいは患者が医療サービスを利用する前に保険者に相談することを義務づけたり，受診できる医療機関を限定する，さらには被保険者の健康度を向上させるために健診や健康教育などを提供するというものです．

　しかしながら，このようなやり方が一部の民間企業によって露骨な営利主義で行われてしまったために，李啓充氏が紹介しているようなホラーストーリーが多く生じてしまったのでした（李 1998, 2002, 2004）．このような事態が生じてしまった反省を踏まえて開発された仕組みが疾病管理 Disease Management です．

疾病管理

　疾病管理という概念はアメリカのマネージドケアにおける医療費コントロールを背景に，医療資源利用の効率化とともに患者満足度と医療の質向上を目的として発展してきたものです．疾病管理に関する考え方は種々のものがありますが，アメリカ疾病管理協会 DMAA (Disease Management Association of America) はそれを以下のように定義しています（損保ジャパン記念財団 2000）．

　「自己管理の努力が必要とされる患者集団のために作られた，ヘルスケアにおける介入・コミュニケーションのシステム．医師と患者との関係や医療計画をサポートする．エビデンスに基づく診療ガイドライン，患者を主体とする医療の戦略により，症状悪化・合併症の防止に重点をおく．相対的な健康改善を目標として，臨床的，人的，経営的アウトカムを評価する」．

　図表5-1はその基本的な枠組みをモデル化したものです．疾病管理プログ

1 マネージドケアと疾病管理

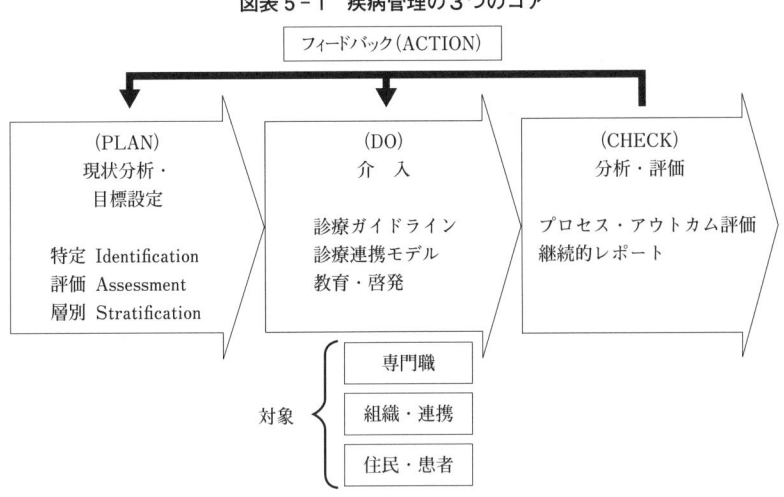

図表5-1 疾病管理の3つのコア

```
            フィードバック（ACTION）
    ┌──────────────┬──────────────┐
    ↓              ↓              ↓
  (PLAN)         (DO)          (CHECK)
 現状分析・       介 入          分析・評価
 目標設定

特定 Identification   診療ガイドライン    プロセス・アウトカム評価
評価 Assessment      診療連携モデル      継続的レポート
層別 Stratification   教育・啓発
```

```
         ┌ 専門職
対象 ┤  組織・連携
         └ 住民・患者
```

ラムは現状分析・目標設定，介入，評価という3つのコアから構成されており，それぞれのコアプログラムのためのツールが多く開発されてきています．たとえば図表5-2はアメリカのBosch Healthcare社によって提供されている慢性心不全患者を対象とした疾病管理プログラムを示したものです．このBosch Healthcare社のHealth Buddy Systemでは，種々の心疾患患者に対してインターネットや電話を用いたサービスを提供しています．同社はアメリカ心臓病学会やジョンスホプキンス大学などが出しているガイドラインに従って（すなわちEBMベースで）健康管理体制を構築しています．このプログラムのコアとなるのは図表5-3に示したHealth Buddyと呼ばれる携帯端末及び各種の家庭用健康管理機器（血圧計，血糖測定機器，体重計など）です．各患者の持つHealth Buddyには，それぞれの病態に応じて種々の質問がBosch Healthcare社のサーバーから1日に1回送られてきます．具体的には「ジョーンズさん，ご気分はいかがですか」といった一般的な内容から「のどが渇いたときにはどのようにすればよいですか」といった慢性心不全患者における生活管理上の質問が送られ，対象者はそれに対して回答（多くは択一方式）を送ります．また，血圧や体重あるいは血糖のデータも定期

第5章　医療システムの新しい潮流

図表 5-2　アメリカにおける慢性心不全を対象とした疾病管理プログラムの例（1）

Bosch Healthcare社のHealth Buddy System

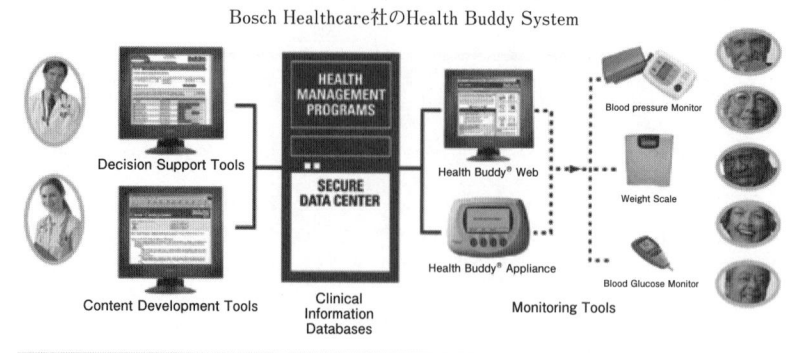

Cardiac	Heart Failure Program
	Hypertension Program
	Post Coronary Artery Bypass Graft Surgery
	Cardiac Rehabilitation
	Anti-Coagulation Home Monitoring
	Coronary Artery Disease Program

出典：http://www.bosch-telehealth.com

図表 5-3　アメリカにおける慢性心不全を対象とした疾病管理プログラムの例（2）

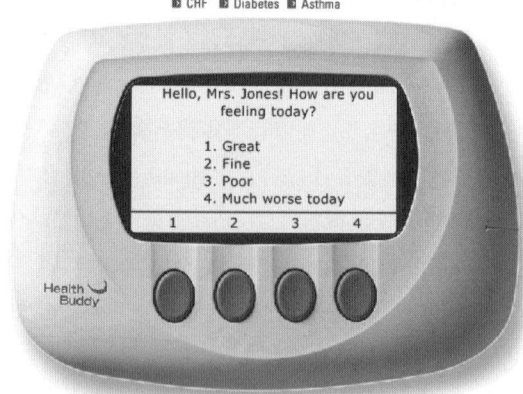

にパソコンや電話回線を通じて，同社に送られる形となっています．そして，これらの結果から Bosch Healthcare 社の看護師が生活管理の状況について評価し，必要に応じて電話や訪問による指導，さらにはかかりつけ医への受診指導が行われる体制となっているのです．

　心筋梗塞後の患者や心不全の患者の診療においては主病及び関連する臨床的リスクファクター（高血圧や糖尿病など）を適切に管理することが重要ですが，それに加えて心理的な不安感に対処することが緊急入院などを回避する上で重要です．この Bosch Healthcare 社の仕組みは糖尿病や高脂血症などのマルチリスクとともに心理的不安などにも対処できる仕組みとなっている点で非常に注目されます．詳細については同社のホームページ（http://www.bosch-telehealth.com）を参照してください．慢性心不全のみならず，喘息や他の疾患についても多くの疾病管理プログラムが紹介されています．

　こうしたビジネスにおいてアメリカの疾病管理事業者はどのようにして利益を得ているのでしょうか．当初は，成功報酬という形で事業展開している事業者が多かったようです．具体的には，ある保険者におけるある年の予測医療費が2億ドルだったとします．疾病管理事業者は節約できた医療費のたとえば20％を成功報酬として受け取るという契約を保険者と結びます．そして疾病管理事業を行った結果，実際の医療費は1.6億ドルだったすれば，差額4000万ドルの20％である800万ドルが疾病管理事業者の収入となります．もし費用節約効果が得られなければ，疾病管理事業者はまったく収入を得ることはできません．ここで問題となるのは医療費の予測方法です．アメリカではこうした医療費予測のためのツールが開発されています．たとえば，Johns Hopkins 大学の ACG（Adjusted Clinical Groups）はその代表的なものの1つです．具体的には過去の既往歴と年齢，性別から当該年度の個人別の医療費を推計します．疾病管理事業展開のためには，このようにその効果を評価するためのツールも必要なのです．

　最近，わが国においても，医療費の適正化と療養生活における QOL の向上を両立させる方法論として疾病管理に対する関心が高まっており，欧米諸

国における諸事業の研究が活発に行われるようになっています．また，アメリカの疾病管理会社との契約により，わが国での展開を試みている企業も出始めていますし，また独自にそのようなシステムを開発し，顧客を集めようとしている企業もあります．しかしながら，現在までのところ，成功している事業者は少ないようです．加えて，介入の評価をどのように行うかという方法論についてもまだ確立したものはありません．わが国においてもアメリカの ACG のようなツールをいかに作るかが課題でしょう．この点について，わが国は電子レセプトの一般化がほぼ達成されたこと，そして急性期入院医療以外も DPC で評価する方法論が確立されつつあることから，今後 DPC をベースとしてそのような評価ツールが提案されることになると思われます．

2　日本における疾病管理事業の展開

　筆者もわが国のこれからの医療制度においては疾病管理的な枠組みが必要であるということに異論はありませんし，第9章で説明するように，平成20年の医療制度改革において内臓型肥満（メタボリックシンドローム）健診が導入されたことで，益々この動きは加速していくと思われます．しかしながら，それは必ずしも欧米の仕組みを真似するものではないと考えています．まず，日本においてこれまでどのようなことが行われてきたのかを検証してみる必要があります．なぜならば，日本は世界に冠たる健診大国・健康づくり大国なのです．

　たとえば，日本には旧老人保健制度に基づいて地域において健康診断とその結果に基づく保健事業（健康教育や健康相談など）が行われてきました．そして，さらに特徴的なこととして労働安全衛生法という法律の枠組みの中で，いわゆる生活習慣病対策が行われてきたのです．すべての事業主は被雇用者に定期健康診断を受けさせなければなりませんし，また従業員もそれを受けることが義務となっています．

図表 5-4　労働安全衛生法に基づく定期健康診断の結果（2011年）

項　目	有所見率（％）
聴力（1000 Hz）	3.6
聴力（4000 Hz）	7.7
胸部 X 線検査	4.3
喀　痰　検　査	1.7
血　　　　圧	14.5
貧　血　検　査	7.6
肝機能検査	15.6
血中脂質検査	32.2
尿検査（糖）	2.7
尿検査（蛋白）	4.2
心　電　図	9.7
所見の有った者の割合	52.7

出典：厚生労働省「定期健康診断結果調べ」（2011）．

　図表 5-4 は平成 23 年度の労働安全衛生法に基づく健診の結果を示したものです．もっとも多い異常は脂質異常，ついで肝機能異常，高血圧，血糖の異常となっています．そして，これらの異常が指摘された従業員に対しては産業保健スタッフ（産業医や産業保健師）によって，事後指導としての健康教育などが行われるのです．

　以上の例は，産業保健という枠の中で行われている事業ですが，これらはすべて疾病管理の枠組みで再定義できます．地域保健においてもこのような事例は多く蓄積されています．従って，アメリカの仕組みを導入する前に，まずはこれまでのわが国における健康管理の取り組みを疾病管理的な視点から整理した上で，わが国の医療制度にあった仕組みを考えていくべきであると筆者は考えています．

　ここで重要な点はアメリカの疾病管理事業の多くが，すでに発症した患者における重症化を予防するものであるのに対し（たとえば糖尿病患者における合併症悪化の予防），わが国のシステムの場合，定期健診等で早期の異常が把

握されており（たとえば耐糖能異常），諸外国に比較して，より軽症レベルでの介入が可能であることです．

また，生涯健康管理という視点から見ると，30代から40代の生活習慣病のリスク形成期にいかにハイリスク者に介入できるかが重要です．筆者らの職域での研究結果によると，肥満度，血圧，血糖，血中脂質，血中尿酸値のいずれにおいても異常のない者が，5年後に肥満となっていた場合，そうでない者に比較して有意に高血圧や高血糖のリスクが高まっていました．しかも，その影響は30歳未満や30歳代といった若年者ほど大きいことが示唆されており，生活習慣病対策には，この年齢層での介入が重要であると考えられるのです．職域健康管理の枠組みでは，この生活習慣病におけるリスク形成期にそのリスク評価と介入が可能であり，従ってより効果の大きい疾病管理的モデルの構築が可能です．

実は筆者が強調するまでもなく，このような職域における健康管理をベースとした取り組みが多くの企業で始まりつつあります（松田・坂巻 2004）．数十年にわたる健康管理の経験の上に，これから多くのプログラムが開発されていくと思います．諸外国の物まねではない，日本独自の優れた仕組みが出来ていくことが期待されます．とくに携帯端末や，あるいはお茶の間での双方向通信を可能にする地上波デジタル放送やテレビゲームがそのような日本的な疾病管理プログラムとつながることで，国際的にも類を見ないほど優れたシステムがこれからの日本では出てくる可能性があります．

しかしながら，特定健診・特定保健指導制度が始まって4年以上がたちますが，その現状はなかなか厳しいものであるようです．どうして期待通りに回っていないのか，筆者の個人的な見解ですが，ソーシャルマーケッティングの視点が欠けていること，既存の枠組み，とくにプライマリケアとの連動性を十分考慮しなかったことがその主因であると思います．この点については第9章で詳しく説明したいと思います．

3 疾病管理の新しい流れ Care Gap 概念

　最初はそれなりに事業もうまく行き世界的にも関心を集めたアメリカの疾病管理ビジネスでしたが，最近はあまり旗色が良くないようです．そして，ハイリスク者に対する介入（これをハイリスクアプローチと言います）中心の事業から，集団（被保険者全体）に対する介入（たとえば，健康関連情報の提供や環境調整：これをポピュレーションアプローチと言います）を重視するようになってきているようです．こうした中カナダ・ケベック州における疾病管理プログラムが，その基本的考え方である Care gap 概念とともに注目されています．

　「Care gap とは当該疾患のリスクにさらされている集団における最善の治療と，実際行われている治療との間の差をあらわすもの」と定義されています（Montague 2004）．提唱者である Montague 氏（元 McGill 大学教授）はその要因として 1) 不適切な診断, 2) 不適切な処方, 3) 患者のコンプライアンスの不足，そして 4) 不適切なアクセスの 4 つを挙げています．この概念はわが国において医療の質を考える上でも参考になるものと思われます．以下，それぞれを説明してみます．

不適切な診断

　たとえば，高血圧や骨粗しょう症は症状がないために，その可能性を意識的に考えなければ長期間見逃されてしまい，適切な治療を受ければ防ぐことのできた循環器系の疾患や骨折につながることになります．すなわち，不適切な診断が不適切なアウトカムにつながるのです．

不適切な処方

　治療に関する知見は日々新しくなっていきます．Montague 氏は心筋梗塞に対する処方が，医学部の卒業年度に依存していることを見出し，多くの医

第5章 医療システムの新しい潮流

師が必ずしも新しい知見に基づいて治療を行っているわけではないことを報告しています．筆者もある国民健康保険のレセプトを経時的につなぎ，糖尿病と診断された患者がどのような医療を受けているかを分析した経験がありますが，診療ガイドライン通りに眼科的診察や HbA1c の検査を受けている患者の割合は満足のいくものではありませんでした．

患者のコンプライアンスの不足

　慢性疾患の根治は難しく，基本的には良好にコントロールされている状況を継続すること，そして重篤化と合併症の発生を予防することが慢性疾患治療の主たる目的となります．これが可能になるためには，患者のコンプライアンスが高いことが求められます．しかしながら，少なからぬ数の患者が3か月から6か月で治療を中断してしまうことを Montague 氏は報告しています．また，傷病の重篤度や患者の傷病に対する知識などに加えて，医師患者関係や患者を支える社会資源の状況によっても患者の治療に対するコンプライアンスは左右されます．

不適切なアクセス

　仮に適切な医療技術あるいは医療施設があったとしても，地理的要因や経済的要因によってそれにアクセスすることができなければ，大きな Care gap が存在することになります．これを日本の事例で考えてみましょう．図表5-5 はナショナルデータベース（補論3を参照）に基づいて福岡県の13の二次医療圏における 0-9 歳の入院医療の自己完結率（＝住んでいる二次医療圏内でどれだけ入院できているか）について分析した結果を示したものです．福岡県では4つの医学部があるにもかかわらず，10歳未満の小児の入院治療の自己完結率が20％未満である医療圏があります．また，第3章でお示ししたように石川ベンジャミン光一氏は GIS（地理情報システム）を用いて住民の DPC 対象病院へのアクセス時間を分析しています（図表3-13）．この分析結果でも急性期病院へのアクセスに問題がある地域が明らかになっていま

3 疾病管理の新しい流れ Care Gap 概念

図表 5-5　福岡県の二次医療圏別に見た小児入院医療の自己完結率
(平成 22 年ナショナルデータベース)

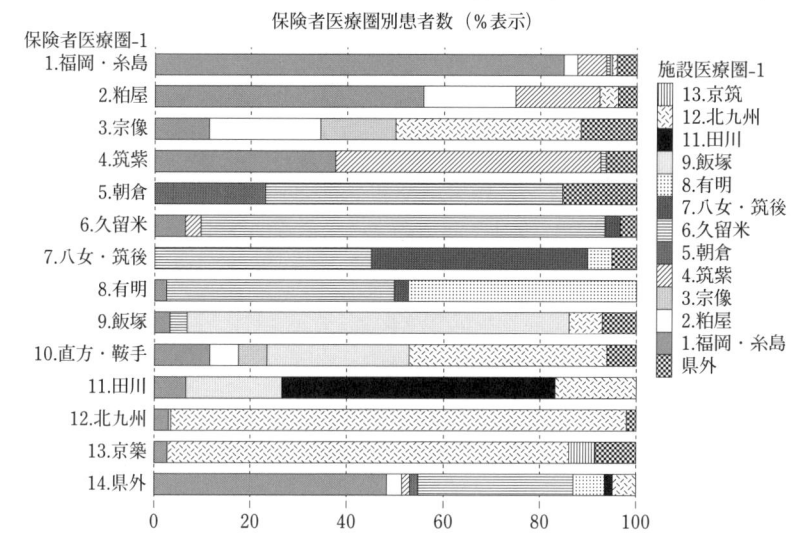

す．

　さらに，Montague 氏は適切な医療が国民の健康の増進をもたらし，そしてそれが国の豊かさにもつながるということを政府が理解していないために，医療に対して十分な投資を行わず，結果として国民の医療へのアクセスを阻害していることを指摘しています．たとえば，アメリカや欧州で認可されている新薬が，改めてカナダ国内で治験データなどを集めなければならないために認可が遅れてしまうこと，医療への投資が不十分なためにとくに待機手術で長い入院待ちが生じてしまっていることなどが事例として挙げられています．

　Care gap 概念に基づく疾病管理は，プライマリケアをベースとして，個々の患者に対する EBM を基盤とした質の高いケアの提供，患者のコンプライアンスを高めるための教育，そして制度全体の変革というようにハイリスク

アプローチとポピュレーションアプローチとを組み合わせた仕組みとなっています．アメリカが疾病管理を医療サービス提供と切り離してヘルスビジネスとして展開しようとしていることと対照的です．これは，アメリカが民間保険中心の医療保障制度であるのに対し，カナダがNHSをベースとした公的保障制度であることに関係しています．すなわち，アメリカの疾病管理事業が保険者を顧客としたビジネスであるのに対し，カナダの疾病管理事業は保険者（この場合はNHS）による被保険者への直接的なサービスなのです．

以上のアメリカとカナダにおける疾病管理事業の展開過程を踏まえると，国民皆保障制度となっているわが国の場合，特定健診・特定保健指導事業や介護予防事業を含めて疾病管理的な事業は，カナダと同じようにプライマリケアとの連動を視野に入れて設計されるべきだと筆者は考えています．疾病管理事業が公的な保険者事業の一環として行われるのであれば，すべての被保険者に対して公平であるべきですし，また真に費用効果的でなければなりません．その意味で日本的な疾病管理事業を考える上でCare Gap概念に基づいてプライマリケアと連動したケベックの仕組みは参考になると考えています．

引用文献

Bosch Healthcare: http://www.bosch-telehealth.com
Montague TJ（2008）*Patients first: closing the health care gap in Canada*. Toronto: Wiley.
損保ジャパン記念財団（2000）『米国におけるディジース・マネジメントの発展』（損保ジャパン記念財団叢書 No.65），東京：損保ジャパン記念財団．
松田晋哉・坂巻弘之（2004）『日本型疾病管理モデルの実践』じほう．
李　啓充（1998）『市場原理に揺れるアメリカの医療』東京：医学書院．
李　啓充（2002）『アメリカの医療の光と影』東京：医学書院．
李　啓充（2004）『市場原理が医療を亡ぼす』東京：医学書院．

第❻章 ヨーロッパの医療制度改革から学ぶ

　1970年代後半以降,低迷する経済環境と高齢化の進展に直面した欧州諸国は,従来の福祉国家的政策の転換を余儀なくされ,過去20年以上にわたりさまざまな医療制度改革を行ってきています.イギリスの著名な医療経済学者であるHam (1997) は欧州における医療制度改革を3つの時期にわけて,それぞれの時期における目的と政策を図表6-1のように整理しています.

図表6-1　近年の欧州における医療制度改革の経時的変化

第一期	1970年代後半から1980年代
目標	マクロレベルでの医療費抑制
政策	病院の総枠予算制
	医療計画に病院建設及び高額医療機器の制限
	医師収入の抑制
	医師教育体制の再構築
	医学部定員の削減
	一般医の養成
第二期	1980年代後半から1990年代前半
目標	ミクロレベルでの効率化と利用者への説明責任
政策	市場主義的手法の導入
	マネジメント改革
	予算管理
第三期	1990年代
目標	医療サービスの合理化と優先度設定
政策	一般的公衆衛生活動・健康増進
	プライマリケアの重視
	マネージドケア
	医療技術評価
	EBM

出典：Ham C. (1997).

第6章 ヨーロッパの医療制度改革から学ぶ

　経時的にその流れを見ると，1970年代の2度にわたるオイルショックを契機として生じた低経済成長下において，医療費増を制限するために，まず，1970年代後半から1980年代にかけて医療計画の制定や総額予算制といったマクロ的な抑制策が取られています．次いで1980年代後半から，医療における消費者主権的な考え方の台頭，個々の医療サービスレベルでの質や効率性への関心の高まりなどに対応するためにミクロレベルでの対策が取られるようになってきました．具体的にはガイドラインの策定やアウトカムに応じた支払い，そして市場原理主義の導入による競争の導入などが契約主義の原則のもとで試みられています．

　しかしながら，1990年前後の市場原理主義的改革は期待されたような医療サービスの効率化はもたらさず，その見直しが行われることになりました．そして，1990年代後半以降は，医療提供体制の合理化と優先度設定が政策目標となり，具体的にはマネージドケア的な枠組みの導入やプライマリケアの重視，一般医によるゲートキーピングの導入などが行われるようになってきています．

　これらの対策の多くは現在わが国でその導入が検討されているものです．したがって，欧州における一連の医療制度改革の概要を知ることは，現在のわが国における医療制度改革に関する議論を検討する上で参考になると思われます．たとえば，近年，わが国においても強調されている市場原理主義的手法の導入が，欧州では必ずしも成功してはいない点，イギリスのビッグバン的手法の行き詰まりやフランス・ドイツにおける情報の標準化の遅れによる医療制度改革の一次的中断などの経緯は，わが国の今後の医療制度改革を議論する上で参考になると考えます．

　そこで，本章では，近年の欧州における医療制度改革の概要について説明し，第7章「日本の医療制度改革の方向」の前段としたいと思います．なお，本章の記述にあたっては，MIRE（1995），Saltman RB and Figueras J（1997），Ham C（1997），Saltman RB et al.（1998），Lambert DC（2000），Palier B（2008）を参照しました．興味のある方は原著を読まれてみてくだ

さい．

　欧州における医療制度改革のキーワードとして，ここでは国の役割の変化と市場原理主義の導入，分権化，代替政策，患者の権利，健康増進を中心とした公衆衛生活動の推進，そして質の保証を考えてみたいと思います．

1　市場原理主義の導入

　まず，市場原理主義の導入ですが，これは具体的には医療サービスの価格を支払い側と診療側の個別交渉にゆだねてその効率化を図ろうというものです．1989 年のイギリス・サッチャー政権による内部市場の導入は欧米のマスコミにセンセーショナルに書きたてられ，あたかも医療制度改革の切り札であるかのように取り上げられました．しかしながら，市場原理主義原則の導入は，国による規制か市場原理主義かという二者択一的なものではなく，多くの国は質の管理や支払方式，あるいは国・サービス提供者・支払い者の関係などに，それぞれの国の状況にあわせて部分的に市場原理主義的手法を取り入れているというレベルにとどまっています．

　また，社会連帯を基礎理念とするヨーロッパ諸国において市場原理主義的手法の導入は，社会保障の社会における位置づけに関する理念的なジレンマと，運営上のジレンマという 2 つの問題をもたらしました（WHO Regional office for Europe 1997）．第一の側面に関して言えば，ヨーロッパの社会保障における実務者及び識者にとって社会保障は公共財であり，それを市場において自由に売買される私的な財とみなすことには強い抵抗がありました．また，技術的な問題としては，サービスの提供者でありかつ決定者でもある医師の存在，及びセクター間での補助が行われる医療システムを伝統的な市場経済学的手法で分析することの困難性がありました．さらに，市場原理主義に関しては，社会的弱者が利用しにくい医療環境をもたらしうること，社会保障に関する国の責任をあいまいにするという批判もありました．

　また，市場原理主義的な仕組みを導入したとしても，実際には民間資本に

よる無秩序な保険運用を防止するために，政府による監督は従来以上に厳しいものになることが明らかとなっています．すなわち，従来の command & control という直接的な関与ではなく，システムの監督者としての政府の役割が増大したのです．そして，そのようなコントロールが十分に行われるためには，医療活動の内容を透明化するための適切な情報システムが必要であり，これが1990年代以降の，各国における医療情報システム構築への努力につながっていきます．

ところで，市場原理主義的手法の導入は，はたしてイギリス政府が期待していたような競争を喚起し，医療サービスの効率化をもたらしたのでしょうか．この点については，肯定的な意見は少ないようです（Klein 1995）．同じく，市場原理主義的競争原理の社会保険制度への導入を試みているオランダにおいては，情報化の進展や入院待ち期間の減少など正の効果が報告される一方で，事務コストの増大や保険者による巧妙な加入者選択など負の影響を指摘する意見もあります（van de Ven R 1997）．第2章で説明したようにオランダのこうした改革は「半分達成され，まだ半分は未達成である」というのが現状のようです（Schut F and van de Ven W 2011）．従って，現時点では，市場原理的手法の効果について判断することは難しいと思われます．今後，管理競争を導入したオランダの動向，さらにはキャメロン政権下で市場原理主義的な改革にあらためて取り組もうとしているイギリスの動向を注視していく必要があります．ただし，経済的インセンティブをベースとする市場原理主義的な競争を導入するまでもなく，標準的な情報さえ公開すれば患者による選択という形で質及び効率性の競争は進みます．その意味で，医療界に無理に市場原理主義的な経済評価を持ち込む必要はないと筆者は考えています．

2 分 権 化

分権化のメリットとしては，サービス提供の効率性向上，ニーズに応じた

2 分権化

サービス提供，自治体による医療政策における優先度設定，健康における不平等の克服が可能になることなどがあげられます．このような分権化への志向は 1980 年代以降のヨーロッパの多くの国で広がった，官僚主義的でかつ意思決定の遅い中央政府への幻滅に呼応するものでした．

Borgenhammer (1993) は分権化を行政の分権化 Deconcentration，政治の分権化 Devolution，業務の分権化 Delegation，民営化 Privatization の 4 つに区分しています．たとえば，地方レベルで病院医療を統括する地方医療庁を設立し，それによる医療行政を行っているフランスは行政の分権化の例であり，国ではなく県議会 (Lansting) が医療行政を行っているスウェーデンなどの北欧諸国は政治の分権化の例です．そして，サービス提供者と支払者の分離を行った上で，地方当局及び GP ファンドホルダーが，トラスト病院のサービスを購入するという内部市場の仕組みを導入したイギリスは行政の分権化と業務の分権化（委任）を行った国の例と考えられます．

民営化は NHS 的な枠組みの国においては分権化の極端な例とみなされています．多くの場合，これらは給食やリネンなどの医療の周辺部分に限られてきました．しかしながら，スウェーデン・ストックホルム市内の公的病院が国際競売にかけられ，外国資本の企業によって購入されるというように，医療の本体部分における民営化も生じてきています．同様の動きはオランダでも生じています．また，イギリスのトラスト病院の一部で導入されているPFI の試みも民営化の一類型です．[5]

しかしながら，民営化については，サービス提供主体における利益確保が優先されるために，ハイリスク者の除外，合併による規模の拡大とそれに伴う集権化などが弊害として起こり得ます．実際，社会主義経済から自由主義経済に移行したロシアや旧東欧諸国では民営化による上記のような問題が顕在化しており，それを監視するための政府による規制が従来以上に必要とな

---

[5] PFI: Private Financial Initiative 公共施設が必要な場合，従来のように公が施設を直接整備するのではなく，民間に施設の整備と公共サービスの提供をゆだねる方法．1992年にイギリスで始まり，わが国でも 1999 年に PFI 法が成立している．

っているという現象が生じています．

　分権化は，それをうまく行えば制度運営の柔軟性，効率性，革新性，分権化された現場におけるモラルの向上などの効果が期待される手法であり，実際，イギリスやフランスではその正の効果が観察されています．しかしながら，その一方で国全体としての制度の整合性や質の確保，あるいは統制力などに問題が生じる可能性もあります．たとえば，病院医療のマネジメントを地方自治体に分権化したノルウェーでは，病院医療の内容と質の地域間格差が問題となり，再度それを国の責任に戻しつつあります．

　医療政策の基本的枠組みや医療資源の配分，安全や公平性にかかわる規定，そして政策の運用状況に関する情報収集とその分析は国の責任として残すことが，分権化の長所を発揮させるためには必要であることをこの例は示しています．現在，わが国においても医療費の適正化を都道府県の責任において行おうという動きがありますが，ヨーロッパにおける分権化の過程について批判的に検証し，それを参考にすることが必要でしょう．とくに分権化された医療行政を地方で担う人材の育成をどのように行うかが課題です．

3　代替政策

　代替政策 Substitution とは，入院医療から外来医療へ，専門医の診療からプライマリケアへ，医師によるプライマリケアから看護職によるプライマリケアへ，長期療養型医療施設から福祉施設，そして在宅ケアへというように，サービスの質を落とすことなく，より費用効果的なサービスに利用者を誘導していこうというプログラムです．

　この代替政策という用語は，医療費の抑制と医療システムの効率化を目標として組織されたオランダの Decker 委員会報告で初めて使用されたものです（Dekker W 1987）．そして，オランダではこの報告の後，多くの社会実験が地域で行われ，たとえば，長期療養型医療施設入居者のナーシングホームへの誘導などが行われてきています．また，スウェーデンでは急性期を過ぎ

た高齢患者の入院費用を従来の県の負担から，福祉サービスを担当している市町村の責任とすることで，経済的インセンティブにより医療から福祉への代替を推進しています．

　さらに，イギリスでは前述の PCT や CCG などが，コミュニティケアについても予算管理を行うようになり，治療から予防，あるいは医療から福祉への代替を促進することが図られています．代替政策は現場における権限のバランスを変更することを意味するため，それに対する抵抗も大きいものとなります．たとえば，フランスでは Filière des soins というゲートキーパーシステムを社会実験として行ったことがあります．このシステムは専門医や病院にかかる際に必ず登録した一般医を受診する義務が設けられていました．しかしながら，このように一般医の権限が強まることに対して専門医から強い反対が出て，結果としてこのシステムは一般化されるに至りませんでした．わが国でも特定看護師制度の導入が議論されていますが，これも従来医師が行っていたサービスの一部を看護師が行うという代替であり，医師会等からその制度化に対して慎重な意見が出されています．

　このような代替政策の推進の過程で，最近のヨーロッパにおいては医療サービス提供の場としての病院機能の見直しが生じています．すなわち，外科治療に代わり得る薬物治療の発達や外来外科の進歩により，必ずしも入院を必要としない症例が増加しており，また内視鏡手術など侵襲の少ない治療の普及による在院日数の減少が進んでいます．具体的な例として，オランダにおいて従来の病院に代わる施設として独立治療センター（ZBC）が設立されていることを第 2 章で紹介しました．

　さらに第 2 章でも説明したように，フランスでは在宅入院という概念が提唱され，保険診療に取り込まれています．これは患者の居宅を病院病床と同様に扱い，病院の在宅医療チームが患者の居宅に赴き化学療法や難治性じょくそうの治療を行うというものです．これは病院医療の代替政策としての「在宅ケア」です．

4 住民参加,患者の権利及びエンパワーメント

　医療に関する政策決定における住民参加は,医療政策の民主化という点から,いくつかの欧州諸国において取り組まれてきています.最も直接的な住民参加の仕組みを持っている国はフィンランドで,住民の直接選挙によって選ばれた市町村協議会 municipal council が医療政策に関する決定権を持つしくみとなっています.このような仕組みはスウェーデンやノルウェーなど他の北欧諸国も同様です.イギリスも地区評議会が地方レベルで組織されていますが,そのメンバーは政府によって任命され,住民参加による政策決定という形式にはなっていません.これはフランスの地方医療庁においても同じ形式となっています.

　政策決定に関して住民の意見を聴取する仕組みはいろいろな国で広く行われています.たとえば,イギリスにおいては,政府がまずグリーンペーパーを出した後,一定期間,国民の意見を求め,それを踏まえた上でホワイトペーパーを出すという手続きをとっており,また,NHS 当局が地域住民の意見をグループディスカッション方式で求める Local voice という仕組みを設置しています.

　このような住民の意見を求めるという点において最も徹底的な運用を行っているのはオランダです.1990 年に公的保険が給付すべき基本的サービスを検討するために設置された Dunning 委員会はケアの必要性,効果,効率性そして個人の責任という 4 つの基準をもとに,個々の医療行為を評価し,その結果を国民に公開しました.そして,国民の過半数を巻き込んだ数年にわたる公聴会を開いた後,公的保険の給付すべきサービスの内容が決定されています(Dunning A 1992).まさに国民の平等を国是とするオランダならではの試みと言えます.

　次に患者の権利ですが,これは近年における欧州の医療制度改革において共通の課題となっています.しかしながら,そのアプローチの方法には,そ

れぞれの国でかなりの違いがあります．まず，イギリスの場合，患者の権利及びサービスの質に関する基準を設定していますが，これはあくまで指針であり，法的にどのように適用するかは明示していません．経験法的な伝統によるものでしょう．

一方，フィンランドやオランダではより直接的ないし包括的な患者の権利に関する政策となっています．たとえば，フィンランドは1993年に患者の権利法を制定し，各病院に患者のためのオンブズマンを置くことを定めています．また，オランダも1995年に患者の権利に関する法律を制定し，その中でインフォームドコンセント，診療情報へのアクセス権と開示，診療録の保管方法と期間，患者のプライバシー，未成年者及び判断能力に障害のある成人の権利擁護などが包括的に記載されています．

患者による医療サービスの選択権の拡大もNHS方式を採用している国においては患者の権利という視点から議論の対象となってきました．たとえば，イギリスは一般医（GP）選択の自由化とGPファンドホルダーを代理人として機能させることで専門医医療及び病院医療における選択の自由度を高めることを試みました．しかしながら，住民はGPの選択に関しては居住地域内の医師との長期の安定的な関係と信頼を重視しており，政府が意図するような選択の拡大とそれによる競争は生じませんでした．また，GPと病院との間においても，継続的な関係が重視されたためにGPによる病院の選択という点においても政府の期待したような成果は得られませんでした．さらに，イギリスでは民間保険の活用による患者の選択権の拡大も図られましたが，これについても部分的な効果しかなかったと評価されています（Calman M et al. 1993）．

患者の権利およびエンパワーメントに関するもう1つの大きな流れは，患者および国民への情報の提供です．たとえば，24時間体制の電話およびインターネットで国民に健康相談や情報の提供を行っているイギリスのNHS Directやフランスの高等保健機構（HAS）による国民向けの診療ガイドラインの配布と病院の機能評価結果のオンラインでの公開，あるいは同じくフラ

ンスの疾病金庫による慢性疾患患者への情報提供と疾病管理サービスは，患者のエンパワーメントにより医療の質確保を推進していこうという試みといえます．

長い入院待ちの解消が課題となっているスウェーデンやイギリスでは病院別に対象疾患ごとの入院待ち期間がインターネットで公開されており，患者による病院選択の自由度を高める試みが行われています．また，オランダでは医療の質指標も含めて，インターネットを用いた国民への情報提供が行われています．すなわち，患者による選択という圧力で病院サービスの効率化を図ろうとしているのです．

5　健康増進

近年の欧州における医療制度改革の特徴として健康増進への関心の高まりがあります．循環器病予防を目的として行われたフィンランドの North Karelia 計画の報告（Puska P et al. 1981）において，食生活や運動などの生活習慣における行動変容が健康度改善につながっているという明確な証拠が出されたことなどが根拠となって，フランス政府による肥満解消プログラム等，具体的な健康増進プログラムが各国で展開されつつあります．また，ドイツやオランダではアメリカにおける疾病管理プログラム（Disease Management Program：第5章）を参考に，慢性疾患の悪化防止を主目的とした疾病管理の手法を保険診療の中に取り入れるようになっています．

こうした健康増進事業を政策としてきちんと位置付けるために，1984 年に WHO ヨーロッパ事務局は「欧州のすべての人々に健康を」戦略を公開しました．また，WHO の健康都市プロジェクトにも約 650 のヨーロッパの都市が参加しています．

しかしながら，一般的傾向として，直接的な医療サービスに比較して予防的な活動に対する各政府の関与は依然不十分であるというのが現状です．この理由としては欧州においてはわが国の旧老人保健法や労働安全衛生法にお

ける一般健診の仕組みが体系化されていないことがあげられるでしょう．ただし，アメリカで概念化された疾病管理プログラムが，欧州各国の医療制度で採用されるようになり，保険者事業の一環としての予防活動は徐々にではありますが伸びてきているようです．

　他方，禁煙対策は多くの国で積極的に取り組まれており，肺がん死亡の減少が観察されています．また性行為感染症や薬物中毒が医療財政に与える大きな影響が認識されるようになり，各国ともこれらの予防に重点を移しつつあります．

6　質の保証

　図表6-1に示したように1980年代後半から1990年代前半にかけて欧州における医療制度改革の目的はミクロレベルでの効率性の追求に代わっていきました．そして，この検討の過程では，医療サービス提供者との合理的な議論およびそれに基づくコンセンサスを得るために，必然的に医療の質の維持・向上が課題となり，そのための対策が推進されることとなりました．また，この間の消費者主権的考え方の広がりが，国民の医療の質に対する関心を高めたことも重要です．

　まず，この時期にイギリスやオランダ，あるいはフランスにおいて医療の技術評価のための公的組織が創設されています．たとえば，イギリスNHSの評価広報センターやコクランセンター，あるいはフランスの医療評価開発機構ANDEM（現在の高等保健機構HAS）は文献レビューや専門家によるコンセンサスカンファレンスなどを用いて医療技術評価を行い，その結果に基づいて診療ガイドラインなどの策定を行ってきています．

　ただし，このような医療技術評価については，イギリスのNICEを除くと必ずしも政策上の意思決定に用いられているわけではなく，診療ガイドラインについてもフランスの「拘束力のある医療指標RMO」を除くと，罰則規定のないものが殆どで，その効果には疑問が出されています（Lomas J et al.

1989).そして,ガイドラインについてはそれを作成し,配布するコストの方が高くつくのではないかという批判もあります.

しかしながら,質の向上はWHOヨーロッパ事務局の重点課題であり,最近は費用効果性よりも,むしろ治療の有効性に関しての患者への説明責任との関連で論じられる傾向にあります.そして,このような動向の中で,医療サービスの質に関する認証プログラムが推進されており,たとえば,フランス,オランダ,イギリスなどでは,同プログラムによる質の評価とその結果に基づく改善プログラムの実行が法的あるいは契約上の義務として規定されています.また,患者に対する医療の質に関する評価指標の公開も進んでいます.第2章でも紹介したようにオランダでは,病院の臨床指標がインターネットで公開されています.医療機関に対して医療の質に対しても説明責任を持たせることで,自主的な質改善運動を促進していこうというのが政府の目的です.

以上のように,欧州では過去30年以上にわたり種々の医療制度改革の試みが行われてきました.ここで重要な点は,その国の医療制度の理念や文化に合わない改革やビッグバン的な改革はうまくいかないということです.管理競争的な枠組みがオランダで比較的受け入れられている理由は,おそらくオランダ社会が国民間の平等と公平を重視していること,及びカルバン教義的な伝統もあり合理性志向の文化が強いことと無縁ではないと思われます.この観点で考えると,実態として階級社会的枠組みが残っているフランスで管理競争的なスキームが受け入れられにくいことも理解できます.社会に格差がある状況で競争的な制度を入れてしまうと,立場の強い者がより恩恵を受けてしまい,社会格差が拡大し,社会の安定が損なわれてしまう危険性があります.フランスで競争主義的・市場原理主義的な仕組みが否定される傾向が強いのは,同国が連帯を国是としていることに加えて,そのような危機管理的な要素もあるのだろうと思います.もちろん管理されることを好まないフランス人の性格も多分に影響しているのでしょう.

わが国の医療制度の在り方を考える上で，諸外国の制度の研究は確かに役立ちます．しかし，その基盤である歴史的，文化的背景を踏まえない議論は誤った結論を導くことにもなりかねません．また，基本となる関連法律をきちんと読み込むことも重要です．諸外国の制度を検討する場合に，忘れてはならない点です．

引用文献

Borgenhammer E (1993) *At vårda liv: organization, etik, kvalitet*. Stockholm, SNS Förlag.

Calman M et al. (1993) *Going private: why people pay for their care*. Buckingham, Open University Press.

Dekker W (1987) *Willingness to change*. The Hague, SDU.

Dunning A (1992) "Choices in health care: a report by the government committee on choices in health care." Executive summary. Rijswijk, Ministry of Welfare, Health and Culture.

Klein R (1995) "Le service national de sante (NHS) britannique et le consommateur." In *Les transformations des systemes de sante en Europe: Vers de nouveaux contrats entre prestataires, payeurs et pouvoirs publiques?* (MIRE ed), Rennes, ENSP.

Ham C ed. (1997) *Health care reform: learning from international experience*. Buckingham, Open University Press.

Lomas J et al. (1989) "Do practice guidelines change practice? The effect of a consensus statement on the practice of physicians," *New England Journal of Medicine*. 321: 1306-1131.

MIRE ed. (1995) *Les transformations des systemes de sante en Europe: Vers de nouveaux contrats entre prestataires, payeurs et pouvoirs publiques?* Rennes, ENSP.

Puska P et al. (1981) *Community control of cardiovascular diseases: the North Karelia project*. Copenhagen, WHO Regional Publications.

Saltman RV and Figueras J ed. (1997) *European Health Care Reform: Analysis of current strategies*. Copenhagen, WHO Regional Publications, European series, No. 72.

Saltman RV, Figueras J and Sakellarides C ed. (1998) *Critical challenges for health care reform in Europe*. Buckingham, Open University Press.

Schut F and van de Ven W (2011 a) "Effects of purchaser competition in the Dutch health system: is the glass half full or half empty?" *Health Economics, Policy and Law*. Vol. 6: 109-123.

第6章　ヨーロッパの医療制度改革から学ぶ

　Van de Ven W (1997) "The Netherlands," In *Health care reform: learning from international experience* (Ham C. ed) Buckingham, Open University Press.

補論2 フランスにおける医師養成システムと偏在問題

1 はじめに

　現在，わが国では医師の偏在が大きな社会問題となっている．かつては医学部卒業生の多くは出身大学の医局に入局した．そして，医局の方針に従って関連病院をローテートしながら臨床技術の習得を図り，ある者は大学に残り，他の者は関連病院の部長や院長職などを経て，開業するというのが一般的な日本の医師のキャリア形成であった．しかしながら医局制度については，地域の病院の医局支配が批判され，また医局制度に関連して生じた不適切な寄付金問題などが社会問題化するなどして，その弊害が強く認識されるようになった．

　さらに私立大学病院における研修医の過労死問題を契機として研修医の労働条件や経済的待遇が社会問題化し，また早期から専門診療科の研修を行うのではなく，プライマリケアを志向した研修を行うべきだという意見も強くなり，研修医制度のあり方そのものを抜本的に見直すべきとの機運が高まっていった．

　このような流れの中で導入された新臨床研修制度であるが，始まってみると研修医の大学病院離れが生じ，スタッフの不足から大学病院が関連病院に医師を派遣できない，さらにはこれまで派遣していた病院からも引き上げるという事態が全国で発生した．とくにこの傾向は地方の大学病院で顕著であり，これが医師の偏在問題を顕在化することになった．

　医師の偏在問題，とくに地方病院の医師をいかに確保するかはわが国に限らず多くの先進諸国で大きな問題となっている．

第6章 ヨーロッパの医療制度改革から学ぶ

そこで，本論ではわが国の医療問題を語るときにしばしば参考として取り上げられるフランスの医師養成課程と偏在問題について紹介する．

2 フランスの医療制度

まず，簡単にフランスの医療制度の概要を説明する（図表1）[1),2)]．フランスの医療制度の特徴は，わが国と同様の国民皆保険と自由開業制である．伝統的にフランスの医療制度においては，患者における医師及び医療機関選択の自由，そして医師には出来高払いによる診療報酬と自由開業制による医療活動の自由が認められていたが，近年の医療制度改革によって，かかりつけ医制度など自由度に一定の制限が加えられている．

フランスの疾病保険制度は職域をベースに構成されており，それを4つに大別すると国民の80%がカバーされる被用者保険制度（わが国の協会けんぽ

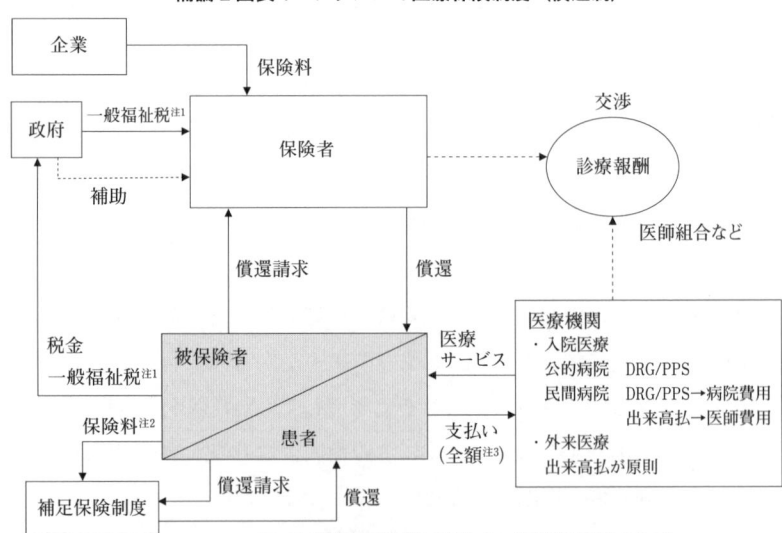

補論2図表1　フランスの医療保険制度（償還制）

注：1　現在は保険料ではなく一般税化が進んでいる．
　　2　多くの場合は労働協約に従って雇用者が負担．
　　3　公的病院の入院医療は一部負担のみ（第三者支払い方式）．

制度に類似),自営業者保険制度,特別制度,農業一般制度となる.被保険者の医療機関の受診にあたっては,医療機関選択の完全な自由が認められている.被保険者は受診した医療機関において診療費の全額を支払い,医師の領収証(処方薬がある場合は薬局での費用を含めた領収証)を所属する疾病保険金庫に送ることで償還を受ける.償還率は疾病,薬剤の種類により異なっている.フランスは他国に比較すると,自己負担割合が高く設定されているが,この自己負担分をカバーする非営利の共済組合形式の補足制度が発達しており,国民の80%は何らかの相互扶助組合等に加盟している.

フランスの病院医療は公的病院と民間病院とによって提供されている.入院医療に関する診療報酬はフランス版DRG(GHS)による支払いが中心となっている.民間病院は主に急性期医療を担当しており,その設置主体は個人,私法人,企業等種々である.患者がこれらの施設に入院した場合の医療費の支払いは公的病院の場合と同様,Doctor's feeとHospital feeとに区分されるが,前者については後述の協約料金による出来高払い,後者についてはGHSによる支払いとなっている.

開業医医療については専門医と一般医とによって提供されている.一般医と専門医の診察科目については医療行為規定(Code Déontologie)によって厳密に規定され,その規定に反する医療行為を行うことはできない.また,専門医と一般医とでは同じ医療行為を行っても報酬が異なっている.開業医が行う医療行為に対する診療報酬は疾病保険金庫と医師の代表的な労働組合との間で締結される協約料金による.開業医への支払いは償還制が原則で,患者が医師に全額を支払った後,患者自身が所属する疾病金庫に償還を請求する.

3　フランスにおける医師養成課程

(1)　2004年以前の医師養成体系

ここではまず2004年以前の医学教育体系について,図表2に基づき説明

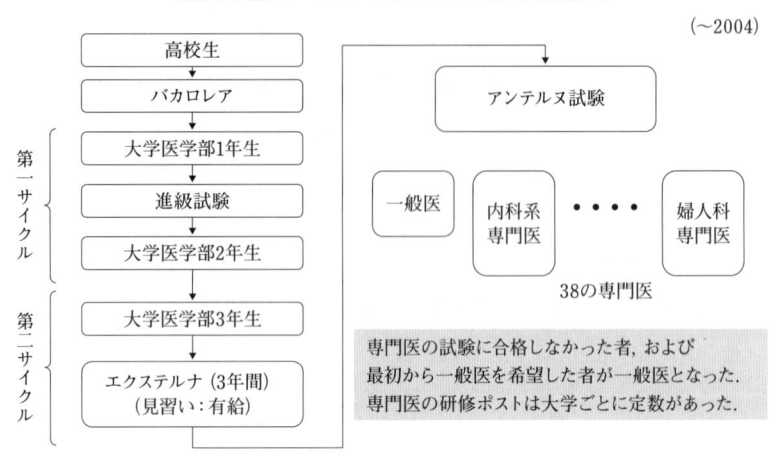

第6章 ヨーロッパの医療制度改革から学ぶ

補論2図表2　フランスのかつての医師養成課程

(～2004)

第一サイクル:
- 高校生
- バカロレア
- 大学医学部1年生
- 進級試験
- 大学医学部2年生

第二サイクル:
- 大学医学部3年生
- エクステルナ（3年間）（見習い：有給）

アンテルヌ試験
→ 一般医 / 内科系専門医 …… 婦人科専門医
38の専門医

専門医の試験に合格しなかった者，および最初から一般医を希望した者が一般医となった．専門医の研修ポストは大学ごとに定数があった．

する．

　医学部に入学するためには，高校終了時に行われるバカロレア（大学入学資格試験）に合格しなければならない．ただし，これはわが国のような大学別の入学試験ではなく，医学部の入学資格を認定するものであり，バカロレアで基準以上の得点をとればそのほとんどが医学部に入学することができる．大学での医学教育は3段階に分かれる．第1段階（第1サイクル）は2年間で主に基礎科学と教養を学ぶこととなっている．とくに医師の人格教育についてはその重要性が認識されるようになり，1992年の医学教育改革により，医療経済や終末期医療，医学の歴史や生命哲学などの教養科目が多くカリキュラムに導入されている．カリキュラムは各大学で独自に組まれているが，1学年終了時に厳しい選抜試験があり，2年に進級できるものは約5分の1に限定される（これを Numerus clausus と呼ぶ）．留年は1回のみ認められており，進級試験に2回落第したものは，退学あるいは他学部への進級を選択することになる．第2学年では化学や生物学などの基礎科学教育に加えて，臨床導入実習として看護体験実習が行われる．これは大学病院の看護師の指導のもと，患者の介助や採血などの業務を行うものである．

補論2　フランスにおける医師養成システムと偏在問題

　第2段階（第2サイクル）は4年間で1年目は基礎医学，残り3年間は臨床病理学と臨床実習に当てられている．フランスにおける医学教育では臨床実習が重視されており，医学部4年次からの3年間は病棟での教育が中心となる．具体的にはわが国のクリニカルクラークシップと研修医の中間レベルの臨床医学教育が行われる．この間の医学生はエクステルナと呼ばれ，指導医や研修医の指導のもと，患者の診察や薬剤や検査の処方及び侵襲的な治療手技などを行う．5年次，6年次のエクステルナには給与も支給され，また当直業務も行い診療補助を行う．

　卒業時，医学生はアンテルヌ試験と呼ばれる選抜試験を受ける．一般医になることを希望した者及び専門医レジデント地方別選抜試験に合格しなかった者は一般医として2年半の研修を受ける．研修は6か月ごとに内科と選択した診療科を回ることで行われる．この間，地域の一般医のところでの研修も義務付けられている．専門医試験に合格した者は，その専門診療科ごとに決められた期間（4-5年），専門分野の臨床研修を行う．研修医の募集数は，専門診療科ごとに地域の定数が決められている．すなわち，全国に28ある大学病院センターごとに専門診療科の研修医数が年度ごとに決められる．この定員数は各地域の医療の状況によって決められるものであり，このような枠があることでレジデント医師の配分の地域差の解消が図られている．一般医の場合は，そのほとんどが研修終了後開業医となる．また，専門医の場合は開業する者と，チーフレジデントとして研修病院での診療に従事し，一般病院か大学病院の専門医になる者とに分かれるが，後者はごく少数である．

　フランスでは開業の自由が認められているため，多くの医師は都市部，とくにパリやマルセイユ，ニースといった地中海沿岸の大都市に集中する傾向がある．また，フランスではセクター1医師とセクター2医師という区分がある．前者は協約料金どおりの診療報酬しか患者に請求できない医師であり，後者はそれを超える付加料金を設定できる医師である．このような仕組みを認めた結果，パリや地中間沿岸の大都市ではセクター2以外の専門医がほとんどいないという事態に陥ったため，現在はセクター2医師の新たな登

録は行われていない．

(2) 医師養成に関して顕在化した問題

　第二次世界大戦後の高度経済成長時のフランス社会保障の充実を表現する言葉として「黄金の30年」がある．公的医療保険の充実に加えて，大学病院を中心とした高度医療提供体制の整備など，まさに1970年代半ばまでのフランスは医療に膨大な投資を行ってきた．たとえば，1970年にわが国の地方医療計画に相当する医療地図が導入されているが，その当初の目的は過剰病床の制限ではなく，不足している病床の計画的な整備にあった．

　しかしながら，1970年代の2度のオイルショックによって事態は一変する．増大する医療費を抑制するために，フランス政府は病床数の削減と医師数の削減を積極的に進めていく．この過程で導入されたのが1年次から2年次に進級する際の定数制限 Numerus Clausus である．図表3に示したように1970年代8500人を越えていた定数は1992年には3500人まで削減された[3]．そして，これが大きな社会問題となっていく．具体的には医療の高度化と専門分化によって個々の医師のカバーする診療領域が狭くなったこと，パートタイムで働く医師が増加したこと（女性医師の増加が関係），そして2002年の週35時間労働制の導入などにより医師の実働数が不足する事態となった．さらに，今後団塊世代の医師が大量退職することから，高齢社会において医師が不足するという状況が不可避のものとなった．

　このような状況を踏まえて，フランス政府は医学部定員の増加を決定し，2005年以降は Numerus Clausus を7000人としている．図表4はこの定数での医師数の将来予測を示したものである．医師数は18万5千人程度，人口10万対医師数は310人程度になると予想されている[3]．

(3) 2005年以降の医師養成課程

　医師数が増加することは，当然医療費の増加につながる．財政状況を担保しながら医療の質（とくに，臨床的な質とアクセスのしやすさ）を保証するた

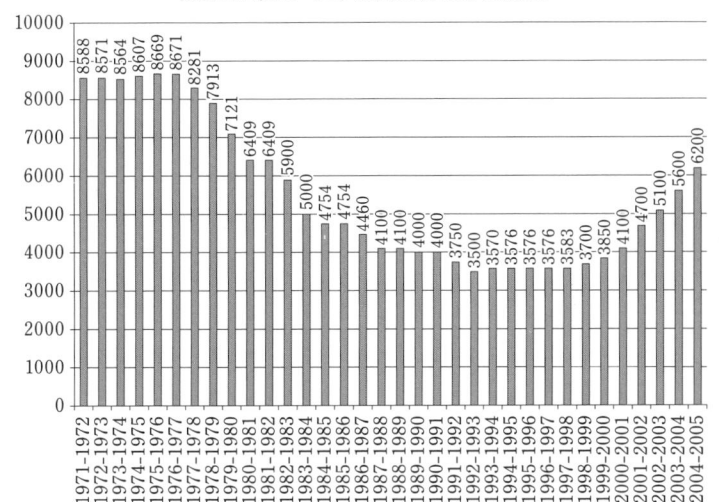

補論 2　フランスにおける医師養成システムと偏在問題

補論 2 図表 3　医学部定員数の経時的推移

年度	定員
1971-1972	8588
1972-1973	8571
1973-1974	8564
1974-1975	8607
1975-1976	8669
1976-1977	8671
1977-1978	8281
1978-1979	7913
1979-1980	7121
1980-1981	6409
1981-1982	6409
1982-1983	5900
1983-1984	5000
1984-1985	4754
1985-1986	4754
1986-1987	4460
1987-1988	4100
1988-1989	4100
1989-1990	4000
1990-1991	4000
1991-1992	3750
1992-1993	3500
1993-1994	3570
1994-1995	3576
1995-1996	3576
1996-1997	3576
1997-1998	3583
1998-1999	3700
1999-2000	3850
2000-2001	4100
2001-2002	4700
2002-2003	5100
2003-2004	5600
2004-2005	6200

パートタイムで働く医師の増加（女性医師の増加が関係）と専門分化，そして週35時間労働制の導入（2002年）により医師数が不足．
また，今後団塊世代の医師が大量退職するため医学部定員の増員が図られた．
出典：フランス保健省（2005）．

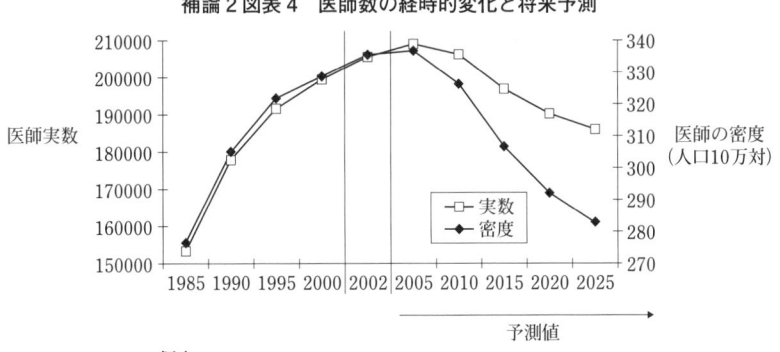

補論 2 図表 4　医師数の経時的変化と将来予測

医師実数（左軸）／医師の密度（人口10万対）（右軸）

年	実数	密度
1985	約155000	約280
1990	約178000	約300
1995	約192000	約320
2000	約200000	約325
2002	約206000	約335
2005	約208000	約337
2010	約206000	約320
2015	約197000	約305
2020	約191000	約295
2025	約186000	約285

2002年以降は予測値．

仮定：
1. 2005 年以降の医学部定員数を 7000 人に固定．
2. 一般医以外の専門医の数は医学部定員の 50％に固定．
3. 医学生および研修医の動向は直近のものと同じ．

出典：フランス保健省（2005）．

めに,他の先進国と同様,フランスもプライマリケアの推進を図ってきた.具体的には,一般医をプライマリケアの担い手として,ソフトなゲートキーピングを行うという仕組みである[2].

しかしながら,一般医については,最初からそれを希望するもの以外に,専門医試験に合格しなかった者がなるという構造があったこと,さらに診察料に差があったことなどのために,一般医は専門医に劣るという印象が強くあった.

このような心理的な障壁を解消するために,2005年のアンテルナ改革により,一般医も専門医の1つと位置づけられ,その後の研修を行う仕組みに改められた.以下,2005年以降の新しい医師養成課程について図表5により説明してみたい.

卒前教育の枠組みについては2005年以前ととくに大きな変更はない.最も大きな改革は,従来のアンテルヌ試験に変わって「全国クラスわけ試験(Epreuves Classantes Nationales: ECN)」が導入されたことである.これはすべての医学生が受けなければならない試験であり,わが国の医師国家試験と同様,主に知識を問うものである.同時に医学生は研修を希望する大学病院と専門診療科,及び最初の6か月に研修する診療科を登録する.この結果はインターネット上で閲覧することが可能であり,各医学生は自分が希望する地域及び診療科においてどの順位であるのかを知ることができる.そして,この結果を踏まえて,医学生は研修先と専門を修正することができる.

2007年度は5366の研修医のポストが準備され,その内訳は以下のようになっていた.一般医2866人,内科専門医835人,外科専門医550人,精神科医300人,麻酔科医250人,小児科医200人,産科医155人,公衆衛生医70人,臨床検査医60人,産業医60人,婦人科医20人.これらのポストの数は各研修病院における必要数から決められており,2007年の地域別・診療科別定数は図表6のようになっている.

確かにこのようなマッチングにより,研修医の偏在を解消することは可能であるが,研修先と専門診療科をこのような形で制限されることに対する医

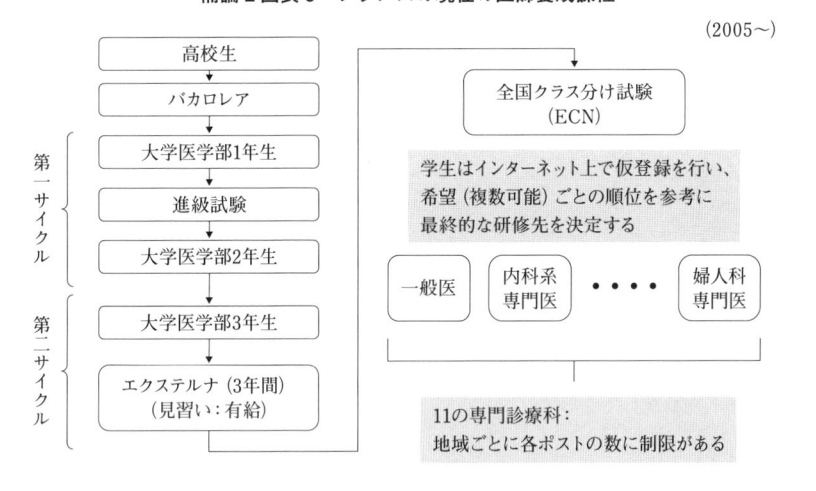

補論2　フランスにおける医師養成システムと偏在問題

補論2図表5　フランスの現在の医師養成課程

(2005～)

第一サイクル:
- 高校生
- バカロレア
- 大学医学部1年生
- 進級試験
- 大学医学部2年生

第二サイクル:
- 大学医学部3年生
- エクステルナ（3年間）（見習い：有給）

全国クラス分け試験（ECN）
↓
学生はインターネット上で仮登録を行い，希望（複数可能）ごとの順位を参考に最終的な研修先を決定する

一般医　内科系専門医　‥‥　婦人科専門医

11の専門診療科：
地域ごとに各ポストの数に制限がある

学生の反発は少なくなく，新制度導入後各地で医学生によるデモが起こっている．また，医学生の中には一般医を選択するのではなく，留年して次の年に専門医を目指す者も少なくない．専門診療科を持つということは医師のレゾンデートルに関わることであり，なかなか良い解決策がないのが現状のようである．実際，2005年以前も一般医の多くは一般医でありながら主たる研修診療科を踏まえて médecin général spécialité dermatologie（皮膚科を専攻した一般医）と表記する医師も少なくなかった．一般医を専門医の1つと位置づけたことで，医学生及び国民の意識が変わるのかについては，今後の動向を見る必要がある．

　ただし，2004年のBlazy Planによって導入された「かかりつけ医制度」において，国民は一般医と専門医のどちらを自分の「かかりつけ医」に選んでも良いが，そのほとんどが一般医を選んでいる．この事実は，専門医か一般医かということは医師が意識するほど国民には意識されていないことを意味しているのかもしれない．

第6章　ヨーロッパの医療制度改革から学ぶ

補論2 図表6　2007年のENCにおける研修医の地域別・診療科別募集数

広域圏と下部圏域	内科専門医	外科専門医	一般医	麻酔科医	医学生物学	婦人科医	産科医	産業医	小児科医	精神科医	公衆衛生医	合計
Ile-de-France	144	91	372	35	11	5	30	9	36	40	15	788
Nord-Est	143	88	554	40	10	3	24	11	38	55	12	978
Strasbourg	29	17	108	8	1	0	6	6	8	10	2	192
Nancy	39	20	150	11	2	1	6	3	9	13	5	259
Besancon	23	20	50	6	2	0	4	2	6	12	2	127
Dijon	28	15	125	7	2	1	5	1	7	9	1	201
Reims	24	16	121	8	3	1	3	2	8	11	2	199
Nord-Ouest	148	95	540	45	8	4	27	16	37	58	8	986
Caen	27	16	125	8	2	6	2	7	9	1	203	210
Rouen	36	16	115	9	2	1	5	4	8	12	3	364
Lille	63	47	170	18	2	2	12	7	15	25	3	364
Amiens	22	16	130	10	2	1	4	3	7	12	2	209
Rhone-Alpes	92	57	323	35	6	0	16	6	22	32	8	597
Clermont-Ferrand	21	12	70	7	2	0	5	2	5	9	3	136
Grenoble	16	11	73	7	1	0	2	1	5	6	1	123
Lyon	42	26	125	16	2	0	7	2	9	12	3	244
Saint-Etienne	13	8	55	5	1	0	2	1	3	5	1	94
Ouest	144	95	564	37	12	2	26	9	28	56	10	983
Brest	16	11	71	5	2	0	3	2	3	6	1	120
Rennes	20	13	73	7	2	0	5	2	5	9	1	137
Angers	20	13	75	6	2	0	4	2	4	8	2	136
Nantes	28	21	75	7	2	1	5	1	4	13	2	160
Tours	31	19	160	6	2	0	5	1	6	10	2	242
Poitiers	29	18	110	6	2	0	4	1	6	10	2	188
Sud	77	57	190	26	5	2	14	4	19	26	4	424
Montpellier	29	20	65	9	2	1	4	0	6	9	1	145
Aix-Marseille	33	24	90	13	2	2	6	3	8	11	2	194
Nice	15	13	35	4	1	0	4	1	5	6	1	85
Sud-Ouest	82	58	257	29	7	2	16	5	16	32	12	518
Bordeaux	30	26	117	7	2	2	4	2	6	12	6	214
OceanIndie	2	3	25	3	1	0	4	0	3	3	1	45
Toulouse	33	22	80	15	2	2	6	1	5	12	4	183
Limoges	17	7	35	4	2	0	2	1	2	5	1	76
Antilles-Guyane	5	9	66	3	1	0	2	0	4	1	1	92
合計	835	550	2866	250	60	20	155	60	200	300	70	5366

出典：フランス保健省（2007）．

4 フランスにおける医師偏在問題

 フランスの場合,診療科別の医師数は専門医制度によってコントロールされているため,診療科別医師の偏在問題はわが国ほど顕著ではない.他方,医師の地理的偏在問題はフランスにおいても大きな解決課題となっている.フランスの場合,地域医療計画によって病床数のみならず,高額医療機器や各病院の機能も地理的配置を含めてコントロールされるため,病院医療についてはわが国ほどの偏在問題は発生していない[1].

 地域医療の中心的役割を果たすのは地方ごとにある大学病院センターで,さらに地域ごとに一般病院センターが配置されている.これらの病院は公的病院サービス機関(SHP)として24時間365日すべての患者を受け入れており,いわゆるわが国でしばしば問題となる「受け入れ拒否」問題はほとんど発生していない[注1].

 大学病院を中心としたこのような体制を安定的に運用するためには医師の経済的処遇も重要である.フランスの大学病院の医師は,診療については病院(社会保険)から,そして教育と研究については大学(文部科学省)から給与を得ている.すなわち,2つの収入源がある.また,病院の医師には個人診療ベッドを持つことが認められており,病院の監督下ではあるが,病院からの給与とは別に診療収入を得ることが認められている.

 また,地域の開業医も,病院と契約して診療を行うことが可能である.とくに地方の中小病院では,病院のベッドを地域の開業医が利用する(オープンホスピタル)ことが一般に行われており,地方の病院医師不足をある程度補完している.

 ただし,診療科によっては病院医師の不足が深刻な問題となっている.とくに麻酔科医・救急医療専門医,産科医の不足は地方病院で深刻であり,これらの地域では外国籍(とくに東ヨーロッパ諸国)の医師が多く勤務している.

第6章　ヨーロッパの医療制度改革から学ぶ

　他方，開業医の場合，フランスでは1927年の自由医師憲章以来，開業の自由が認められているため，その地理的分布が大きな問題となっている．図表7は医師の分布を示したものである[3]．パリのあるIle-de-France地方と地中海沿岸のProvance-Alpse-Cote-d'Azur地方が最も医師密度が高く，Ile-de-France地方を取り囲むようにドーナツ型に医師密度の低い地域が分布している．とくに，PicardieやNord-Pas-de-Calaisといったフランス北部地域は経済的な問題もあり，医師密度が非常に低くなっている．フランス政府は医師密度に関する情報を提供するなどして，若い医師に医師密度の低い地域での開業を推進しようとしているが，なかなかうまく行っていないのが現状である．ただし，医師密度の高いパリ地区でもセクター2医師が多いことから低所得者の医療へのアクセスが困難であるという問題が発生している．さらに，パリ地区の場合，医師の高齢化が進んでいることも問題となっている．

　医師の偏在問題を解消するためには，医師の自由開業制に何らかの制限を加えることが必要になる．しかし，これは個人の自由に抵触するナイーブな問題であり，たとえば，研修終了後の一定期間を医師過疎地域で働くことを義務づけるというプログラムが提案されるたびに，医学生と研修医による大規模なデモが発生している．

　医師偏在問題に対処するために，フランス政府は1990年代後半から種々の調査を行っている．なかでも，2005年4月に出されたBerland報告は医師偏在問題の現状分析を行い，その解決策を提言したものであり，現在のこの問題への対応の基本となっている[3]．この報告の概要は以下の通りである．

1) 現状
① 人口の0.6％が一次医療にアクセスすることができず，また4.1％がアクセスが非常に困難な状況にある．
② 医師密度には大きな地域格差がある（対10万人で256人～426人）．
③ 今後，団塊世代の医師の退職により20年から30年間にわたり現役の医師数が減少する．
④ 若い医師は技能形成に関する魅力及び生活環境を，開業する地域を

補論2　フランスにおける医師養成システムと偏在問題

補論2図表7　フランスの地域別の医師数

地方	医師数	医師密度 (人口10万対)	一般医		専門医	
			医師数	医師密度	医師数	医師密度
Alsace	6169	345	2961	166	3208	180
Aquitaine	10597	354	5071	169	5526	184
Auvergne	3944	297	2143	162	1801	136
Bourgougne	4596	283	2483	153	2113	130
Bretagne	9213	308	4677	156	4536	152
Centre	6653	268	3394	137	3259	131
Champagne-Ardenne	3726	276	2019	149	1707	126
Corse	943	353	492	184	451	169
Franche-Comté	3316	292	1749	154	1567	138
Ile-de-France	47663	426	20842	186	26821	240
Languedoc-Roussillon	9051	377	4455	186	4596	192
Limousin	2405	336	1292	180	1113	155
Lorraine	6924	296	3547	152	3377	144
Midi-Pyrenees	9682	367	4682	177	5000	189
Nord-Pas-de-Calais	11895	293	6611	163	5284	130
Basse-Normandie	3979	275	2028	140	1951	135
Haute-Normandie	4876	270	2511	139	2365	131
Pays de la Loire	9226	278	4817	145	4409	133
Picardie	4862	256	2670	142	2156	114
Poitou-Charentes	4927	294	2670	159	2257	135
Provence-Alpes-Cote d'Azur	19475	417	9045	194	10430	223
Rhone-Alpes	19401	333	9488	163	9913	170
France 本土	203487	340	99647	166	103840	173

出典：フランス保健省（2007）.

選定するに当たって重視している.

⑤　若い医師は，医療技術のレベルの維持向上及び家庭生活との両立を図るために，ソロプラクティスよりもグループプラクティスを好んでいる.

⑥ 多くの医師，とくに専門医は開業医よりも病院医師として勤務し続けることを望んでいる．

⑦ 若い一般医は徐々に開業をしなくなってきているが，その理由として長い診療時間がある．

2) 解決策

1. 現状把握と改善計画策定：地域における医療の需給に関する調査を行い，地域ごとに課題を整理する．そして，これまでの医療計画は病院計画的な性格が強かったが，開業医部門の整備についても行動計画を策定する．

2. 医師の偏在問題解決につながる卒前医学教育・卒後臨床研修の改善

① エクステルナなどの臨床実習を大学病院のみならず，地域の他の医療施設においても実施する（地方病院，一般医の診療所，医療機能付老人ホームなど）．

② 卒後臨床研修も大学病院のみならず，地域の他の医療施設においても実施する（地方病院，一般医の診療所，医療機能付老人ホームなど）．とくに，地域内の医療過疎地域の施設における研修を取り入れる．

③ 採用枠を24の地方ごとに決めるのではなく，より広域化し，都市部と医療過疎地域とを含む形での臨床研修体制とする（図表6のようにこれは既に実行に移されている）．

④ 卒後研修過程を現在の11コースから5コース（内科，外科，精神科，一般医，医学生物学及び医学研究）とする．

3) 医療過疎地域での就業の促進

① 医療過疎地域での勤務を希望する医学生への財政的補助を導入する．

② 医療過疎地域で開業する医師への税制上の優遇措置．

③ 医療機能付老人ホームの整備（開業医及び勤務医の非常勤での勤務の促進）．

④ 都市部で開業あるいは勤務している医師が過疎地域で第二診療所を

開設することの認可.
⑤ 遠隔診療体制の整備による過疎地で勤務する医師の支援.
⑥ 患者搬送システムの改善とコールセンターの整備などによる患者支援.

現在，フランスではこの報告に沿って種々の改革が行われている．内容的にはわが国の医師偏在問題を考える上でも参考になる点が多く，その効果について今後注視していく必要があろう．

5 まとめ——日本への示唆

わが国では新臨床研修制度に移行後，研修医の大学病院離れが生じ，とくに地方の大学病院及びその関連病院で深刻な医師不足が生じている．また，前期研修終了後の専門診療科選択においては，外科や内科などが敬遠され，眼科，皮膚科，精神科などを選択する若手医師が急増しており，診療科間のアンバランスも問題となっている．

かつての医局制度は，種々の問題はあったとしても，入局人数の調整や関連病院への医師派遣の仕組みをもつことで，ある程度バランスのとれた医師養成の機能をはたしていたと言える．そして，より重要なこととして，個々の医師のキャリア形成を医局がモニターすることで，医師の品質保証の機能を果たしていたという興味深い意見もある.注2

新臨床研修制度になって，民間の医師紹介業が活性化していると聞く．これはかつて医局が果たしていた医師派遣を代行するものであるが，はたして地域への医師の安定的な派遣という点で，そしてより重要なこととして医師の技能形成に関して十分な機能を果たしうるのであろうか．おそらく答えはNoであろう．

専門医制度の確立していないわが国で，医師のキャリア形成のための明確なパスがないということは，将来の医療提供体制を考える上で大きな問題が

第6章　ヨーロッパの医療制度改革から学ぶ

あるように思われる．もちろん，現在の臨床研修病院のほとんどはしっかりとした研修体制を持っており，短期的な研修という点では問題はないであろう．考えなければならないのは，卒後10年くらいまでの実務研鑽をいかに体系化するかである．

「臨床研修制度のあり方等に関する検討会」は初期研修を1年にして，内科，救急，地域医療などをローテートし，2年目からは専門診療科を選択できること，都道府県別に研修医の定数を定めること，そして大学病院における研修医数を増やすことなどを柱とした改正案を提出している[4]．この提案の背景には，もう一度大学医局にガバナンス機能を持たせようという意図があると思われるが，はたしてこれが中長期的に医師偏在問題の有効な解決策となるかについては不明である．

おそらく，問題の解決のためには今一歩踏み込んだ議論が必要であろう．フランスの Berland 報告のように，若い医師及び医学生の意識調査も含めて現状分析を行い，その結果を踏まえて実効性の高い対策をきめ細かく行って必要があると筆者は考える．Berland 報告で示されている若手医師の意識の変化は，おそらくわが国の若手医師にも当てはまるものであろう．なぜ，多くの医学生や若手医師が外科や産婦人科を敬遠するようになってしまったのかを改めて詳しく調査し，その意識が変わるような対策を講じない限り，たんに研修期間や研修場所を調整したとしても，自由開業制が保障されているわが国で医師偏在問題を解消することは難しいだろう．

もっとも現在の若手医師による専門科目選択の偏りは一時的なものであり，中期的に見るとバランスがとれるものであるという意見もある．診療科別の医師数が地域別にどのような状況になっているのかを年齢階級別に示したデータが公開されれば，自然とバランスが取れるようなキャリア選択が行われるのかもしれない．むしろ，病院に勤務する中堅の外科医・内科医がバーンアウトして辞めていく現状を解決することが，現在の医師偏在問題の解決のためには緊急の課題である．

いずれにしても，医師の偏在は国民の医療へのアクセスに関わる大きな問

題である．都道府県単位で研修医の定数を決めたとしても，5-6年程度の中期的な医師のキャリアパスをどのように体系化するかという視点がなければ問題の解決は難しいように思う．より踏み込んだ議論が必要である．

注1：わが国の「受け入れ拒否」問題は，医療職の不足問題に加えて，救急を担当する医療機関が集約化されていないことによる部分が大きいと筆者は考えている．キャパシティの小さな医療機関が複数あり，輪番制で受け入れを行っている体制では限界がある．アメリカやヨーロッパのようなER的な救急体制が望ましいと考える．また，フランスの場合，民間の救急搬送サービス（SAMU）があることも，しっかりした救急体制を構築する上で重要な役割を果たしている．わが国においてもこのようなサービスが必要であろう．
注2：筆者の友人の今村利朗医師（国際親善総合病院）の見解である．

参考文献
1) 松田晋哉（2004）「フランスにおける地域医療計画の動向　責任化原則と契約主義による機能分化の推進」『社会保険旬報』No. 2197：22-27.
2) 松田晋哉（2005）「フランスにおける最近の医療制度改革について」『社会保険旬報』No. 2259：22-26.
3) Commission Démographie médicale (2005) Rapport Yvon Berland, Ministère de la Santé et de la Protection sociale.
4) 第6回臨床研修制度のあり方等に関する検討会資料（平成21年2月18日開催）．

第❼章 日本の医療制度改革の方向

平成18年度医療制度改革とその後の改革案

　平成17年10月19日に厚生労働省が医療制度構造改革試案を，そして同年12月1日に政府・与党が医療制度改革大綱を公表しました．この2つは現在のわが国における医療制度改革の方向性を定めた基本的なものです．そして，紆余曲折はあったものの，平成18年6月13日に医療制度改革法案は最終的に可決されました（図表7-1）．そして，民主党に次いで自民党に政権が変わった後も，おおむねこの指針に沿った改革が粛々と進められています．

図表7-1　平成18年度医療制度改革の概要

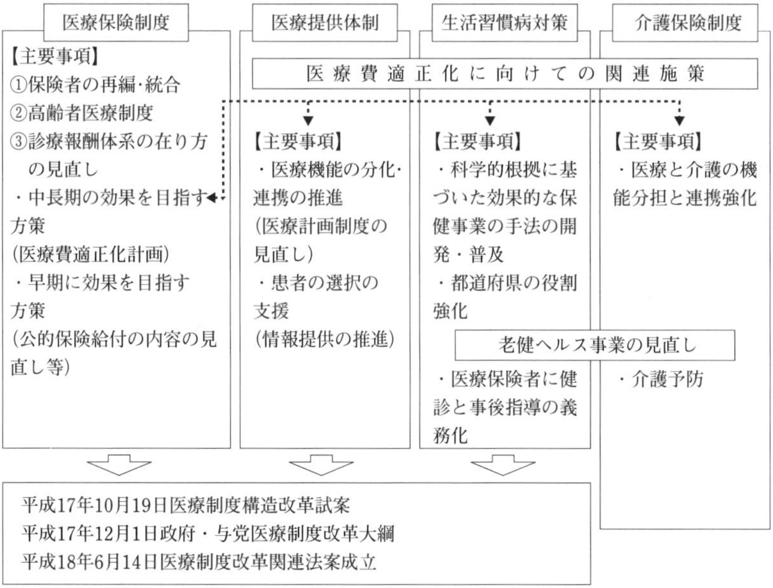

医療保険制度	医療提供体制	生活習慣病対策	介護保険制度
【主要事項】 ①保険者の再編・統合 ②高齢者医療制度 ③診療報酬体系の在り方の見直し ・中長期の効果を目指す方策 （医療費適正化計画） ・早期に効果を目指す方策 （公的保険給付の内容の見直し等）	医療費適正化に向けての関連施策		
	【主要事項】 ・医療機能の分化・連携の推進 （医療計画制度の見直し） ・患者の選択の支援 （情報提供の推進）	【主要事項】 ・科学的根拠に基づいた効果的な保健事業の手法の開発・普及 ・都道府県の役割強化	【主要事項】 ・医療と介護の機能分担と連携強化
		老健ヘルス事業の見直し	
		・医療保険者に健診と事後指導の義務化	・介護予防

平成17年10月19日医療制度構造改革試案
平成17年12月1日政府・与党医療制度改革大綱
平成18年6月14日医療制度改革関連法案成立

出典：厚生労働省（2006）．

第7章　日本の医療制度改革の方向

　平成18年度医療制度改革の特徴は，まずその基本指針で構造改革を目指している点です．具体的には「制度の持続可能性を維持するため，経済指標の動向に留意しつつ，予防を重視し，医療の質の向上・効率化等によって医療費の適正化を実現」するとしています．ヨーロッパの医療制度改革も「提供体制の効率化」を目指していることを考えると，医療制度改革には構造改革が不可欠であるというのが世界的な潮流であるといえるでしょう．

　そして，具体的な医療費適正化の方策として①生活習慣病対策や長期入院の是正のように，国民の生活の質（QOL）を確保・向上する形で医療そのものを効率化する「中長期的な方策」と②公的保険給付の内容・範囲の見直し，診療報酬改定等により公的医療保険給付費の伸びを直接的に抑制する「短期的な方策」の2つがあげられています．ここでとくに注目される点は，抑制の対象となるのは公的保険給付費であって自己負担分を含めた国民医療費全体ではないことです．すなわち短期的な適正化対策では給付範囲の見直しが重要になることをこの試案は示していたと考えられます．なお，二木立氏が指摘しているように，公的医療保険給付費の伸びを直接的に抑制するという表現はその後出された社会保障国民会議の報告書にはありません（二木 2012）．自己負担30％という割合は国際的に高いものであり，これ以上それを高めることは医療に対する国民のアクセスを阻害するものであるというような判断が国にあったのかもしれません．いずれにしても今後の動向を注視する必要があります．以下，平成18年度医療制度改革の具体的内容を見ていきましょう．

1　中長期的方策

1-1　医療計画の見直し

　医療提供体制については医療計画の内容の見直しが行われました．すなわ

1 中長期的方策

図表7-2 新しい医療計画の考え方

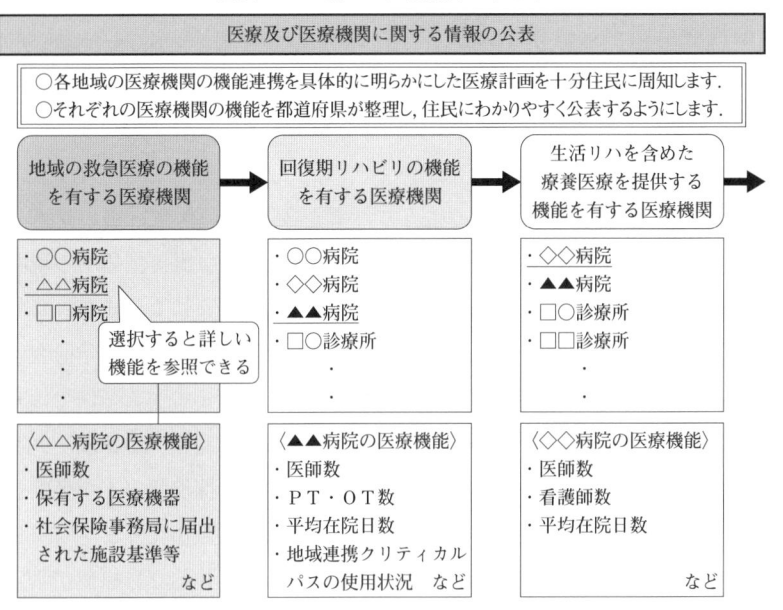

```
┌─────────────────────────────────────────────────────┐
│          医療及び医療機関に関する情報の公表            │
└─────────────────────────────────────────────────────┘
○各地域の医療機関の機能連携を具体的に明らかにした医療計画を十分住民に周知します．
○それぞれの医療機関の機能を都道府県が整理し，住民にわかりやすく公表するようにします．
```

地域の救急医療の機能を有する医療機関	→	回復期リハビリの機能を有する医療機関	→	生活リハを含めた療養医療を提供する機能を有する医療機関	→
・○○病院 ・△△病院 ・□□病院 ・ ・		・○○病院 ・◇◇病院 ・▲▲病院 ・□○診療所		・◇◇病院 ・▲▲病院 ・□○診療所 ・□□診療所	

（選択すると詳しい機能を参照できる）

〈△△病院の医療機能〉	〈▲▲病院の医療機能〉	〈◇◇病院の医療機能〉
・医師数 ・保有する医療機器 ・社会保険事務局に届出された施設基準等 　　　　　　　など	・医師数 ・PT・OT数 ・平均在院日数 ・地域連携クリティカルパスの使用状況　など	・医師数 ・看護師数 ・平均在院日数 　　　　　　　など

ち，医療計画を利用者である住民主体のものと再定義した上で，脳卒中やがん等の主要事業ごとに地域内でどのような医療提供体制を提供するかについて，その質や効率性に関する具体的数値目標を明示し，その実行状況をモニタリングする仕組みを構築することが目指されたのです．

具体的には，新しい医療計画では主だった10の傷病や医療（いわゆる5疾病・5事業）について図表7-2に示したような医療機能の公表が要求されています．この例では脳血管障害の救急医療から，亜急性期・維持期リハビリテーション，それぞれを担う医療機関の名称とその設備等について示すようになっています．このような情報はインターネットを通じて公開されていますので，住民は自分の住む地域と他の地域の状況を比較し，場合によっては自分の納得のいく医療を受けるために，医療圏を超えて受診するようになるでしょう．医療機関の側としても，より多くの患者の支持を得るために質の向上に取り組み，またその結果の積極的な開示が行われるようになると思わ

れます．たとえば，福岡県医師会ではそのホームページで，会員医療機関の診療機能に関する情報を公開していますし（http://www.fmc.fukuoka.med.or.jp/qq/qq40gnmenult.asp)，また前述のように国立病院機構や済生会，全日本病院協会などは医療の質指標の公開を行っています．わが国においても医療情報の公開が急速に進みつつあるのです．

　さらに補論3で説明しているように，平成24年度の医療計画の見直しでは，DPCやNDBといったデータに基づいて各地域の医療提供体制の現状と課題を明らかにした上で，目標値の設定が行われるようになります．この目的のために，各都道府県の医療計画策定担当者には，厚生労働科学研究の成果である図表7-3のようなプログラムが配布されています．この例では福岡県の二次医療圏ごとに脳梗塞患者の入院に関する自己完結率の状況がグラフ化されています．このプログラムでは5疾病5事業に関連する主な傷病や医療サービスについて，二次医療圏単位で自己完結率が数値化及びグラフ化されるようになっています．このプログラムを用いて具体的な目標値が設定されることで，医療計画の進捗状況のモニタリングも可能になり，医療計画が行動計画的な性格を強めることになるのです．これは非常に画期的なことです．[6]

1-2　長期療養の見直し

　高齢者が長期に入院する病床については，生活環境に配慮された居住系サービスへの転換の促進が記載されています．これは医療・介護・年金の役割分担及び給付範囲の見直しの議論に直結するものであり非常に注目される点です．原則論から言えば，医療保険は医療サービスを，介護保険は介護サー

---

[6] 平成25年4月末頃現在で公開されている各都道府県の医療計画を見る限り，配布されたツールは十分には活用されていないようです．
　今後医療計画に記載された内容のモニタリングも含めてツールの活用が進められていくことになります．

1　中長期的方策

図表 7-3　医療計画策定のための分析ツール

分析ツール（1）

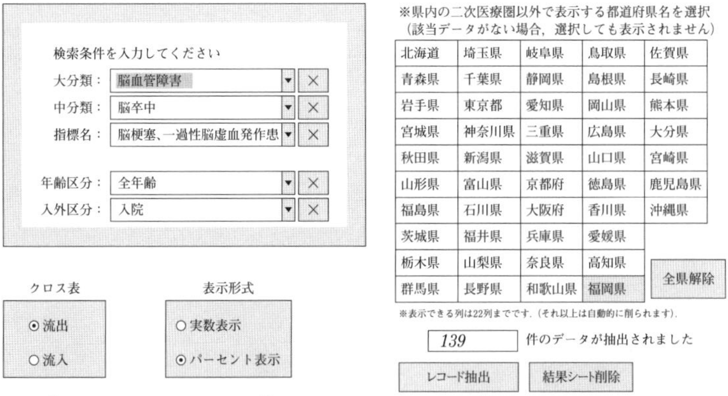

検索条件を入力してください
- 大分類：脳血管障害
- 中分類：脳卒中
- 指標名：脳梗塞、一過性脳虚血発作患
- 年齢区分：全年齢
- 入外区分：入院

※県内の二次医療圏以外で表示する都道府県名を選択
（該当データがない場合、選択しても表示されません）

北海道	埼玉県	岐阜県	鳥取県	佐賀県
青森県	千葉県	静岡県	島根県	長崎県
岩手県	東京都	愛知県	岡山県	熊本県
宮城県	神奈川県	三重県	広島県	大分県
秋田県	新潟県	滋賀県	山口県	宮崎県
山形県	富山県	京都府	徳島県	鹿児島県
福島県	石川県	大阪府	香川県	沖縄県
茨城県	福井県	兵庫県	愛媛県	
栃木県	山梨県	奈良県	高知県	全県解除
群馬県	長野県	和歌山県	福岡県	

※表示できる列は22列までです。（それ以上は自動的に削られます）

クロス表
- ● 流出
- ○ 流入

表示形式
- ○ 実数表示
- ● パーセント表示

139　件のデータが抽出されました

レコード抽出　結果シート削除

↑　　　　　　↑　　　　　　↑
負担者二次医療圏の自己完結率を　実数表示あるいは　　レコード抽出ボタンをクリック
見る場合には「流出」を選択　　　パーセント表示を選択　するとシートが作成される

分析ツール（2）

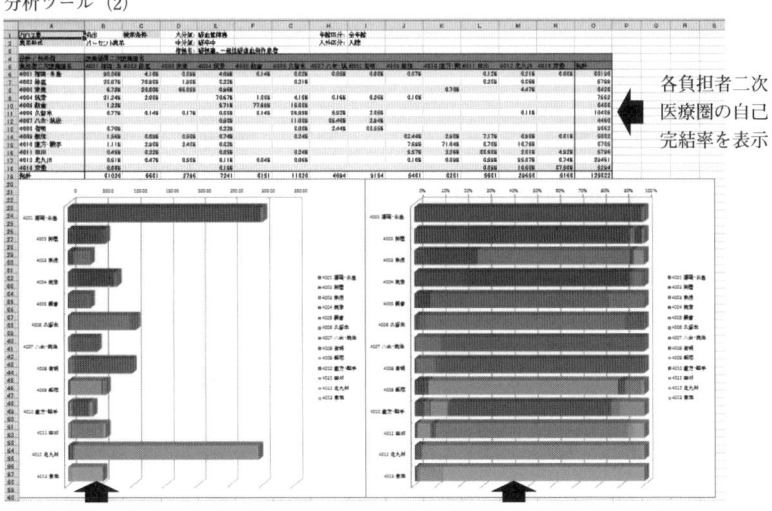

← 各負担者二次医療圏の自己完結率を表示

実数表示のグラフ　　　　　　　％表示のグラフ

資料：「医療計画を踏まえ医療の連携体制構築に関する評価に関する研究」報告書【H22―医療―指定―047】.

第7章 日本の医療制度改革の方向

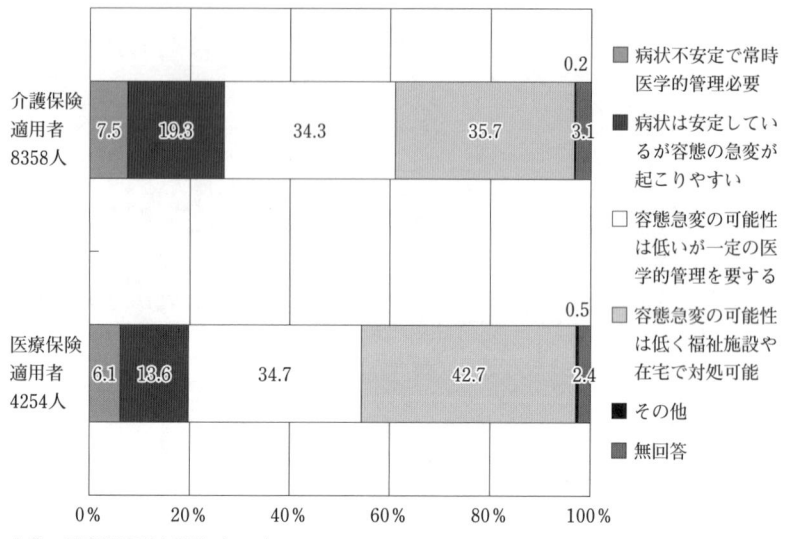

図表7-4 長期療養高齢者の医学的管理の必要性

	病状不安定で常時医学的管理必要	病状は安定しているが容態の急変が起こりやすい	容態急変の可能性は低いが一定の医学的管理を要する	容態急変の可能性は低く福祉施設や在宅で対処可能	その他	無回答
介護保険適用者 8358人	7.5	19.3	34.3	35.7	3.1	0.2
医療保険適用者 4254人	6.1	13.6	34.7	42.7	2.4	0.5

出典：医療経済研究機構（2001）．

ビスを，そして年金保険は老後の生活を保障する仕組みです．急性期の医療においては病室の利用，食事，日常生活動作の補助などは医療の一環と考えることにとくに問題はないと思います．他方，療養型病床への入院はどうでしょうか．療養型病床では高齢者が一年を超えて入院している例が少なくありませんが（療養型病床の平均在院日数は600日を超えています），このような場合のホテルコストはどのように考えるべきでしょうか．たとえば，フランスの場合，療養病床におけるホテルコストは自己負担となっています．

療養病床の見直し議論に大きな影響を及ぼした研究成果があります．それは医療経済研究機構が介護療養病床と医療療養病床に入院している高齢者の状態を調査した研究です（医療経済研究機構 2001）．図表7-4はその結果を示したものです．両施設とも日常生活の自立度及び認知症の状況において軽い者が多く，しかも「容態急変の可能性は低く福祉で対応可能」という者が多くなっています．また，介護療養型病床よりも医療療養型病床の方が，そ

図表 7-5　平成 18 年度医療制度改革後の医療療養病床の診療報酬

算定入院基本料一覧

	医療区分 1	医療区分 2	医療区分 3
ADL 区分 1	E（764 点）	C（1,220 点）	A（1,740 点）
ADL 区分 2	E（764 点）	B（1,344 点）	A（1,740 点）
ADL 区分 3	D（885 点）	B（1,344 点）	A（1,740 点）

注：各患者の 1 日あたりの診療報酬が医療区分と ADL 区分によって決まる．
　　いずれも 1 から 3 になるにつれて重度区分となる．

のような介護ニーズ・医療ニーズの低い利用者が多くなっています．この研究結果は療養型施設のあり方に関する議論に大きな波紋をもたらすことになりました．具体的には療養病床の老健施設や居住系施設への転換の可能性が議論されたのです．

　平成 18 年度の医療制度改革では，医療療養施設について図表 7-5 に示したような基準で患者を評価することとなりました．この見直しにより医療区分の低い患者を多く入院させている病院は経営が非常に厳しい状況となりました．また，同時に介護療養病床についても平成 24 年までに廃止されることが決定されました（その後，平成 29 年まで先送りされています）．

　いずれにしてもこのような改革により療養病床を削減することが予定されているのですが，その妥当性・正当性を疑問視する意見も少なくありません．医療費や介護費の適正化という面では確かに大きな効果があるかもしれませんが，増加する虚弱高齢者（とくに 80 歳以上）のケアを適切に行っていくためにはある程度の量の療養病床は必要であり，それについて改めて検証する必要があります．福岡糸島医療圏を例に説明してみましょう．2010 年現在，この医療圏では 75 歳以上の高齢者で療養病床に入院している人が約 1500 人（2010 年 1 月換算）います．2010 年現在の同医療圏における 75 歳以上人口は 13.1 万人です．これが 2025 年には 22.5 万人になりますから，仮に療養病床への入院率が現状のままであるとすれば，$22.5/13.1 \times 1500 = 2576$ 床の療養病床数が必要となります．また，仮に在宅ケアを進めるとしても，これから増加する高齢者，とくに現在療養病床に入院しているような虚弱な

後期高齢者の在宅ケアをいかに保証するのかということが改めて大きな問題となってくるでしょう．筆者の個人的意見としては，療養病床におけるホテルコストを医療保険から切り離した上で，ニーズに応える量の病床数を整備した方が，地域における住民の安心が保証できるのではないかと思います．そしてそれは収容施設的なものではなく，状態に応じて在宅ケアと施設ケアとを柔軟に提供できるような施設であるべきだと考えています．しかも，こうした長期療養施設が不足してしまうと，急性期病院からの高齢患者の退院がブロックされてしまい，医療提供体制そのものが立ち行かなくなる可能性があります．とくに都市部ではその問題が顕在化するでしょう．療養病床の意義を，データをもとにあらためて評価する必要があると考えます．

　ところで，介護保険制度導入後，多様な設置主体によって有料老人ホームやケア付き住宅が多数建設されていますが，それらの施設と介護保険における入所施設の区分が実質的にあいまいになりつつあります．また，平成24年の介護保険制度の見直しでは，特別養護老人ホームにおける非医療職（ケアワーカー）による医療行為の実施が部分的に認められています．ある種の社会実験ですが，ここでこのような枠組みに問題がないということになれば，ケアワーカーによる医療行為の実施が，その他の介護保険関連施設にも拡大されていくでしょう．そうなれば長期療養ということに関して医療施設と介護施設との境界がさらにあいまいになっていきます．しかし，ここで求められているのは医療も含めて「安心」が保証された高齢者の「生活」をどのように保障していくかという視点です．とくにその根幹となる「住」の保証が強く求められるようになってきているのです．

ニーズの見極め

　福岡県において病院や老人保健施設に180日以上入院・入所しており，かつ退院・退所が可能であると評価された高齢者を対象に，筆者らが何が退院・退所の阻害要因となっているかを調査した結果は非常に興味深いものでした（Matsuda & Tanaka 2010）．「退院しない」高齢者は「退院する」高齢

者に比較して日常生活能力は高く，また認知症のレベルが軽い傾向がありました．しかしながら，「退院しない」高齢者は「生活の安心感」に乏しく，「生きがい」がなく，そして「経済的に苦し」かったり，そもそも帰る家がない方が多いという傾向がありました．ここで「社会的」に入院していると評価されているこうした「元気な」患者の状況を多少の誇張を含めて描写すれば以下のようになるのかもしれません．病院にいる限り，彼らは3食温かい食事を食べることができますし，食事の後片付けをする必要もありません．風呂やシャワーを使うこともできます．ベッドの周りも含めて掃除もしてもらえます．定期的なリハビリ，とくに集団リハビリは若干レクリエーションの要素もあり，なかなか楽しいものです．そして，何よりもそこでは毎日自分に話しかけてくれる若い人がいます．独居の虚弱高齢者が家に帰ったらどうなってしまうでしょうか．現在のように社会的なサポートが十分でない状況では，彼らの生活は瞬く間にその維持が難しいものになってしまうでしょう．医療の周辺にある住や食といったケア体制を充実し，かつ彼らが社会で孤立化しないような枠組みを整備しない限り，社会的入院の本質的な解決はあり得ないのです．

　もちろん，ここで例示したような「元気な社会的入院高齢者」は現実には少ないのが現状です．私たちの調査でも，全体の5%未満でした．ほとんどの高齢者は居宅に戻れない医療上・介護上の理由を抱えています．ただし，いずれにしても医療施設が持っている安心を保障する機能を，受け入れ側である地域社会で整備して行かない限り社会的入院の問題の本質的解決はあり得ません．例外的な事例はあるにしても，多くの場合，医療施設側の経営的な理由で社会的入院が温存されているわけではないのです．

医療保障と「住」の保障

　ここで，社会保障制度の個々の役割についてもう一度考えてみましょう．たとえば，フランスの長期療養施設では，医療的ケアについては疾病金庫から支払いが行われるのですが，居住費用（ホテルコスト）については原則自

第7章 日本の医療制度改革の方向

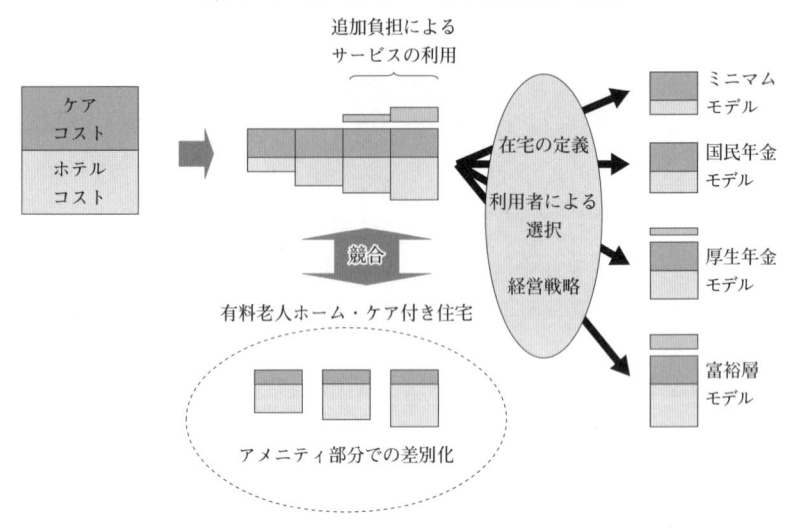

図表7-6　ホテルコストによる利用者の選別化

(図：ケアコスト・ホテルコスト → 追加負担によるサービスの利用／競合／有料老人ホーム・ケア付き住宅／アメニティ部分での差別化 → 在宅の定義・利用者による選択・経営戦略 → ミニマムモデル／国民年金モデル／厚生年金モデル／富裕層モデル)

己負担となっています．すなわち，高齢者の場合，住の保障は基本的に年金保険の役割となっています．社会保障制度を持っている他の国のほとんどが，おおむねこのような体系になっています．社会保障制度間の役割分担について，わが国においてもきちんと整理する必要があります．

　これから高齢化がさらに進むことを考えると，病状が安定していて医療ニーズが低い高齢者については，「住」を保証することを第一に考え，必要に応じて医療及び介護を提供するという仕組みを作る必要があるのではないでしょうか．厚生労働省の試案ではこのような方針が示されているのだと考えられます．こうした施設は住を保証する施設ですので，枠組みとしては在宅ケアの対象になります．「住み慣れた家に住む」という考え方から「住み慣れた地域で，住みやすい家（施設）に住む」という考え方への発想の転換が求められているのです．

　しかし，住の部分が自己負担となることで低所得者の医療・介護へのアクセスを阻害する可能性もあります．また，図表7-6に示したように，ホテルコストの負担額によってそのような居住施設の階層化が進み，高齢期の所得

によってどのような施設に住めるかが決まるというような，あらたな国民の階層化が進む可能性もあります．このような状況が行き過ぎてしまうと，社会の安定性が著しく損なわれてしまうでしょう．実際，介護保険制度に関連して，とくに入居機能のある小規模多機能施設などでこうした傾向が生じつつあるという印象を筆者は持っています．高齢社会において，医療と介護，そして生活を総合的に保障するための新たな枠組み作りが必要です．

ただし，75歳以上の後期高齢者が急増する社会においては療養病床の量も社会的ニーズに応えられるよう整備しておくことが必要です．ホテルコストの負担に関するあり方を整理した上で，現状をきちんと調査し，その必要量について再評価することが望まれます．

1-3　医療法人制度改革

医療法人制度は「医業の非営利性を損なうことなく法人格を取得することにより，資金の集積を容易にし，医療機関の経営に永続性を付与し，私人の医療機関経営の困難を緩和するもの」として1950年に導入された制度です．平成18年度の医療制度改革に基づいて，医療法人制度改革も行われています．この中で解散時の残余財産が個人に帰属しないようにすること，及び公立病院が担ってきた分野を扱える，公益性の高い新たな社会医療法人制度が導入された点が注目されます．

ここ数年医療への株式会社の参入の是非が大きな議論となっています．当然日本医師会をはじめとする関係者はそれに反対しています．反対の理由としては「医療は公共性の高いものである．利益の配分を前提とする株式会社が医療に参入すると，利益追求のために国民の望む医療が提供されなくなる恐れがある」という意見が上げられています．

これに対して株式会社による医療提供を求める財界関係者からは，現在の医療法人の公共性についての疑問が出されています．具体的には実質的に親族で固められた理事会の運営，解散時の持分，親族によるMS法人の運営な

どが，公共性という点から批判されています．その意味で上記の医療法人制度改革は妥当なものであると筆者は考えます．医療機関の非営利性を主張する以上，提供側としてもそのあり方を国民に納得してもらうものにする努力が必要でしょう．現在，より公共性の高い社会医療法人を選択する民間病院が増加しています．こうした病院組織の変化は，わが国の医療提供体制における民間病院の意味づけを大きく変えていくことになると思います．

　公立病院については，その赤字体質が問題になっています．現在，わが国では病床利用率が 50% 未満である公立病院があります．このような施設では人件費率が 100% 近くなっており，識者からは「患者のためではなく，従業員のための病院」との批判が出されています．こうした公的病院に対する批判は諸外国でも多く出され，種々の改革が行われてきました．たとえば，フランスでは公設民営，スウェーデンでは公的病院の病院経営会社への売却という形で民間活力の活用が行われています．このような海外の動向は，わが国の医療法人の今後のあり方を検討する上で参考になるものだと思います．

　ただし，「公立＝非効率」というステレオタイプな議論は避けるべきでしょう．地方や山間部など公立病院以外に医療機関がない地域があることも事実です．こうした施設では医療職の確保が難しく，また急性期以後のケアをしてくれる施設が不足しているため入院が長くなりがちです．効率性に関する机上の議論だけでは律しきれない現実もあります．また，公立病院を黒字病院と赤字病院とに区分して比較してみると，前者は医療職が増加しています．関係者にヒアリングをしたところ，ニーズに合わせて定数を超えて医療職を採用できるかどうかが重要であるとのことでした．経営体制の在り方，具体的には定数管理を受けない独立行政法人型がこれからの公立病院には適切なのかもしれません．

医療福祉複合体

　高齢者の持つ健康問題は，多くの場合介護の問題にも関係しています．こ

うした中，医療法人にも老人ホーム等の経営を認めようという動きがあります．ケアの継続性という点からいっても，そのような方向性は妥当であると筆者は思います．そして，これにより今後医療・介護・住を総合的に提供する複合体がわが国においても発展していく可能性があります．

こうした複合体の発展は患者の囲い込みを行うものであるという批判が医療関係者，福祉関係者双方から出されています．しかしながら利用者の立場から考えると，サービスの質に問題がないのであれば，このような複合体は総合的なサービスを提供するという点において，利用者に大きな安心感を与えるものです．したがって，複合体をいたずらに危険視するのではなく，それにより起こりうる弊害を予防する方法をうまく取り入れながら，その健全な発展を促すというのが望ましいのではないかと筆者は考えます．

また，このような複合体は必ずしも1つの法人である必要はなく，地域で異なるサービス提供主体が緩やかなアライアンスを形成して，実質的に複合体として機能するということも可能だろうと思います．このようなことも将来的には医療計画の中に書き込まれるべきではないでしょうか．

さらにこのような複合的なサービスが適切に提供されるためには，医療，介護，生活の多面的なニーズに対応できるケアマネジメントが必要です．筆者はそのような人材として社会福祉士の資格をもった看護職が今後重要になると考えています．現在，わが国では看護職の専門化の一環として特定看護師の資格などが議論されていますが，ぜひ社会福祉系の資格取得についてもカリキュラムの検討をお願いしたいと思います．北欧では，そのようなダブルライセンスの看護職がケアマネジメントの領域で大きな力になっているようです．かかりつけ医との連動を考えると，医師会立の看護学校で，社会福祉系の教育を大学の通信課程を活用しながら行うということでもよいのかもしれません．実現に向けてぜひ検討していただければと思います．

ところで第8章で説明するように，平成24年度の介護保険制度の見直しで地域包括ケアの概念が導入されました．そして，居住型の小規模多機能施設や住をベースとした複合サービスが図られています．これは医療介護生活

サービス複合体の形成を促進する方向で作用するでしょう．こうしたサービスは街づくり・コミュニティづくりと整合性をもって整備されなければなりません．きちんとしたルール作りをしておかないと，21世紀版の「隔離された療養所」が，地域の中に浮島のように作られてしまうことになります．質の評価方法の開発とともに考えなければならない課題です．

なお，複合体の詳細については二木立氏（1998），松山幸弘氏（2005）の著書を参考にしていただければと思います．

2　短期的方策

2-1　都道府県単位での医療費適正化

　医療費の適正化については都道府県に医療費適正化対策の設定が義務づけられ，その中で在院日数の適正化や生活習慣病患者増の抑制などの対策を行っていくことが目指されています．国はこれらの政策目標の実現に資するよう，診療報酬の見直しや必要な財政措置を行い，都道府県の取り組みを支援するとしています．具体的には第一期計画の終了年度（平成24年度）に政策目標の実施状況を評価し，費用負担の特例を設けることとしています．この費用負担の特例とは何なのでしょうか．具体的には，実現が出来なかった都道府県において診療報酬上の1点あたり単価を下げること（Floating point制度）の可能性を示唆する意見もあります．しかし，東京都周辺の県から都内の医療施設に多くの患者が流入していることをどう考えるのか，あるいはそもそも税収や保険料収入が少ないために医療財政が赤字化している地方の状況をどう考えるのか，などクリアしなければならない課題が多いため，こうしたFloating point制度の実現は難しいでしょう．

　他方，ジェネリック医薬品使用の拡大，医療計画・介護保険事業計画・地域福祉計画などの一体的検討による入院期間の適正化などにより，ある程度

2　短期的方策

図表7-7　後発薬変更の経済効果

(1保険者の例)

薬効2分析名称	先発品使用中 現状薬価	後発品使用中 最低薬価	後発品使用中 現状薬価	後発品使用中 最低薬価	現状薬価合計	最低薬価合計	現状→後発品min 削減額	削減率
中枢神経系用薬	24,659,588	20,350,720	960,255	780,397	25,619,843	21,131,117	4,488,726	17.5%
末梢神経系用剤	1,110,412	758,961	56,253	52,584	1,166,665	811,545	355,120	30.4%
感覚器官用薬	5,818,922	4,617,110	1,449,957	1,041,795	7,268,879	5,658,905	1,609,974	22.1%
循環器官用薬	28,882,417	23,726,578	1,540,754	1,133,960	30,423,171	24,860,538	5,562,632	18.3%
呼吸器官用薬	7,252,540	5,576,131	825,854	521,478	8,078,394	6,097,609	1,980,785	24.5%
消化器官用薬	19,109,710	14,634,935	1,143,951	981,067	20,253,661	15,616,002	4,637,659	22.9%
ホルモン剤	16,714,227	16,030,981	495,710	423,438	17,209,937	16,454,419	755,518	4.4%
泌尿生殖器官および肛門用薬	2,539,050	1,489,277	159,547	117,787	2,698,596	1,607,064	1,091,532	40.4%
外皮用薬	10,559,675	6,381,116	924,610	787,925	11,484,285	7,169,041	4,315,244	37.6%
歯科口腔用剤	14,750	13,864	83	63	14,833	13,927	907	6.1%
その他の個々の器官系用薬	50,420	47,096	1,988	1,988	52,408	49,083	3,325	6.3%
ビタミン剤	1,483,574	1,020,596	1,067,233	486,686	2,550,807	1,507,282	1,043,525	40.9%
滋養強壮薬	3,590,027	3,511,456	106,658	103,776	3,696,685	3,615,233	81,452	2.2%
血液および体液用薬	9,986,313	5,655,983	825,336	684,718	10,811,649	6,340,702	4,470,947	41.4%
人工透析用薬	702,240	648,004			702,240	648,004	54,236	7.7%
その他の代謝性医薬品	28,169,525	24,550,729	1,156,761	971,778	29,326,285	25,522,507	3,803,778	13.0%
細胞賦活用剤	1,848	1,848			1,848	1,848	0	0.0%
腫瘍用剤	14,093,562	12,928,610	373,080	322,349	14,466,642	13,250,959	1,215,683	8.4%
放射性医薬品	1,341,756	1,329,753	25,589	25,204	1,367,345	1,354,957	12,388	0.9%
アレルギー用薬	18,872,659	14,170,897	1,092,504	766,077	19,965,163	14,936,974	5,028,189	25.2%
生薬	99,327	82,472			99,327	82,472	16,854	17.0%
漢方	3,922,940	2,515,323			3,922,940	2,515,323	1,407,616	35.9%
抗生物質製剤	16,047,369	11,306,155	939,273	766,981	16,986,642	12,073,136	4,913,506	28.9%
化学療法剤	11,526,804	8,440,287	1,315,407	1,009,466	12,842,211	9,449,753	3,392,458	26.4%
生物学的製剤	9,023,463	8,963,010			9,023,463	8,963,010	60,453	0.7%
抗原虫薬	14,691	12,064			14,691	12,064	2,627	17.9%
調剤用薬	126,917	95,766			126,917	95,766	31,151	24.5%
公衆衛生用薬	2,716,518	1,946,470	51,184	42,483	2,767,702	1,988,953	778,749	28.1%
分類されない治療を主目的としない	91	91			91	91	0	0.0%
アルカロイド系麻薬	1,054,751	946,861	8,520	6,749	1,063,271	953,610	109,661	10.3%
非アルカロイド系麻薬	356,334	356,334	163,408	163,408	519,742	519,742	0	0.0%
	668,935	624,755			668,935	624,755	44,180	6.6%
	240,511,355	192,734,232	14,683,913	11,192,159	255,195,267	203,926,391	51,268,877	20.1%

203

の適正化は可能です．そのためには都道府県でこうした分析を担当する部門の能力を強化する必要があります．たとえば，図表7-7はある保険者における薬剤費を分析した結果を示したものです．ジェネリック使用を進めることで最大で20％の薬剤費削減が可能であることがわかります．現在，保険者によってはこうした分析結果を被保険者に通知して，被保険者が医師や薬剤師にそれを希望することでジェネリック使用を促進しようとしています．このような取り組みに加えて，全体のデータを示して，地域の医師会や薬剤師会と話し合うことが，医療の質の評価という点からも重要であると考えます．

このような地方自治体，とくに都道府県の能力強化・権限強化に対して都道府県自身は困惑しているようです．都道府県の職員が病院団体や医師会などの専門職集団に対峙して，このような政策を行っていくことに二の足を踏んでしまう心情は理解できます．しかしながら，医療費や医療提供体制の地域差問題を中央政府の施策のみで解消していくことは困難であり，やはり都道府県がこの問題に積極的に取り組んでいかなければならないと筆者は考えています．紆余曲折はあると思いますが，今後保険者は都道府県単位で実質的な統合が図られていくことになると思われます．都道府県単位での人材育成が急務です．

ところで，医療費の適正化は必ずしも「医療費の削減」を意味するものではないはずです．住民の安心を保障するための資源の適正配分及び効率的な使用が適正化の中心であるべきであり，それは必然的に医療情報の標準化と透明化を要求します．そのような体制作りをいかに行っていくかが，現在のもっとも重要な課題であると考えます．

都道府県は医療費適正化対策と連動する形で都道府県健康増進計画を見直すことを求められています．しかし，健康づくりの目的はあくまで国民の生活の質の向上にあり，したがって健康づくりを直接医療費の適正化に結びつけることに，筆者は違和感があります．第8章の健康文化の創造の節でも述べるように，健康づくりによって，高齢期になっても働き続けることができ

る国民が増えることによる間接的な医療費適正化効果が重要なのであって，健康づくりに直接的な医療費削減効果を求めるのは難しいでしょう．また，直接的な医療費削減効果を求めて健康づくりを進めてしまうと，事業そのものがハイリスクアプローチ中心になってしまい，非常に窮屈なものになってしまいます．健康づくりはポピュレーションアプローチを中心に行うのが良いと筆者は考えています．いずれにしても，その中長期的効果を検証するためには，第8章で詳述するような情報分析のシステムが整備されなければなりません．こうした情報システムの整備こそが，都道府県が行わなければならない必須業務であると考えます．

2-2 診療報酬体系のあり方の見直し等

医療機能に応じた診療報酬体系

　診療報酬体系の見直しについては，医療機関のコストを適切に反映するという方針に基づき，急性期入院医療においてはDPCに基づく包括評価の拡大，慢性期入院医療に関しては患者の状態像に応じた（包括）評価の導入が進みつつあります．また，医療機関の機能を評価するという視点から，入院医療については平均在院日数の短縮化と看護体制等，そして外来医療については機能分化と連携などを評価する方針が示されました．図表7-8は平成14年に国が示した医療機能別の診療体系の在り方を示したものです．紆余曲折はありましたが，おおむねこの図に沿って改革が行われています．今後，この診療報酬体系の見直しは，施設の機能分化，とくに急性期病院の集約とその機能強化，在宅ケアの推進，さらには介護保険との連携などを促進する方向で作用すると予想されます．ただし，包括評価の拡大が医療費の適正化につながるかどうかはわかりません．この点について，筆者の私見を補論1にまとめましたので参照していただければと思います．

第7章 日本の医療制度改革の方向

図表7-8 医療施設の機能分化と診療報酬体系

診療報酬体系の見直し

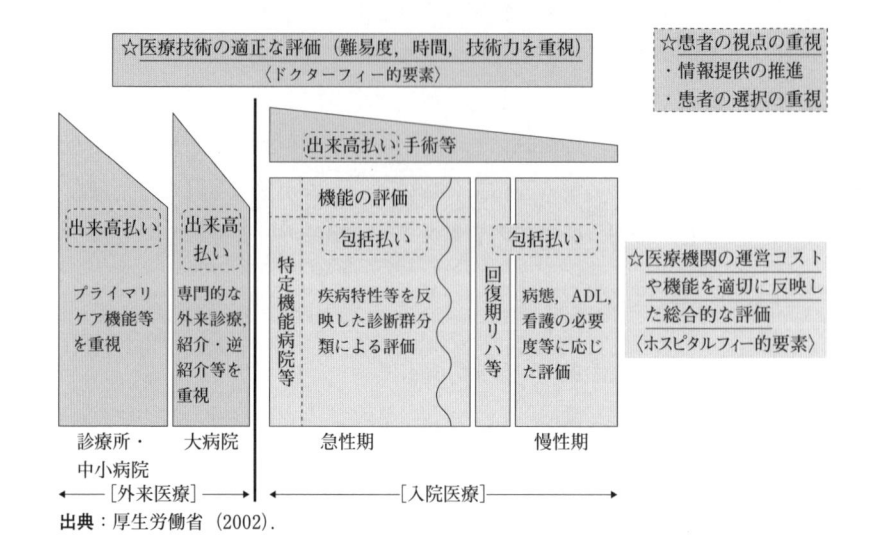

☆医療技術の適正な評価（難易度，時間，技術力を重視）
〈ドクターフィー的要素〉

☆患者の視点の重視
・情報提供の推進
・患者の選択の重視

出来高払い｜手術等

機能の評価

出来高払い	出来高払い	特定機能病院等	包括払い		包括払い	
プライマリケア機能等を重視	専門的な外来診察，紹介・逆紹介等を重視		疾病特性等を反映した診断群分類による評価		回復期リハ等	病態，ADL，看護の必要度等に応じた評価

☆医療機関の運営コストや機能を適切に反映した総合的な評価
〈ホスピタルフィー的要素〉

診療所・中小病院　　大病院　　　　　　急性期　　　　　　　慢性期
←[外来医療]→　　←―――――――[入院医療]―――――――→

出典：厚生労働省（2002）．

薬剤に対する支払いの見直し

　薬剤に関しては諸外国に比較して遅れている後発品の普及を促すため処方せん様式の変更，具体的にはブランド薬から後発品への薬剤師による代替処方を認める方式が導入されました．また，後発品の市場実勢価格を勘案した薬価算定ルールの導入も検討されており，公的医療保険からの医薬品に対する支出抑制のための方策強化が進められていくことになると予想されます．このような方針は医療機器・医療材料においても採られるでしょう．

　また諸外国で採用されている参照価格制についても今後改めてその採用の是非について議論されると予想されます．

　薬剤に対する支払いの見直しで今後最も重要な議論の対象になってくるのが，がんを中心とした新薬の評価でしょう．図表7-9は先進医療全般としてこの問題を考えたものです．「企業が望む経済的価値」と「医療経済性評価

2 短期的方策

図表7-9 先進医療はどう評価されるべきか？

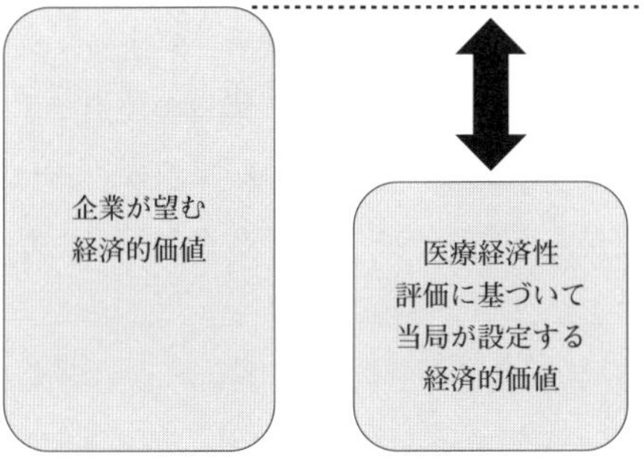

企業が望む
経済的価値

医療経済性
評価に基づいて
当局が設定する
経済的価値

このギャップをどのように
補償するのか？

1．公的医療保険でカバー
2．薬価を医療経済性評価によって
   低く設定
3．2＋参照価格制
   ①自己負担分を保障する保険
   ②医療貯蓄制度
4．公的医療保険の枠外におき
   評価療養・選定療養で対応

・NHSを採用している国では公的保障の枠外におき，民間保険で対応．
・フランスなどは positive list ＋出来高＋参照価格制，同時に保険でカバーする医薬品を見直し（たとえば，OTC薬や湿布薬など）．
・アメリカのHMOではフォーミュラリーに入っていない医薬品はカバーしない．

に基づいて当局が設定する経済的価値」とのギャップをどのように埋めるのか，次の混合診療問題にも関連する難しい問題です．しかも，まさにこの点がTPPでも議論の対象となると予想されます．

混合診療

　診療報酬体系のあり方に対して財界等から強く求められているものの1つに混合診療の解禁があります．まず，混合診療について説明しましょう．混合診療とは，同一の傷病に対して，保険による診療と自費による診療を一緒に（混ぜて）行うことを認めるというものですが，わが国の健康保険制度はそれを禁止しています．たとえば，あるがん患者が，保険で支払いが認められていない抗がん剤による治療を自費で受けた場合，このがんに対するその他の一連の医療行為，たとえば医師による診察や画像検査などは，たとえそれらが公的保険の給付対象であったとしても，患者が加入している公的保険からの支払いは認められないことになっています．きちんと保険料を払っている患者の側からみると納得のいかない仕組みだろうと思います．この混合診療の認可については厚生労働省も日本医師会も強く反対してきました．効

果が証明された医療についてはこれを社会保険で提供するというのがわが国の社会保険制度の原則であり，混合診療を認めると経済的条件によって受けることが出来る医療に差がついてしまうというのが反対の第一の理由です．また，混合診療を無秩序に入れてしまうと効果の定まらない医療が行われる可能性もあり，医療の安全という点からも問題があるという意見が出されています．

しかしながら，抗がん剤に関するがん患者からの要望等もあり，平成18年度医療制度改革では特定療養費を「評価療養」（保険導入のための評価を行うもの）と「選択療養」（保険導入を前提としないもの）に再編成する方針が出され，事実上混合診療的な枠組みが拡大することとなりました．また，先進医療についても特定療養の仕組みが適用されることとなりました．

今後，選択療養部分を保障する民間保険商品の開発が進むと思われますが，これはある意味で国民の間に経済力によって受けることの出来る医療に差をもたらすことになるのかもしれません．行き過ぎたアクセス制限を回避するために，公的保険で保障するべき医療を検討するための医療技術の評価体制の構築が必要です．有効性が明らかな診療行為については，公的保険で給付するという原則は守るべきであると考えます．しかし，他方で高額な医療のイノベーションを公的保険でどこまで保証するのかという難しい問題に解答を出すことも求められています．現在のわが国の経済状況を考えると，効果が従来のものとあまり差のない高額医療のすべてを公的保険で賄うことは現実的ではないでしょう．民間保険等を部分的に導入しながら，財政とのバランスもとることは避けられません．ナイーブな問題ですが，結論を先送りすることはできません．

3 社会保障国民会議報告と社会保障改革に関する集中検討会議について

図表7-10は平成20年11月4日に出された社会保障国民会議最終報告の「入院・施設・居住基盤に関するシミュレーション」を示したものです．こ

3 社会保障国民会議報告と社会保障改革に関する集中検討会議について

図表7-10 社会保障国民会議最終報告
入院・施設・居住基盤に関するシミュレーション

	現状（2007年）	Aシナリオ	2025年 B1シナリオ	2025年 B2シナリオ	2025年 B3シナリオ
急性期	【一般病床】103万床 78% 20.3日	【一般病床】133万床 78% 20.3日 （参考） 急性：15.5日 （高度急性：20.1日） （一般急性：13.4日） 亜急性期等：75	80万床 70% 12日 一般病床の職員の58%増 （急性病床の20%増）	67万床 70% 10日 一般病床の職員の100%増	・高度急性 26万床 70% 退院患者数 34万人/月 ・一般急性 49万床 70% 退院患者数 113万人/月 一般病床の職員の116%増
亜急性期・回復期等	退院患者数 119万人/月	退院患者数 154万人/月	退院患者数 140万人/月 52万床 90% 75日 コメディカル等を20%増	退院患者数 141万人/月 44万床 90% 60日 コメディカル等を30%増	一般病床の職員の80%増 40万床 90% 60日 退院患者数 20万人/月 コメディカル等を30%増
長期療養（医療療養）	23万床 93%	退院患者数 19万人/月 39万床 93%	21万床 98%	23万床 98%	23万床 98%
介護施設 特養 老健 （老健＋介護療養）	84万人分 42万人分 42万人分	169万人分 85万人分 83万人分	146万人分 76万人分 70万人分	149万人分 78万人分 72万人分	149万人分 78万人分 72万人分
居住系 特定施設 グループホーム	25万人分 11万人分 13万人分	47万人分 22万人分 25万人分	68万人分 33万人分 35万人分	68万人分 33万人分 35万人分	68万人分 33万人分 35万人分

注：各欄数字については、上段はベッド数など整備数、中段はその平均稼働率、下段は平均在院日数。そのトに、人員配置を強化する場合の内容を記載。Aシナリオは現状のまま、Bシナリオは施設機能の改革を行うもの。改革の内容によりB1、B2、B3の3つのシナリオを設定。
出典：平成20年11月4日 社会保障国民会議最終報告。

209

第 7 章　日本の医療制度改革の方向

図表 7-11　社会保障国民会議最終報告
医療費・介護給付費に関するシミュレーション

(経済前提Ⅱ-1の場合)

	現状 (2007年)	2025年			
		A シナリオ	B1 シナリオ	B2 シナリオ	B3 シナリオ
医療+介護					
対 GDP 比	7.9% 程度	10.8~10.9% 程度	11.6~11.9% 程度	11.6~11.9% 程度	11.7~12.0% 程度
対 NI 比	10.7% 程度	14.7~14.8% 程度	15.8~16.2% 程度	15.7~16.1% 程度	15.9~16.3% 程度
名目額	41 兆円程度	85 兆円程度	91~93 兆円程度	91~93 兆円程度	92~94 兆円程度
医療					
対 GDP 比	6.5% 程度	8.4~8.5% 程度	8.6~8.9% 程度	8.5~8.8% 程度	8.6~8.9% 程度
対 NI 比	8.9% 程度	11.5% 程度	11.7~12.1% 程度	11.6~12.0% 程度	11.8~12.2% 程度
名目額	34 兆円程度	66~67 兆円程度	68~70 兆円程度	67~69 兆円程度	68~70 兆円程度
介護					
対 GDP 比	1.3% 程度	2.4% 程度	3.0% 程度	3.0% 程度	3.0% 程度
対 NI 比	1.8% 程度	3.2% 程度	4.0% 程度	4.1% 程度	4.1% 程度
名目額	7 兆円程度	19 兆円程度	23 兆円程度	24 兆円程度	24 兆円程度

注：1) 年度ベースの数値である.
　　2)「~」の左は，医療費の伸び率として要素の積み上げを用いた場合（ケース①）であり，右は賃金と物価の平均に 1% を加えたものを用いた場合（ケース②）である.
　　3) GDP 及び NI は，2007 年：GDP=522 兆円，NI=383 兆円，2025 年（経済前提Ⅱ-1 の場合）：GDP=787 兆円，NI=578 兆円である.
　経済前提Ⅱ-1 では物価上昇率 1.0%，賃金上昇率 2.5%，運用利回り 4.1% を仮定.
出典：平成 20 年 11 月 4 日　社会保障国民会議最終報告.

こでは医療・介護サービスのあるべき姿として，現状維持シナリオ（A シナリオ），医療機関の選択と集中を行った場合のシナリオ（B シナリオ，3 パターン）が示され，さらにそれを実現し維持していくための費用が図表 7-11 のように具体的に提示されました．二木立氏がコメントしているように，この報告は「社会保障の機能の強化」を行うために，社会保障支出が大幅に増大することを認めた上で，さらに財源の議論も行われているという点において注目されます（二木 2008）.

　その後，政権が自民党から民主党に移り平成 23 年 7 月 14 日の第 11 回社会保障改革に関する集中検討会議で医療介護の将来像として資料に提示されたものが図表 7-12 です．社会保障国民会議で提示された案と大きな変化はありませんが，B3 シナリオ（急性期病床を高度急性期と一般急性期に分け，在

3　社会保障国民会議報告と社会保障改革に関する集中検討会議について

図表7−12　社会保障改革に関する集中検討会議による医療・介護の将来像

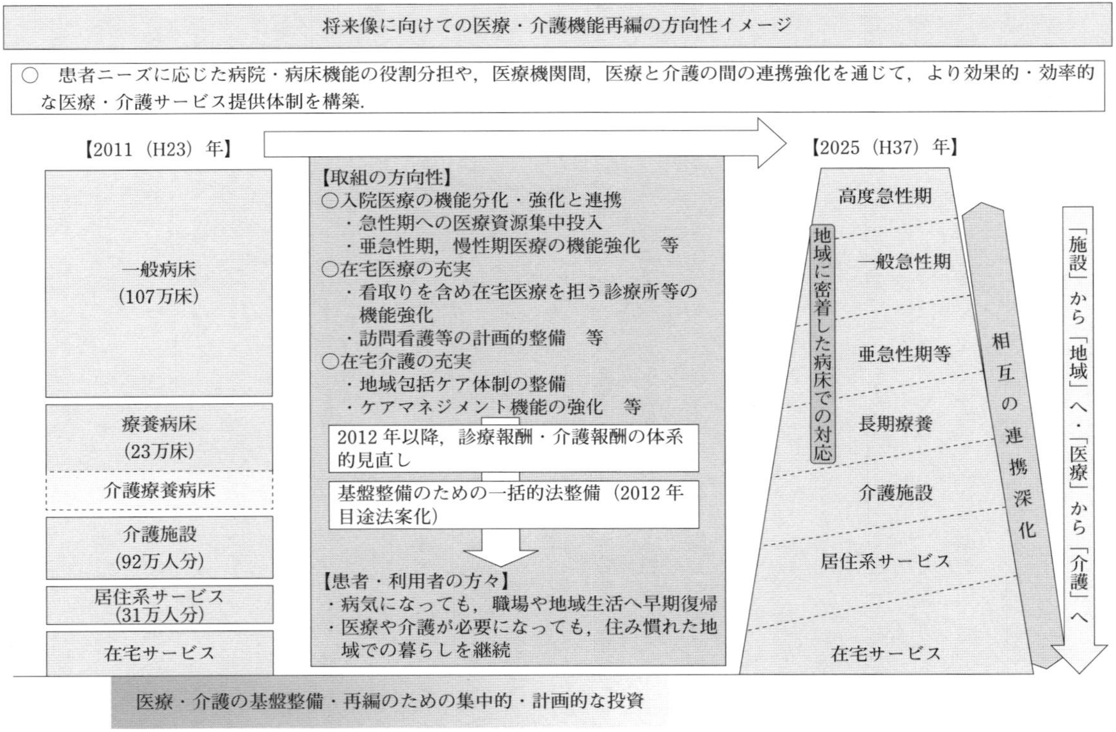

将来像に向けての医療・介護機能再編の方向性イメージ

○ 患者ニーズに応じた病院・病床機能の役割分担や、医療機関間、医療と介護の間の連携強化を通じて、より効果的・効率的な医療・介護サービス提供体制を構築。

「施設」から「地域」へ・「医療」から「介護」へ

相互の連携深化

【2025（H37）年】
- 高度急性期
- 一般急性期
- 亜急性期等
- 長期療養
- 介護施設
- 居住系サービス
- 在宅サービス

（地域に密着した病床での対応）

【2011（H23）年】
- 一般病床（107万床）
- 療養病床（23万床）
- 介護療養病床
- 介護施設（92万人分）
- 居住系サービス（31万人分）
- 在宅サービス

【取組の方向性】
○入院医療の機能分化・強化と連携
・急性期、慢性期の医療資源集中投入
・亜急性期、在宅医療の機能強化　等
○在宅医療の充実
・看取りを含めた在宅医療を担う診療所等の機能強化
・訪問看護等の計画的整備　等
○在宅介護の充実
・地域包括ケア体制の整備
・ケアマネジメント機能の強化　等

2012年以降、診療報酬・介護報酬の体系的な見直し

基盤整備のための一括的法整備（2012年目途法案化）

【患者・利用者の方々】
・病気になっても、職場や地域生活へ早期復帰
・医療や介護が必要になっても、住み慣れた地域での暮らしを継続

医療・介護の基盤整備・再編のための集中的・計画的な投資

資料：平成23年7月14日　社会保障改革に関する集中検討会議（第11回）資料．

院日数の短縮と病床数の削減を行う）が前面に出てきているようです．

　ところで，急性期病院の大半は DPC で評価される施設となっていますが，その DPC 対象病院が平成 24 年度の制度改定から，診療密度と医療機能によって I 群（大学病院本院），II 群（大学病院本院相当の機能），III 群（それ以外の急性期病院）に区分されることになりました．この群わけの議論は社会保障国民会議報告や社会保障改革に関する集中検討会議とは，まったく別の論点でなされてきたものですが，形の上では似たような体系になっています．今後の議論の基盤になることが予想されます．

　低経済成長と社会の高齢化を考えれば，政府が示している医療機能の分化と連携体制の確立は避けて通れません．しかしながら，改革の前提となっている仮定についてはいくつか再検討すべき点もあるように思います．まず，第 1 点目は経済前提 II-1 では運用利回り 4.1％ という比較的甘い見通しになっていることです．これまでの公的年金の見直しの経緯を考えると，厳しめの運用利回りで推計を行った方が現実的ではないでしょうか．第 2 点は在院日数の問題です．欧米先進国に比較してわが国は在院日数が長いことが指摘されていますが，入院の概念が異なる諸外国との比較が本当に適切なのかについては，慎重な検討が必要です．具体的には諸外国における Medihotel（入院前後に患者が「宿泊」する医療サービス対応ホテル）の存在などのために，日本と諸外国の在院日数をそのまま比較することが妥当なのかという疑問があります．在院日数の短縮が必要なことは間違いないのですが，「欧米並み」というのが根拠になると対応を間違える可能性があります．在院日数は本来，臨床的な視点から決められるべきものです．第 3 に医療から介護，そして施設から居宅へのシフトがかなり多く見込まれていますが，二木立氏も指摘している通り「入院・介護施設入所者を（現状投影シナリオから）50万人も減らし，代わりに特定施設とグループホーム，小規模多機能施設の利用者数を 71～81 万人も増やす」と想定するのはあまり現実的でないように思います．その理由として，国民の所得水準が上がりにくい状況で，実質的に自己負担が増えてしまう特定施設や小規模多機能施設への入所者のシフト

が政府の予想通り生じるのかという疑問と，仮に介護にシフトした場合にその負担増に介護保険財政が耐えうるのかという疑問があるからです．

　また，後期高齢者の医療と介護の複合ニーズの現状を考えたとき，特定施設とグループホーム，小規模多機能施設などが療養病床に代わる施設になりうるのかという点についても慎重な検討が必要です．ただし，わが国でアメリカのようにナースプラクティショナーが十分量育成され，医師からナースプラクティショナーへの権限移譲がきちんと行われ，そして Nurse led ward（ナースプラクティショナーが管理する療養病棟や老人保健施設，特定高齢者施設）のようなものが導入できるのであれば，状況は大きく変わるかもしれません．

　ところで，図表7-12で注目されるのは急性期病院を縦につなげる形で「地域に密着した病床」という概念が提示されていることです．これは全日本病院協会（全日病）が，以前より提案している地域一般病棟に近い概念ですが，筆者はこれからの高度高齢社会を迎えるにあたってこの病床群の整備が重要な課題の1つであると考えています．これについては第8章で詳しく述べたいと思います．

引用文献

Matsuda S and Tanaka M (2010) "Why does the Japanese Frail Aged Prefer to Stay in the Long Term Care Wards?," *APJDM*. Vol. 4 (2) : 41-48, 2010.

二木立（1998）『保健・医療・福祉複合体』東京：医学書院.

二木立（2008）「二木教授の医療時評」（その61）『文化連情報』2008年12月号（368号）：14-17.

松山幸弘，河野圭子（2005）『医療改革と統合ヘルスネットワーク』東京：東洋経済新報社.

第7章　日本の医療制度改革の方向

補論3　National Database と DPC データを活用した医療計画策定について

1　はじめに

　高度高齢社会における医療提供体制はいかなるものであるべきなのか．今，わが国は戦後最大の医療提供体制の構造改革を迎えている．診療科及び働く場所の選択に大きな自由が認められているわが国の場合，構造改革のためには医療者の主体的な意識改革が必要であり，そしてその指針としての医療計画が策定される必要がある[1]．しかし，多くの医療者にとってこれまでの医療計画は病床規制の手段にすぎず，ほとんど読まれることもなかったのが実情であった．

　医療計画には各地域における医療の現状の記述や課題，その解決のための方針などが記載されてきてはいる．しかし，その多くは医療資源の量などを除けば定性的なものであり，たとえば医療施設の機能や連携の現状と課題に関する具体的な数値は示されていない．また，そこに記載されている連携の推進なども具体的な行動計画として記述され，その進捗状況が評価されるということもほとんどなかった．批判を恐れずに言えば，これまでの医療計画は「策定すること」が自己目的化してしまい，それが具体的な行動として実現されることは非常に稀であった．

　このような状況が生じているもっとも大きな理由は，基礎となる情報の不足にある．しかしながら DPC の導入と National Database の構築により状況が一変した[1]．これまでにない詳細なデータに基づいて各地域の現状把握と課題の検討，そして計画実現のための指標の作成が可能になったのである．本論ではこの2つの情報源を用いてどのような医療計画策定が可能なのかにつ

補論 3 National Database と DPC データを活用した医療計画策定について

いて，筆者の分析結果をもとに私見を述べてみたい．

2　National Database を用いた分析の概要について

平成 20 年から厚生労働省は高齢者医療確保法に基づき，国民健康保険，長寿医療制度，協会けんぽ，組合健康保険など全レセプトの収集を開始しており，それは National Database として蓄積されることとなった．

レセプトデータには種々の個人情報が含まれており，したがってその取扱いには細心の注意が必要である．そこで，本分析では National database の各レセプトに記載されている情報について以下の手続きで分析用にデータベース化した．なお，患者の住所地情報は国民健康保険，長寿医療制度，生活保護制度しかわからないため，今回の分析では上記 3 種類のレセプトのみを使用している．また，分析には 2010 年のあるひと月分のデータを用いた．

被保険者番号については国のデータベースに格納された段階ですでにハッシュ化されているが，それをさらに再ハッシュ化し，事後的に連結不可能な状態にし，性，年齢階級（5 歳刻み），保険者の所属する医療圏（市町村を対応する福岡県の 13 の医療圏名に変換），受診年月，入外区分，傷病名（ICD および傷病コード），行われた医療行為のコードを紐づけた．また，医療機関については医療機関の所属する医療圏を割り付け，個々の医療機関情報はわからない仕様とした．

上記のデータ加工の後，レセプトに記載されている傷病を DPC の上 6 ケタコード（傷病名）に変換し（変換テーブルはすでに開発済み），二次医療圏単位で患者の所属医療圏と受療医療圏とのクロス集計及び在宅医療，医療連携の状況を分析した．

3　福岡県における分析事例

本節では福岡県について NDB と DPC を用いて地域医療の現状を分析した

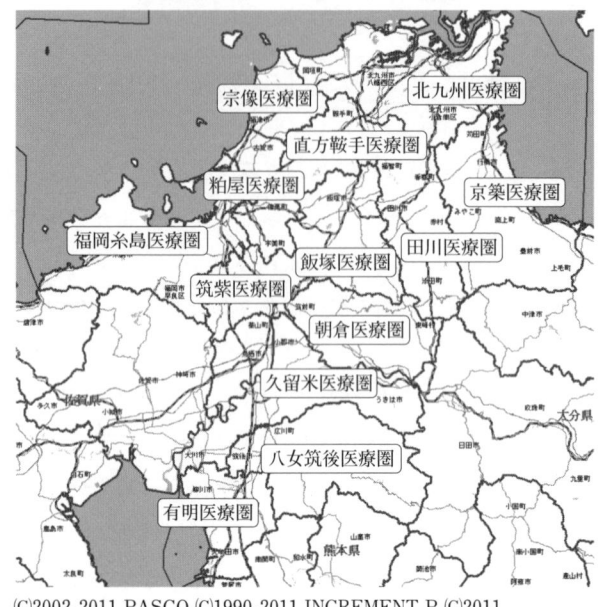

第7章 日本の医療制度改革の方向

補論3図表1　福岡県の二次医療圏

(C)2002-2011 PASCO (C)1990-2011 INCREMENT P (C)2011
財団法人日本デジタル道路地図協会.

　例について説明する．図表1は福岡県の二次医療圏を示したものである．全部で13の医療圏があるが，これを広域で見ると北九州市を中核とした北九州広域圏（北九州，京築），福岡市を中心とした福岡広域圏（福岡糸島，粕屋，宗像，筑紫），久留米市を中心とした筑後広域圏（久留米，朝倉，八女筑後，有明），飯塚市を中心とした筑豊広域圏（飯塚，直方鞍手，田川）の4つに区分することができる．

　図表2～5はNDBを用いて脳梗塞について患者の住所地医療圏別にどの医療圏の施設に受診しているのかを％表示で示したものである．図表2はDPC病院についてみたものである．たとえば，ここで宗像医療圏についてみてみよう．宗像医療圏に住所地にある患者の約80％が宗像医療圏の一般病院に入院していることがわかる．しかし，図表3に示したようにこれを回復期・亜急性期入院についてみると，全例が近隣する他の医療圏の施設に入

216

補論3　National Database と DPC データを活用した医療計画策定について

補論3図表2　福岡県における脳梗塞患者の受療圏

(平成22年厚生労働省National Database：一般病床入院)

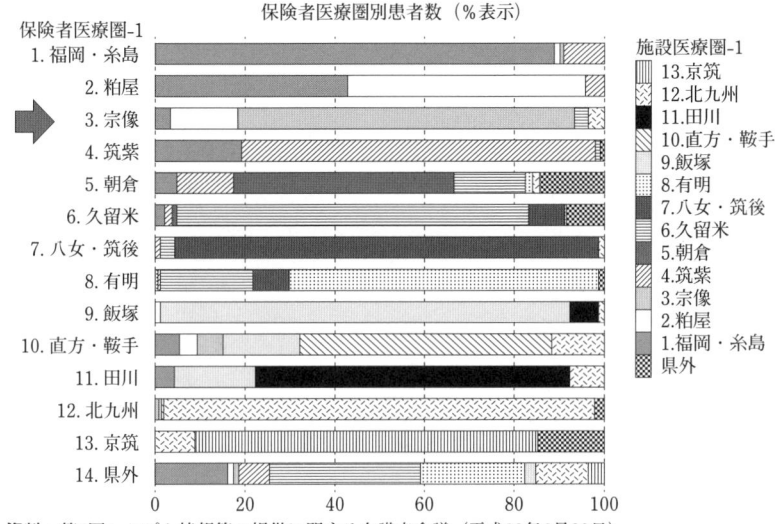

保険者医療圏別患者数（％表示）

資料：第6回レセプト情報等の提供に関する有識者会議（平成23年6月20日）．

補論3図表3　福岡県における脳梗塞患者の受療圏

(平成22年厚生労働省National Database：回復期・亜急性期病床入院)

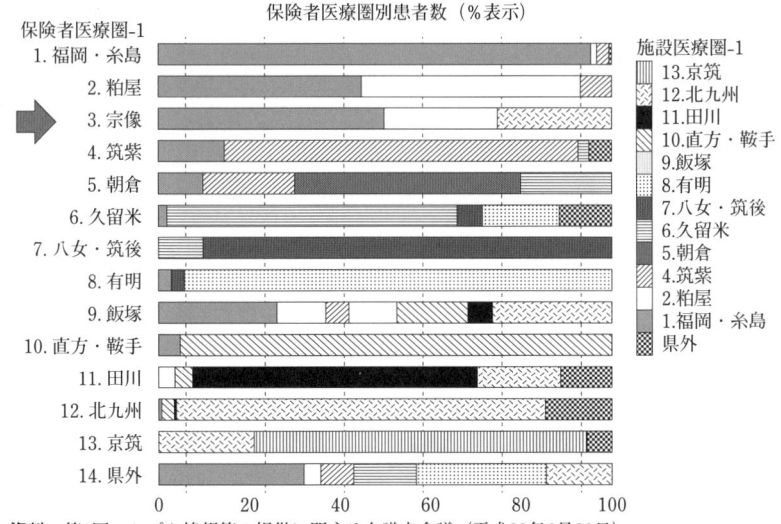

保険者医療圏別患者数（％表示）

資料：第6回レセプト情報等の提供に関する有識者会議（平成23年6月20日）．

第7章　日本の医療制度改革の方向

補論3図表4　福岡県における脳梗塞患者の受療圏

（平成22年厚生労働省National Database：療養病床入院）

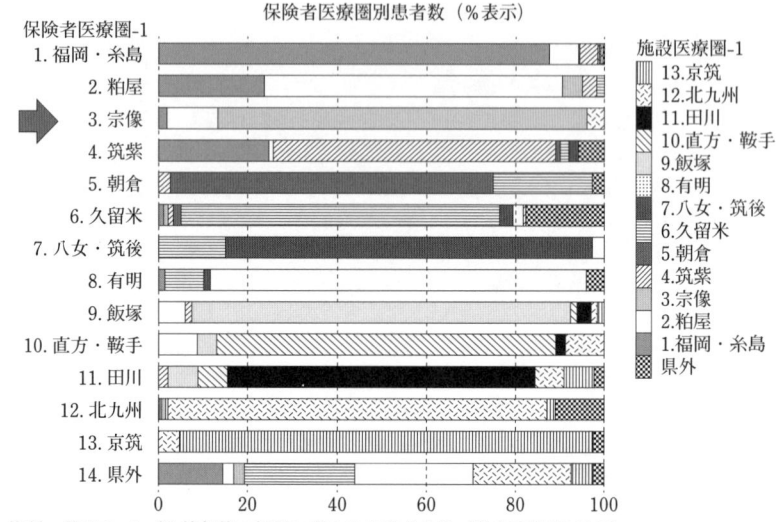

保険者医療圏別患者数（％表示）

資料：第6回レセプト情報等の提供に関する有識者会議（平成23年6月20日）。

補論3図表5　福岡県における脳梗塞患者の受療圏

（平成22年厚生労働省National Database：外来）

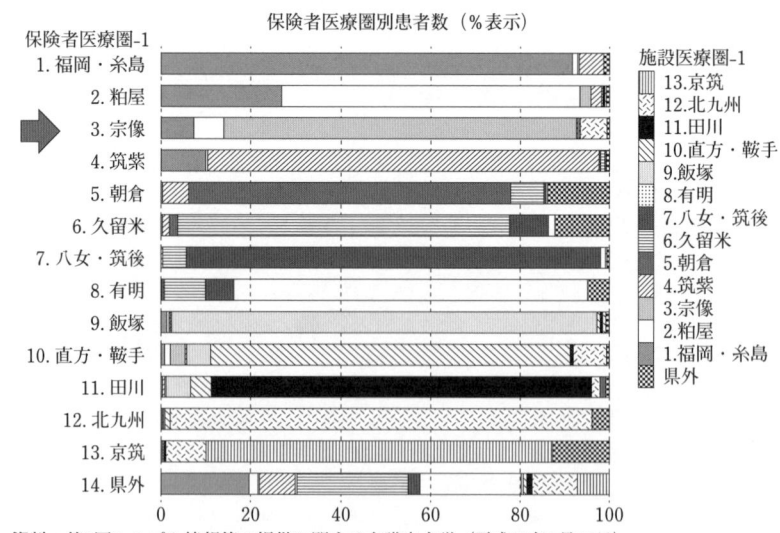

保険者医療圏別患者数（％表示）

資料：第6回レセプト情報等の提供に関する有識者会議（平成23年6月20日）。

補論3　National Database と DPC データを活用した医療計画策定について

院している（50％が粕屋医療圏，それぞれ25％ずつが福岡糸島医療圏と北九州医療圏）．そして，療養病床については約80％の患者が宗像医療圏の施設に入院している（図表4）．外来についても約80％が宗像医療圏の施設にかかっている（図表5）．以上より宗像医療圏における脳梗塞の診療体制は，回復期・亜急性期病床が不足していること，他のフェーズについてはほぼ自己完結していることがわかる．脳梗塞治療に関する地域医療体制を考えると，急性期以後の回復期・維持期リハビリは患者の居住圏で行われることが望ましい．したがって，今回の医療計画の見直しでは回復期リハビリを地域で行う体制を整備することが宗像医療圏の課題として書き込まれることになる．実数で見ると20弱の病床が不足しているが，回復期・亜急性期病床がないために療養病床や介護施設に入院している患者もいると予想されることから，実際の必要病床数推計はこうした患者も含めて行われる必要がある．

　脳梗塞については地域連携パスが導入され，それが診療報酬上でも地域連携診療計画管理料・退院時指導料として評価されている．しかしながら，このような連携がどの程度行われているのかについては評価が十分行われてはいない．これについても概算ではあるがレセプト情報を用いて推計することが可能である．具体的には入院患者数のうちどのくらいの患者で地域連携診療計画管理料・退院時指導料が算定されているかをみることで指標化が可能である（注：より正確には退院患者のみに絞ることが望ましいが，今回のデータ切り出しでは個人情報の保護等の理由で全入院患者を対象にしている）．また，在宅医療の実施状況については外来レセプトのうちどのくらい在宅関連レセプトがあるのかをみることで，当該医療圏の在宅医療の実施状況を指標化することができる．図表6は脳梗塞について医療圏単位で連携及び在宅医療の状況を見たものである．宗像医療圏では連携パスはまったく算定されていないこと，在宅医療についても在宅関連レセプトの出現率が3.4％で県内の他医療圏に比較して低いことがわかる．

　図表7は宗像医療圏及び粕屋医療圏における脳梗塞の急性期入院の状況をDPC公開データによって分析した結果を示したものである．宗像医療圏で

第 7 章　日本の医療制度改革の方向

補論 3 図表 6　福岡県における脳梗塞患者の地域指標

(平成 22 年厚生労働省 National Database：外来)

施設医療圏	連携患者割合	在宅患者割合
1. 福岡・糸島	5.1	7.1
2. 粕屋	2.6	5.7
3. 宗像	0.0	3.4
4. 筑紫	1.1	5.1
5. 朝倉	0.0	2.2
6. 久留米	4.9	5.4
7. 八女・筑後	6.6	1.8
8. 有明	2.2	7.0
9. 飯塚	5.0	3.0
10. 直方・鞍手	3.3	5.5
11. 田川	1.4	2.9
12. 北九州	3.8	5.0
13. 京築	0.0	7.4

資料：第 6 回レセプト情報等の提供に関する有識者会議（平成 23 年 6 月 20 日）．

補論 3 図表 7　粕屋及び宗像医療圏における DPC 対象病院の診療実績

(平成22年7月-平成23年3月分厚生労働省データ：脳梗塞・入院患者)

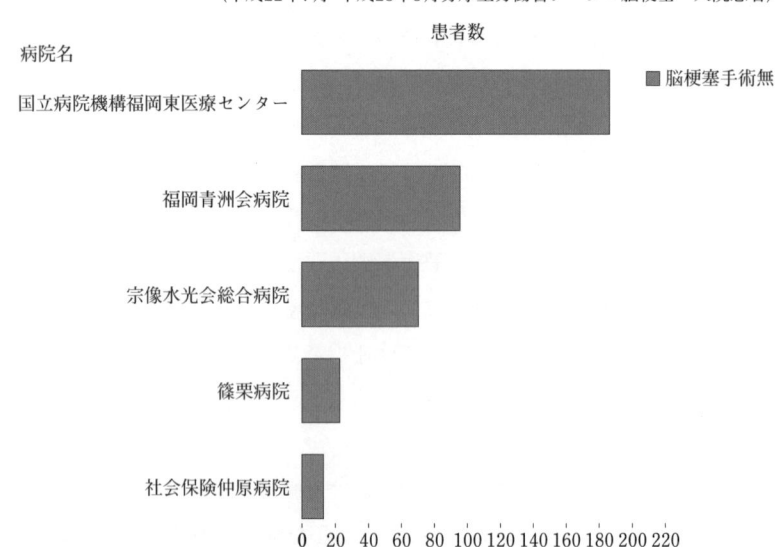

補論3 National Database と DPC データを活用した医療計画策定について

は宗像水光会病院のみが脳梗塞患者の受け入れを行っていることがわかる（約70例）．

　以上より，宗像医療圏における脳梗塞の医療に関しては，宗像水光会病院が中核施設として機能することで，医療圏内の80%の急性期患者を受け入れていること，亜急性期・回復期以外の医療については80%以上の自己完結率であることから，ほぼ充足していることがわかる．しかしながら，連携や在宅ケアの状況に関しては改善すべき状況にあり，その要因の1つとして入院から在宅への連携を促進することが目的の1つである回復期病棟及び亜急性期病床がないことが推察される．宗像医療圏では75歳以上人口が2010年の17000人から2025年の28000人に増加することが推計されている．こうした高齢化は入院と在宅とを柔軟に提供する体制を必要とする．したがって，同医療圏では回復期病棟及び亜急性期病床の整備及び施設間連携と在宅医療をどのように進めていくかが今後の課題となる．

4　おわりに

　以上，NDBとDPCデータを活用してどのように医療計画を策定するかについての私見を述べた．少子高齢化の進行，長引く経済不況と莫大な公的債務，医療技術の不断の進歩，医療をめぐる国民の意識の変化など，医療を取り巻く環境は非常に厳しくなっている．このような状況下で医療の質を担保しながら，かつ費用対効果の高い医療を提供していくためには医療提供体制そのものを時代のニーズに合うものに変えていく必要がある．そのためには情報が必要であり，そしてその情報に基づいて医療者が議論し，パートナーシップのもと地域医療を再構築していく必要がある．冒頭でも述べたように，診療科選択及び勤務する場所に関して医療職に大きな自由が認められているわが国において，医療職が医療提供体制の変革の主体にならなければあるべき改革を行うことはできない．そして，その議論のための情報を整備するのが，行政や筆者らのような社会医学者の役割である．

第7章 日本の医療制度改革の方向

補論3図表8　データを活用した医療介護計画の策定手順

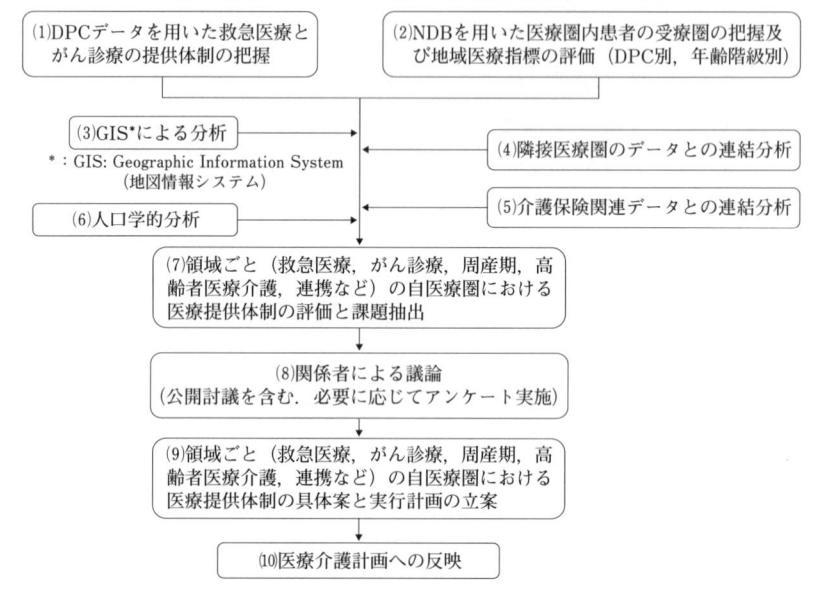

```
┌─────────────────────────┐  ┌─────────────────────────────────┐
│(1)DPCデータを用いた救急医療と│  │(2)NDBを用いた医療圏内患者の受療圏の把握及│
│   がん診療の提供体制の把握   │  │   び地域医療指標の評価（DPC別，年齢階級別）│
└─────────────────────────┘  └─────────────────────────────────┘
           │                                │
           ▼                                ▼
   ┌──────────────────┐          ┌────────────────────────┐
   │(3)GIS*による分析   │◄─────────│(4)隣接医療圏のデータとの連結分析│
   │ *：GIS: Geographic│          └────────────────────────┘
   │   Information System│
   │   （地図情報システム）│          ┌────────────────────────┐
   └──────────────────┘          │(5)介護保険関連データとの連結分析│
   ┌──────────────┐              └────────────────────────┘
   │(6)人口学的分析 │◄─────────
   └──────────────┘
                    ▼
         ┌──────────────────────────────┐
         │(7)領域ごと（救急医療，がん診療，周産期，高│
         │   齢者医療介護，連携など）の自医療圏における│
         │   医療提供体制の評価と課題抽出       │
         └──────────────────────────────┘
                    ▼
         ┌──────────────────────────────┐
         │(8)関係者による議論                │
         │（公開討議を含む．必要に応じてアンケート実施）│
         └──────────────────────────────┘
                    ▼
         ┌──────────────────────────────┐
         │(9)領域ごと（救急医療，がん診療，周産期，高│
         │   齢者医療介護，連携など）の自医療圏における│
         │   医療提供体制の具体案と実行計画の立案   │
         └──────────────────────────────┘
                    ▼
            ┌────────────────────┐
            │(10)医療介護計画への反映│
            └────────────────────┘
```

　図表8は筆者の考える新しい医療計画の作成過程である．二次医療圏単位，三次医療圏単位で現場の医療職のコミットメントを従来以上に求めているのが特徴である．また，高齢者においては医療と介護のニーズが複合化していることを考えればこれらふたつを一体的に検討することが妥当であろう．そのための方法論については参考文献を参照されたい[2]．

　現在，筆者らはこうした分析結果を基に，地域医療の現状に関する情報提供とそれをベースとした話し合いの場を作ることを，行政や地区医師会をはじめとする種々の関係者の方々と，勝手連的に実現していくことを試みている．なぜ，そのように急ぐのかと言えば，高齢化の進行と経済状況の悪化を考えれば，きちんとした医療制度改革を行うための時間的な余裕はかなり少なくなっているという危機感を筆者らが持っているからである．欧米，とくにヨーロッパにおける医療制度改革の歴史からも明らかなように，医療提供体制をビッグバン的に変えることは難しい[3]．将来のあるべき姿をグランドデ

補論3 National Database と DPC データを活用した医療計画策定について

ザインとして示したうえで，客観的なデータに基づいて優先度を設定し，漸進的に進めていくことが最も実際的なのである．DPC の一般化の過程を考えればわかるように，これは 10 年以上にわたる長い時間を必要とする．この努力を怠れば，急速に現行システムが立ち行かなくなる可能性が否定できないと筆者は考えている．その場合，医療制度改革が外圧などにより場当たり的（あるいは恣意的）に行われる危険性がある．

わが国の国民皆保険制度を持続可能なものとするためにも，医療資源の再配分が必要となっている．新しい医療計画はそのための重要なツールになると思われる．NDB や DPC データを活用しながら，関係者がその策定に積極的に関与することが求められている．

引用文献
1) 松田晋哉（2011）「医療計画の実効性向上と DPC 公開データの活用」『社会保険旬報』No. 2475：16-23.
2) 松田晋哉，藤森研司（2010）「医療保険・介護保険レセプトと特定健診データの連結分析システムの開発」『社会保険旬報』No. 2435：22-28.
3) 松田晋哉（2002）「欧州の医療制度改革」『医療と社会』12（1）：51-68.

第❽章 超高齢社会日本の医療モデル：4つの重要領域

　さて，ここで何が日本の医療制度の問題なのか，そして欧米の経験を踏まえるとどのような改革案が可能なのかを整理しておきましょう．

　まず問題点の第一は少子高齢化の進展そのものが世代間の所得移転を前提としている現行制度の維持を困難にしていること，第二は医療活動の実際を評価するための標準的な情報がないこと，第三は利用できる情報が不足しているために施設の機能分化と連携が進まず，結果として非効率と医療資源の地域間格差が生じていること，第四はやはり情報が不足しているために患者による医療機関の選択が不十分となっていること，第五に社会経済の成熟化に伴い生活習慣病を中心とした慢性疾患対策が医療費の面でも国民の生活の質の面でも大きな課題となっていること，そして第六にこうした環境変化に対する現場の医療職の認識が十分ではないことです．これらの問題点を解決するためにはどうしたらいいのでしょうか．筆者は医療施設の機能分化とプライマリケアモデルの再構築，そして医療情報の標準化と透明化，そして医療職の意識改革の4つが重要領域であると考えています．以下，それぞれについて筆者の考えを説明したいと思います．

1　医療施設の機能分化

　2006年の医療制度改革の大きな柱の1つは機能分化と連携の推進でした．政権が2度代わった今日の状況においても，この基本的な方針は変わっていないと思われます．少子高齢化の進行と経済の低迷という厳しい条件下で，質の高い医療を効率的に推進していこうとするのであれば機能分化と連携の

推進を避けて通ることはできません．また，この過程では欧米のような「代替政策」も部分的に取り入れていく必要があるでしょう．1982年の第一次医療計画にも明記されているように，医療施設の機能分化は常に重要であると考えられながらも，これまで十分には達成されてこなかったものです．本節では，なぜ機能分化を推進しなければならないのか，何がその阻害要因となっているのか，それを解決するためにはどのような条件が必要なのかについて，これまでの研究成果などに基づいて論述してみたいと思います．

1-1　機能分化が必要な理由

(1)　医療資源使用の効率化

現在，わが国の急性期医療はまさに崩壊の危機にあるという認識のもと，救急，周産期医療，外科分野への医療費の投入，そして医師の労働負荷を軽減する措置の必要性が政党のいかんにかかわらず政策課題として掲げられるようになりました．ただし，その実現には財政的な裏付けが必要です．平成22年度そして平成24年度の診療報酬改定では，これらの領域への配分増加の原資として，医薬品及び医療材料の価格引き下げ分及び後発品使用の増加による医療費低減分があてられました．

医薬品および医療材料の価格はこのような財源をめぐるこれまでの議論の中で必ずターゲットとなってきており，そして実際に価格を下げられてきました．確かに国際的にみてわが国の後発品使用料は少なく，また医療材料の価格も高く，したがってその是正は必要です．しかしながら，医薬品や医療材料に関しては，安定供給やわが国の産業政策という視点も重要であり，そのバランスも求められるのではないでしょうか．

医療材料の価格について米国医療機器・IVD工業会（AMDD）は非常に興味深い研究成果を発表しています（AMDD 2009）．すなわち，わが国の医療材料販売業の営業効率はフランスなどに比較して11分の1程度であり，そ

1 医療施設の機能分化

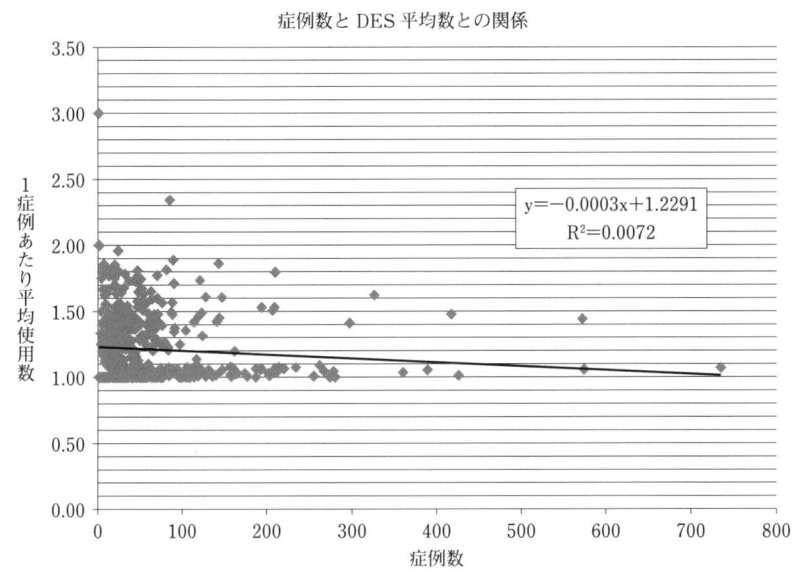

図表 8-1　狭心症の経皮的インターベンション症例数と DES 使用数との関係
研究班データ（H20 年 7 月～12 月）

症例数と DES 平均数との関係

$y=-0.0003x+1.2291$
$R^2=0.0072$

（縦軸：1 症例あたり平均使用数、横軸：症例数）

の原因としては販売員 1 人あたりの担当施設数が多いこと，そして顧客施設あたりの症例数が少ないことが主たる要因であるとしているのです．業界団体の委託研究であるという点を割り引いて考えても，医療機能の集約が進んでいないことがわが国の医療材料の価格が高止まりしている原因の 1 つであるという指摘は重要です．

図表 8-1 は薬剤溶出ステント（DES）について平成 20 年度の DPC 研究班データを用いて，施設あたりの症例数と 1 症例あたりの平均 DES 使用数との関係をみたものです．症例数の少ないところではばらつきが大きく，症例数が多くなるにつれ 1 に近い所に収束しています．このことは医療機能の分化と集約を進めることでステント使用数の効率化が可能であり，したがって医療費低減にもつながりうる可能性を示しています．このような条件が整うことで，医療材料販売業者としても配送コストの削減が可能になり，そして価格引き下げにも対応できることになります．すなわち医療材料や医薬品価

格の引き下げにより医療財源の健全化を図ろうとするのであれば,医療機能の集約化が不可欠なのです.

(2) 傷病構造の変化への対応

　医療技術の進歩によりかつては「致命的な」急性期疾患だったものの多くが「慢性疾患」化しています.たとえば,脳梗塞は急性期における脳保護療法の進歩により飛躍的に救命率が高まり,そして多くの患者が何らかの機能障害を持ちながらも10年以上にわたって生存することが可能となりました.しかしながら,機能障害の軽減とその悪化予防のためにはリハビリテーション医療が継続的に提供される必要があるにもかかわらず,わが国ではその整備が遅れていることが,これまで多くの関係者によって指摘されてきました.たとえば,伏見清秀氏は患者調査の個票データにDPCのロジックを適用して,回復期リハビリテーション病床の必要数を医療圏ごとに推計していますが,いずれの地域でも大幅に不足していることを報告しています(伏見 2006).たとえば,図表8-2は静岡県の各医療圏についてその推計結果を示したものです.このような状況は,全国の急性期病院で受け入れ先の不足という問題を引き起こしています.

　では,なぜリハビリテーション病床等の亜急性期病床の整備が進まないのでしょうか.診療報酬上での評価のありかたや,認可条件などが阻害要因としてしばしば指摘されていますが,筆者はそれ以上に医療者の意識の問題が大きいと考えています.

　立場上,筆者はDPCに関する講演などを行うことが多いのですが,その際,DPC制度に参加している急性期病院の関係者の方から「入院期間を短縮すると病床稼働率が悪くなり経営が厳しくなる.どう対応したらよいのか」という質問(苦情?)をしばしば受けます.この質問への回答は自明です.当該施設のある地域においてそれだけの急性期入院医療のニーズがないために病床が空くのです.他方で,回復期リハビリテーション病棟のような亜急性期を担うインフラが不足しています.その必要性にも関わらず機能分

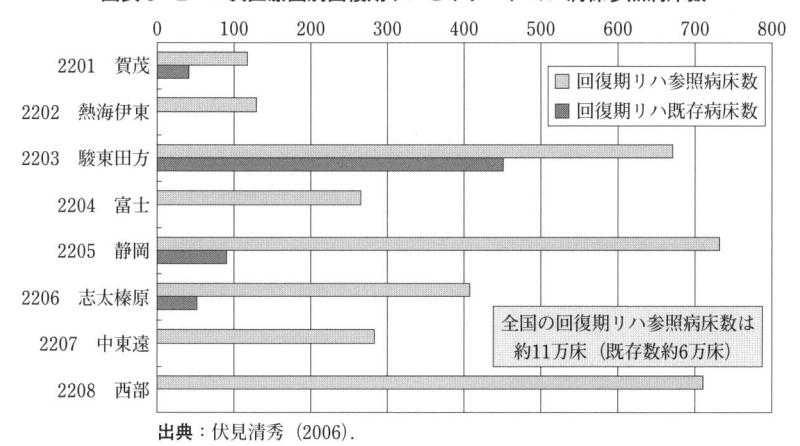

図表 8-2　二次医療圏別回復期リハビリテーション病棟参照病床数

```
          0   100  200  300  400  500  600  700  800
2201 賀茂
2202 熱海伊東                              回復期リハ参照病床数
2203 駿東田方                              回復期リハ既存病床数
2204 富士
2205 静岡
2206 志太榛原          全国の回復期リハ参照病床数は
2207 中東遠           約11万床（既存数約6万床）
2208 西部
```

出典：伏見清秀 (2006).

化がなかなか進まない背景要因として，おそらく医療者（とくに医師）には図表8-3に示したような意識があるのではないでしょうか．すなわち，医療としては急性期医療が上位にあり，亜急性期，慢性期といくにつれ医療の「格」が下がっていくという意識です．

しかしながら，医療技術が進歩した結果として，脳梗塞やがん，心筋梗塞などの傷病の場合，いわゆる急性期は数か月で，そのあとの長い慢性期の期間があります．急性期医療が一段落したのちも傷病およびその後遺症をもったまま生きていかなくてはならない患者が増加しているということを考えれば，これまでのような急性期医療中心の認識ではいずれわが国の医療提供体制は立ち行かなくなってしまうでしょう．医療提供体制の構造改革とそれを実現するためには医療者の意識改革が必要なのです．

(3)　がん難民の問題

わが国では現在国民の3分の1ががんで亡くなります．しかも，脳血管障害や心筋梗塞と異なりがんは診断されてからの病悩期間が長いという特徴があります．それだけに国民の関心が高く，また抗がん剤の開発などは医学研

第8章 超高齢社会日本の医療モデル：4つの重要領域

図表8-3　医療における暗黙のヒエラルキー

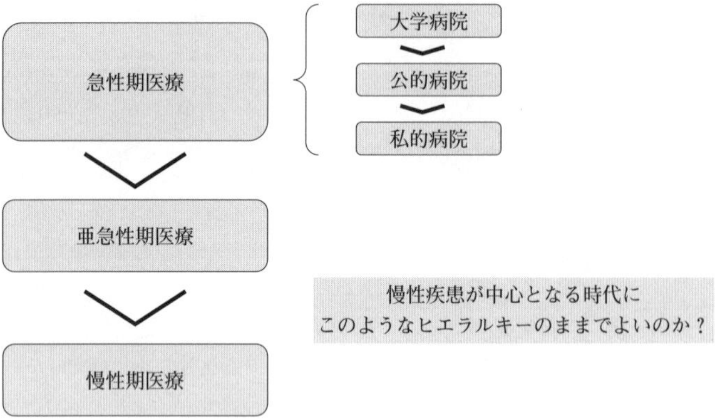

急性期医療 ｛ 大学病院 / 公的病院 / 私的病院

↓

亜急性期医療

↓

慢性期医療

慢性疾患が中心となる時代に
このようなヒエラルキーのままでよいのか？

究の最大のテーマになっています．

　こうした状況で近年「がん難民」の問題が取り上げられるようになっています．がん難民とは受診している医療機関で適切ながん診療が受けられず行き場をなくしている，あるいは各地の医療機関を転々とする患者というのが一般的な解釈のようです．急性期病院における入院短縮化圧力が難民発生の主たる原因であるとして，DPCががん難民発生の原因であるような意見も散見されますが（金子2008），おそらく問題の本質はそのようなものではないでしょう．筆者はがん難民の発生は医療機関間の連携がないことと医療者と患者の認識のギャップによって生じている場合が少なくないと考えています．図表8-4はそれを図示したものです．これを説明してみましょう．

　あるがん患者が急性期病院で手術あるいは抗がん剤による治療などを受けたとします．ただし，残念ながらがんは進行しており軽快はしたものの根治はできなかったとしましょう．急性期病院の医師としては一応の治療は行い，その後の継続的な治療は紹介元の医療機関の外来で行うことが適切であると考え，患者および家族に退院を勧めます．しかしながら患者と家族の認識としてはがんは「治っておらず」，したがってさらに根治的な治療があると考えます．この認識ギャップのために患者およびその家族は病院から「見

1 医療施設の機能分化

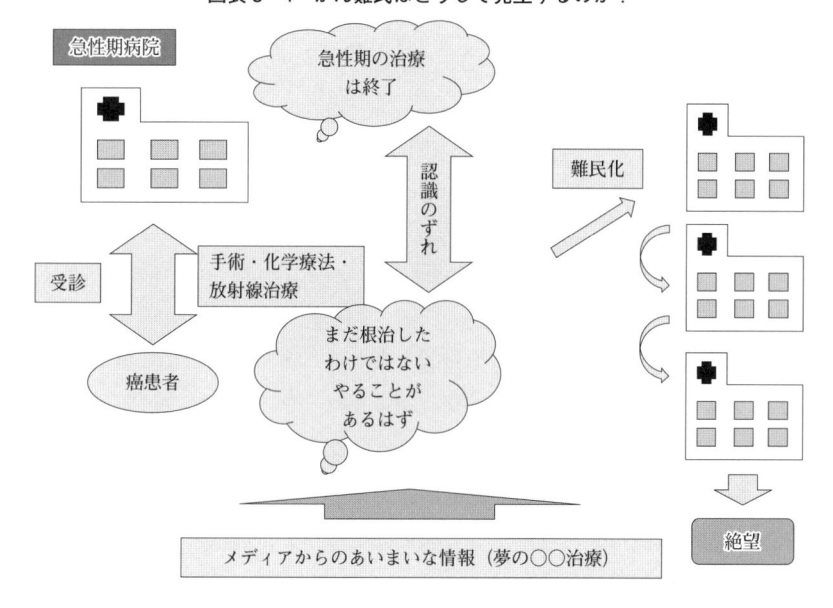

図表 8-4 がん難民はどうして発生するのか？

（急性期病院／受診／癌患者／手術・化学療法・放射線治療／急性期の治療は終了／認識のずれ／まだ根治したわけではない やることがあるはず／メディアからのあいまいな情報（夢の○○治療）／難民化／絶望）

捨てられた」と思いこんでしまい，病院医師の逆紹介を断り，自らさらなるがん治療を求めて医療機関をさまようことになるのです．

　がんの急性期医療を提供できる専門医の数には限りがあります．国民の2分の1ががんになり，また3分の1ががんで亡くなるという現状を考慮すると，急性期を担う医療者および医療機関ががんの急性期から亜急性期・ターミナル期までケアするということは難しいでしょう．がんが慢性疾患となった今日の状況では，このがんの経過に対応した医療提供体制が求められているのです．そして，患者数の多さを考えれば，そのような体制は生活圏域にあることが望ましいと思われます．

　こうした体制を構築していくために，国も基盤整備を行っています．たとえば，地域のがん連携拠点として「がん診療連携拠点病院」が指定され，診療報酬上加算が取れるようになっています．また，がん患者の治療を地域の医療施設の連携のもとで行っていくことを促進するツールとして「地域連携

図表 8-5　年齢調整標準化レセプト出現比

$$\text{SCR} = \frac{\Sigma \text{年齢階級別レセプト実数}}{\Sigma \text{年齢階級別レセプト期待数}} \times 100$$

$$= \frac{\Sigma \text{年齢階級別レセプト数} \times 100}{\Sigma \text{年齢階級別人口} \times \text{全国の年齢階級別レセプト出現率}}$$

SCR: Standardized Claim Ratio　年齢調整標準化レセプト出現比

・年齢階級は原則5歳刻みで計算
・100.0を全国平均としている

パス」が導入されています．診療報酬上も連携パスを活用して地域の他施設に患者を送る施設は「がん治療連携計画策定料」を，そして受ける側は「がん治療連携計画指導料」が算定できるようになっています．このようにがん診療に関して連携を促進する報酬上のインセンティブが設定されているのですが，実際の状況はどうなっているのでしょうか．以前は，このような評価を行うことが難しかったのですが，ナショナルデータベースNDBという国レベルで全レセプトを対象としたデータベースが構築されたことで，その評価が可能になりました．以下，筆者らが行った研究成果の一部を紹介しましょう．

　まず，評価するための指標として筆者らは図表8-5に示した年齢調整標準化レセプト出現比（Standardized Claim Ratio: SCR）を考案しました．これは仮にある地域で年齢階級別の当該レセプトの出現率が全国の当該年齢階級別の出現率と同じであったとすれば，何枚のレセプトが出てくるかを計算し，それを分母として実際の出現数を除するというものです．これが100より大きければその地域での当該医療行為実施状況は全国より多く，100より小さければ少ないと評価されます．

　図表8-6は平成22年10月〜平成23年3月診療分のレセプトをもとに都道府県別にがん診療連携拠点病院加算，がん治療連携計画策定料，がん治療連携計画指導料のSCRを示したものです．都道府県間で大きな差があることがわかります．たとえば，筆者の住む福岡県ではがん診療連携拠点病院加

1 医療施設の機能分化

図表 8-6　都道府県別に見たがん診療連携に関する SCR

指標名	がん診療連携拠点病院加算	がん治療連携計画策定料	がん治療連携指導料
北海道	95.5		28.3
青森県	87.2	47.4	
岩手県	82.2		
宮城県	82.0		
秋田県	78.3		
山形県	89.4		
福島県	97.9		
茨城県	75.7		
栃木県	95.6		
群馬県	205.9	224.0	100.3
埼玉県	116.5		
千葉県	126.7	170.0	119.8
東京都	147.2	74.2	109.2
神奈川県	85.0	35.5	35.7
新潟県	117.9	136.6	80.0
富山県	92.1	325.3	293.9
石川県	75.0	100.0	119.4
福井県	121.9	415.0	204.8
山梨県	61.9		
長野県	87.8	36.4	72.6
岐阜県	59.6	247.2	68.0
静岡県	141.1	90.2	328.4
愛知県	64.7	85.7	31.5
三重県	43.1		
滋賀県	74.9	77.7	170.2
京都府	87.9		
大阪府	85.9	107.1	176.8
兵庫県	73.8	37.5	40.8
奈良県	89.5		
和歌山県	79.4	72.5	118.2
鳥取県	124.7		
島根県	49.6		
岡山県	67.6	151.6	97.1
広島県	84.2	197.4	370.1
山口県	53.7	59.1	49.5
徳島県	132.2	363.1	117.7
香川県	102.7		
愛媛県	137.7		
高知県	139.6		
福岡県	117.0		14.2
佐賀県	100.9	331.3	65.4
長崎県	110.6		
熊本県	208.1	244.7	73.8
大分県	97.8		
宮崎県	46.0		
鹿児島県	50.0		
沖縄県	32.7	79.0	

注：平成 22 年 10 月～平成 23 年 3 月診療分．
資料：「医療計画を踏まえ医療の連携体制構築に関する評価に関する研究」報告書【H22-医療-指定-047】．

算が117.0と全国より高い値になっていますが，がん治療連携計画策定料が空欄で，がん治療連携計画指導料は14.2と非常に低い値になっています（空欄となっている地域は観察期間中で算定数が10件未満であったことを示しています）．まだ，できたばかりの制度ですので評価を行うのは時期尚早ですが，地域によって連携体制の推進に温度差があることは間違いないようです．なお，がん治療連携計画策定料のSCRが福井県では415.0と全国の4倍になっているというようにかなり大きな値が出ていますが，それはそうした地域が「やりすぎている」わけではなく，全国でまだ普及が十分でないという対象集団の問題によるものです．このようにNDBを用いることで，地域における連携の状況が数量化することが可能になりました．このような数量化を行うことで，具体的な推進策を進めるための動機づけが可能になります．がん難民問題の解決のためにも情報の可視化が求められているのです．

(4) 死亡者数の増加と在宅医療の必要性の高まり

あと10年もすれば，年間に160万人以上の方が日本国内で死亡する時代がやってきます．わが国の死亡の80%以上は病院で生じていますが，160万人以上という死亡をすべて病院で看取るだけのキャパシティはありません．そうするとおそらく多くの国民は終末期の一時期を在宅で過ごさざるを得ない状況となるでしょう．しかも，日本人の2人に1人ががんに罹患することを考えれば，がんのターミナルを視野に入れた在宅ケアの充実が不可欠です．このような状況では，在宅医療の内容も変わってくるでしょう．すなわち診療所の外来医療の延長線上としての在宅ケアではなく，入院医療の延長線上としての在宅ケアが求められるようになります．ただし，これは急性期入院における高密度の医療を在宅で行うというものではないでしょう．患者のQOLに配慮しながら，ターミナルの患者であればその穏やかな終末期の生活をサポートするような医療が在宅医療の主たる活動となるはずです．

(5) 医学教育・研修の問題

　日本の医療制度では一般医を育てるという仕組みが不足しているといわれています．かつて，医師のほとんどは大学卒業と同時に，大学の医局に入局し，そこで専門医になるためのトレーニングを受けるのが一般的でした．専門医になるといっても，多くの場合，入局した医師は大学の医局と市中病院とを数年ごとに経験することで，専門以外の診療について相当程度の知識・技能を身につけていきます．このような日本における医師のトレーニング形式を評してT字フォーメーションということがあります．すなわち，多くの医師はTという字の縦棒に相当する専門分野を持ちながらも，いろいろな病院を経験することでTの横棒に相当する広い臨床経験を積むというものです．ただし，それは体系的なものではなく，どちらかというと徒弟制度に近いものでした．

　この専門性は医師にとってアイデンティティとも言うべきものですから，開業後も，あるいはどこかの病院に勤務した後も，その医師は自らの専門診療に必要な機材をそろえようとします．その結果として，わが国の医療施設には多くの医療機器が存在することになります．内視鏡，超音波エコー装置，消化管造影撮影のできる放射線診断装置はもちろんとして，CTやMRIまで診療所や中小の病院に設置されることになります．

　その結果が図表1-1に示した国際的に見て異常なまでに多い高額医療機器の数となっているのです．なぜ機器の共同利用が進まないのでしょうか．高額医療機器を地域の中核病院に設置して，それを地域の医師で共同利用することは出来ないのでしょうか．安全面を含めた診療の質の点でも，コストの点でもそのような共同利用することのメリットは大きいのではないでしょうか．

　国も医療機器の共同利用を推進するために，種々の枠組みを設定していますが，なかなか思うようには物事が進んでいかないようです．推進のために一番求められていることは，おそらく医療職の意識の改革です．患者の獲得

は各医療機関の経営にとってもっとも重要なことです．機器の共同利用を進めることで，患者の取り合いになるのではないかという，相互不信感が根底にないでしょうか．とくに病院と診療所との間，そして公的病院と私的病院との間にそのようなライバル意識が強いように思います．

ただし個人で資金調達をし，ソロプラクティスで開業医医療をやっていくという伝統的な「開業医モデル」は，これからわが国が直面するであろう厳しい財政状況を前提とすると，いずれ立ち行かなくなると思われます．しかし，医療機関は医療技術の進歩に合わせてより高度な医療機器を整備していく必要に迫られるでしょう．財政制約の面でも異なる医療機関間での機器の共同利用が不可欠になってくると予想されます．競合ではなくパートナーシップに基づく共存への意識転換が必要です．

1-2　ではどうするのか

(1)　亜急性期医療施設の体系化

限られた医療資源で効率的でかつ質の高い医療を実現しようとするのであれば医療機能の分化と連携が不可欠です．切れ目のない継続的な医療サービスを実現するためには急性期入院という「非日常的」な世界から現実の生活への橋渡しをする「Post acute」施設あるいは「Step down」施設（以下，両者をまとめて亜急性期施設と記します）の充実が不可欠です．脳血管障害と整形外科的疾患においては，回復期リハビリテーションという亜急性期施設が創設され，大きな役割を果たしていますが，それに加えて，がんや難病の亜急性期施設，慢性疾患のために繰り返し短期の入院治療が必要となる患者を受け入れる施設（たとえば，寝たきりに近い状態にある在宅患者で肺炎や尿路感染症を繰り返す例）の2つの亜急性期施設が必要であると筆者は考えています．なお，心不全や呼吸不全に関しては亜急性期施設というよりはそれぞれの領域の急性期を扱う医療施設が急変時の対応を行うことが傷病の性質上望

ましいように思います.

　現在,わが国の亜急性期施設としては回復期リハビリテーション病棟と亜急性期病床の2つがありますが,後者の機能については必ずしも明確でなく概念整理が必要だと考えます.これからの高齢社会で望まれているのは,質の高い亜急性期施設であり,そのような施設が地域医療の核となることで機能分化と連携が望ましい形で可能になると筆者は考えています.具体的には全日病がかねてからその体系化を主張している地域一般病棟が筆者のイメージする亜急性期施設に近いものです(猪口2003).また,日本慢性期病院協会が提案している長期急性期病床も同じ概念に含まれるものであると筆者は考えています.

　図表8-7は平成24年度の診療報酬制度改定に際して厚生労働省が示した入院基本料別にみた病床数の分布をみた図です.ここで入院基本料の区分について簡単に説明します.わが国の入院医療では,入院している患者さんに対して看護師が何人配置されているかによって,ベースとなる入院料(これを入院基本料と言います.あまり適切な表現ではありませんが,ホテルにおける室料のようなものです)に差が付くようになっています.一般病院の入院基本料は15：1～7：1まで4段階が定められており,入院患者7人に対し看護師1人という7：1看護がもっとも高い基本料(1,566点/日1点=10円)となっています.7：1入院基本料を算定するためには,当該病院の職員の7割が看護師であること,病棟の平均入院日数が19日以内であること,職員1人あたりの月平均の夜勤時間が72時間以下であることといった基準があります.これが10：1ですと1,311点,13：1ですと1,103点,15：1ですと945点となりますので,当然一般病院はより高い入院基本料をめざします.これが看護師の獲得合戦につながったことを覚えてらっしゃる方も多いと思います.しかし,これが結果として急性期偏重の医療提供体制につながってしまったという反省から,国は図表8-7に示した将来像を提示しているのだと思います.おそらく,今後7：1に対してはよりハードルの高い認可基準を,10：1,13：1といった病院には地域の一般的な急性期や亜急性期を担

第 8 章　超高齢社会日本の医療モデル：4つの重要領域

図表 8-7　入院基本料別にみた病床区分の分布とその将来像

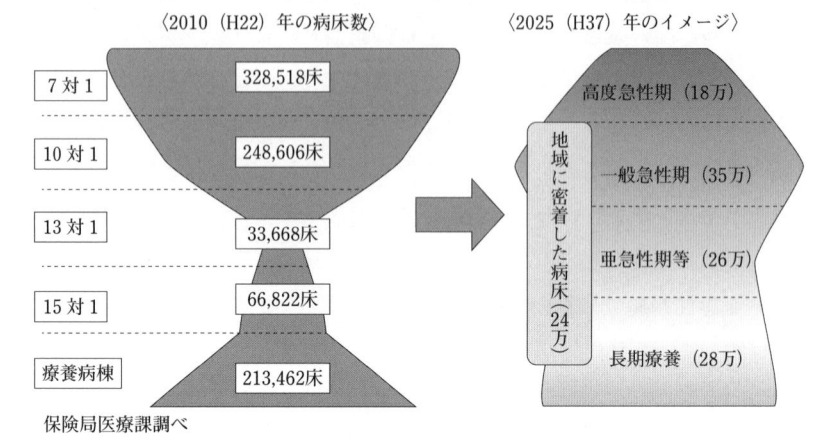

〈2010（H22）年の病床数〉　　　〈2025（H37）年のイメージ〉

区分	病床数
7 対 1	328,518床
10 対 1	248,606床
13 対 1	33,668床
15 対 1	66,822床
療養病棟	213,462床

2025年イメージ：
- 高度急性期（18万）
- 一般急性期（35万）
- 亜急性期等（26万）
- 長期療養（28万）
- 地域に密着した病床（24万）

保険局医療課調べ

○　届出医療機関数でみると 10 対 1 入院基本料が最も多いが，病床数でみると 7 対 1 入院基本料が最も多く，2025 年に向けた医療機能の再編の方向性とは形が異なっている．

資料：厚労省　平成 24 年度診療報酬改定説明会（平成 24 年 3 月 5 日）．

う機能を付加した上で，構造転換を促進する誘導的な診療報酬を設定していくと予想されます．

　しかしながら，亜急性期医療施設の数を増やすためには，先に述べたような医療者の心の中にあるヒエラルキーを変えなければならないでしょう．そのためには医療者がなぜ急性期にこだわるのかという理由を考えてみる必要があります．おそらくその理由の 1 つは「急性期医療が面白い」からでしょう．急性期医療の第一線には常に新しい技術が導入されてきます．生物科学的な教育と専門技術者としてのトレーニングを卒前・卒後と継続的に受けている医師にとって，急性期医療の現場に居続けることは専門職としてのアイデンティティにかかわることであるのかもしれません．全人的医療やプライマリケアの必要性・重要性が叫ばれ続けているにもかかわらず，なかなかこれらの領域が伸びていかないのも同じ理由によるのではないでしょうか．

　卒前・卒後のトレーニングにおいて「病者」を診ることの重要性をあらためて認識すべきであると考えます．そのためには地域医療を担っている開業医が卒前・卒後の医学教育に体系的に関与する仕組みの構築が必要です．た

とえば，岡山大学では尾道市医師会前会長の片山壽氏をはじめとした地域の開業医の方々が臨床教授として学生の教育に関わられており，講義だけでなく地域医療の現場での実習も行っています．このような総合的な医学教育の充実が今の日本では求められています．

　加えて，亜急性期医療や地域医療における「研究的」な面白さを高める工夫も必要です．他の先進国，そして他の東アジア諸国に先んじて高度高齢社会を迎えるわが国が今後どのような医療技術やそれを支えるシステムを構築するかは，これらの国々の医療関係者が大変注目している点です．質の高い亜急性期医療・地域医療を実現するためにもこの分野における研究の推進が望まれています．

(2)　診療所の役割の再評価

　これからの高度高齢社会においては診療所の役割についても再考する必要があります．診療報酬の仕分けに関する財務省資料等では，病院勤務医に対して診療所医師が1.7倍の収入を得ているという医療経済実態調査のデータが示され，診療所から病院への医療費の再配分を求める見解が出されました（財務省 2008）．いくつかの診療科で診療報酬の設定に関してバランスを欠いていることは否定できませんが，インフルエンザなどのワクチン接種や母子保健，学校保健，老人保健など，診療所の医師が地域公衆衛生活動に果たしている役割の大きさを考えると，いたずらに診療所と病院の対立をあおるような議論をすることは適切ではないでしょう．

　慢性疾患が主体となる高齢社会において診療所が持つ地域医療機能は重要であり，それをより良いものにして行く施策こそが今求められているものだと考えます．しかしながら，ソロプラクティスの多いわが国の診療所の在り方に問題があることも認識されなければなりません．何らかの専門医としてトレーニングを受けることが伝統的であったわが国の医師養成の状況を考えると，全科をくまなく見ることができる総合医が短期的に急増することは想定しにくいと思います．現在の状況を前提としながら，高齢者の持つ種々の

第8章 超高齢社会日本の医療モデル：4つの重要領域

ニーズに応えることができるような体制作りを目指すのが現実的でしょう．

　その1つの鍵を握るのがグループ診療およびポリクリニック（多科診療所）ではないかと筆者は考えています．わが国と同様のシステム上の問題を持っていたカナダ・ケベック州では，病院のポリクリニック化やITを活用して診療所を連結することでバーチャルなグループ診療体制（GMF）を構築するという興味深い試みを行っています（図表8-8，松田・藤森 2010）．典型的なGMFは10名の家庭医と2名の看護師から構成されています．10名の医師は診療所を共有し，交代で診療にあたります．GMFに所属する医師は自分自身の診療所や地域保健センターあるいは病院の救急部門などの仕事も兼務しています．GMFの一般的な診療時間は平日の朝8時〜夕方5時です．夕方5時から夜10時と土日祝祭日の午前中は登録している医師が交代で診療にあたります．診療記録も共有されており，OSCARという共同開発型フリーソフトの電子カルテシステムが広く使用されています．GMFに特徴的なシステムとして修正可能処方（prescription corrective）というものがあります．これは比較的落ち着いている慢性疾患患者の継続的診療に関して，医師の処方に基づき看護師が経過観察（血圧測定や採血など）を担当し，そしてあらかじめ決められた状況になった場合には，看護師の裁量で処方（prescription）内容を修正（corrective）できる（たとえば，薬の用量の変更や褥創の治療など）というものです．このシステムが導入されたことにより，看護師が軽症あるいは安定期の患者のモニタリングを担当することになり（もちろん定期的な医師による診察はありますが，より長いインターバルになります），家庭医はより重篤な患者の診療を重点的に行うことができるようになりました．さらにIT化を推進したことで，医師相互の診療内容の評価が可能になり，診療プロトコールの徹底やプロセス評価などEBMの実践が促進されているということです．こうしたGMFによるプライマリケアの推進を図るために，ケベック州政府はITシステムの導入費用及び2名の看護師雇用の費用を診療報酬とは別に支払っています．

　このようなケベックの経験からわが国の医療関係者が学ぶべき点は多いと

思います．ソロプラクティスの多い現在の医療提供体制は，医療資源の効率的活用という点において決して適切なものではないでしょう．医療者は諸外国の動向なども参考に診療形態のありかたについて再考する必要があります．もちろん，制度の文化的基盤が異なる諸外国の仕組みをそのまま持ってくることは難しいですし，適切でもありません．クリニックモールの発展形のようなものでもよいのかもしれません．あるいは病院がサテライトの有床の多科診療所を持つという形態もありえます．とくに病院を維持しにくい地域において自治体立病院などがそのような施設を医療過疎地域に持つというのも解決策になりえます（ただし，住民の理解が時に必要となります）．日本的なグループ診療の在り方について今後検討していく必要があると考えます．

ところで，バーチャルなグループ診療体制を構築するためには患者情報を共有する仕組みが必要であり，それが地域共通電子カルテになります．わが国では「医療の情報化」の掛け声のもと，それぞれの医療施設が独自の電子カルテ化を進めてしまったために個々の施設は電子化しているものの，医療施設間の情報共有が難しいという極めて奇妙な状況になっています．図表8-8 に示したように，ケベックの場合は OSCAR というフリーの電子カルテを地域の医療機関が共有し，機能の拡張なども共同で行うというように，まさに Linux の電子カルテ版のような考え方が採用されています．

ただし，連携のために電子カルテ上のすべての情報が必要なのかについては慎重な検討が必要です．共有すれば関係者はそのすべてに一定の管理責任を負うことになり，そのための労力が過大になる可能性があります．筆者はわが国の場合レセプト情報をひな形に連携のための情報共有システムを作ることの方が現実的ではないかと考えています．わが国のレセプト情報は行われた医療行為に関する詳細な情報が標準フォーマットで入っています．すでに電子化率も 97% を超えていますので，これをベースに情報共有の仕組みを地区医師会ベースで作るのが良いのではないでしょうか．わが国には日本医師会の進める ORCA があり，これをベースに情報共有の仕組みを構築することが可能だと思われます．日本医師会のイニシアティブが期待されると

第8章　超高齢社会日本の医療モデル：4つの重要領域

図表8-8　カナダの家庭医グループ（GMF）によるグループ診療

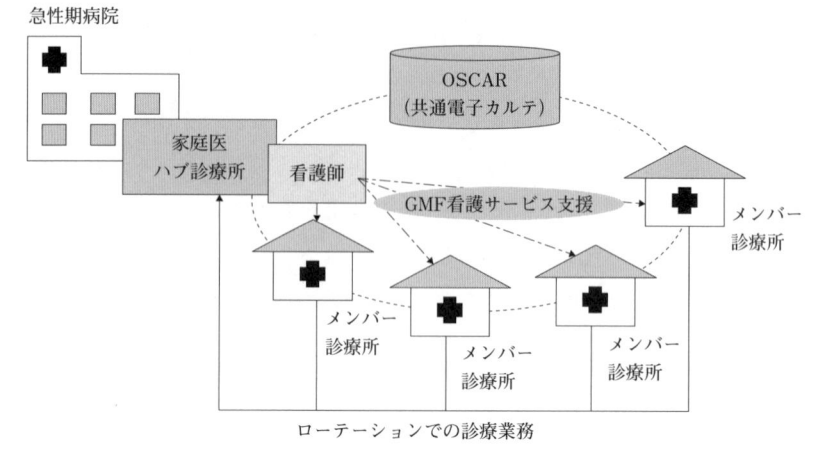

急性期病院

OSCAR
（共通電子カルテ）

家庭医
ハブ診療所

看護師

GMF看護サービス支援

メンバー診療所
メンバー診療所
メンバー診療所
メンバー診療所

ローテーションでの診療業務

GMFのメンバーはローテーションを組んでGMFの診療にあたる．患者のモニタリングを含む看護サービスはGMFの看護師によって提供される．

ころです．

　繰り返しになりますが，連携のためには共有する情報の標準化が必要です．図表8-6でも説明したように，わが国では診療報酬の中で地域連携パスが評価されるようになったにもかかわらず，それが十分に活用されている状況にはありません．もちろん，制度が創設されて日が浅いこともありますが，運用上の問題も大きいように思います．具体的には，地域で複数の連携パスが走っているために，なかなか活用が進まないという状況もあるようです．

　このような問題に対処するために，岐阜市医師会では医師会が主体となってパスの標準化を進め，市内の医療施設はそれを用いることをルールとしています．図表8-9はその一例を示したものです．この連携パスはセキュリティの保証されたネット上で共有されており，診察を行った医師が，パス内の項目をチェックしていきます．このシステムにより，連携している医師は互いの診療行為の状況を知ることが可能となり，共有された情報をもとに患者の診療にあたります．患者の側としては，自分の手術を行った医療施設の医

1 医療施設の機能分化

図表 8-9　岐阜市医師会の地域連携パスの一例

大腸がん術後［シート1］　岐阜地域医師会連携パス
患者名　　　　　　　　　　様　　　　　　　　　　　　　　　　　　　　　　　　　　　　　　　登録番号（　　　　　　　）-002-（　　　　　　　）
病院　　　　　（病院カルテ No.　　　　　　　）　　かかりつけ医カルテ No.　　　　　　　　　　　　　　　　　　　　　　　　　　　　　病院・医院・クリニック
医師　　　　　　　　　　　　　　　　　　　　　　　　　　　　　　　　　　診療科　　　　　　　　　　　　　　　　　　　　　　　　　　　　先生

	エントリー時（術後）	1ヶ月後（術後　ヶ月）	2ヶ月後（術後　ヶ月）	3ヶ月後（術後　ヶ月）	4ヶ月後（術後　ヶ月）	5ヶ月後（術後　ヶ月）
	病院	かかりつけ医	かかりつけ医	かかりつけ医	かかりつけ医	病院
	日　　年　　月頃	日　　年　　月頃	日　　年　　月頃	日　　年　　月頃	日　　年　　月頃	日　　年　　月頃
実施予定時期						
達成目標（アウトカム）	□がん診療連携パスが理解できる □術後合併症がない □腫瘍マーカーの上昇がない □CTで再発所見がない	□術後状態に問題がない	□術後状態に問題がない	□血液合併症がない □腫瘍マーカーの上昇がない	□術後状態に問題がない	
情報提供	□説明書・同意書 □血液検査データの説明 □診療情報提供書の作成		□診療情報提供書の作成	□血液検査データの説明 □診療情報提供書の作成		
検査	内視鏡	□別表参照		□別表参照			□
	放射線						□
	血液検査						□
治療	注射薬						
	内服薬						
	その他	（　　　　　）	（　　　　　）	（　　　　　）	（　　　　　）	（　　　　　）	（　　　　　）
観察項目（アセスメント）	食欲不振　（ －　－　＋　＋ ） 倦怠感　　（ －　－　＋　＋ ） 腹痛　　　（ －　－　＋　＋ ） 腹部膨満　（ －　－　＋　＋ ） 排便　　　（ －　－　＋　＋ ）回 血便　　　（ －　－　＋　＋ ） 便秘　　　（ －　－　＋　＋ ） 残便感　　（ －　－　＋　＋ ） 排尿異常　（ －　－　＋　＋ ） その他	食欲不振　（ －　－　＋　＋ ） 倦怠感　　（ －　－　＋　＋ ） 腹痛　　　（ －　－　＋　＋ ） 腹部膨満　（ －　－　＋　＋ ） 排便　　　（ －　－　＋　＋ ）回 血便　　　（ －　－　＋　＋ ） 便秘　　　（ －　－　＋　＋ ） 残便感　　（ －　－　＋　＋ ） 排尿異常　（ －　－　＋　＋ ） その他	食欲不振　（ －　－　＋　＋ ） 倦怠感　　（ －　－　＋　＋ ） 腹痛　　　（ －　－　＋　＋ ） 腹部膨満　（ －　－　＋　＋ ） 排便　　　（ －　－　＋　＋ ）回 血便　　　（ －　－　＋　＋ ） 便秘　　　（ －　－　＋　＋ ） 残便感　　（ －　－　＋　＋ ） 排尿異常　（ －　－　＋　＋ ） その他	食欲不振　（ －　－　＋　＋ ） 倦怠感　　（ －　－　＋　＋ ） 腹痛　　　（ －　－　＋　＋ ） 腹部膨満　（ －　－　＋　＋ ） 排便　　　（ －　－　＋　＋ ）回 血便　　　（ －　－　＋　＋ ） 便秘　　　（ －　－　＋　＋ ） 残便感　　（ －　－　＋　＋ ） 排尿異常　（ －　－　＋　＋ ） その他	食欲不振　（ －　－　＋　＋ ） 倦怠感　　（ －　－　＋　＋ ） 腹痛　　　（ －　－　＋　＋ ） 腹部膨満　（ －　－　＋　＋ ） 排便　　　（ －　－　＋　＋ ）回 血便　　　（ －　－　＋　＋ ） 便秘　　　（ －　－　＋　＋ ） 残便感　　（ －　－　＋　＋ ） 排尿異常　（ －　－　＋　＋ ） その他	食欲不振　（ －　－　＋　＋ ） 倦怠感　　（ －　－　＋　＋ ） 腹痛　　　（ －　－　＋　＋ ） 腹部膨満　（ －　－　＋　＋ ） 排便　　　（ －　－　＋　＋ ）回 血便　　　（ －　－　＋　＋ ） 便秘　　　（ －　－　＋　＋ ） 残便感　　（ －　－　＋　＋ ） 排尿異常　（ －　－　＋　＋ ） その他
	体重　　（　　　）kg	体重　　（　　　）kg	体重　　（　　　）kg	体重　　（　　　）kg	体重　　（　　　）kg	体重　　（　　　）kg
パスの逸脱（バリアンス）						

070731ver1　　　　　　　　　　　　　　　　　　　　　　　　　　　　　　　　　パスコード（　　　　　　　　）　　　　　　　　　大腸癌WG 2008年12月作成

資料：岐阜市民病院冨田院長のご厚意による。

第8章　超高齢社会日本の医療モデル：4つの重要領域

師が常に自分の医療情報を見てくれているという安心感から，病院から診療所への逆紹介に対する心理的抵抗が少なくなり，日常的なフォローアップは近医で，6か月に1回のフォローアップは病院でという連携にスムーズにのることができます．このような情報共有の仕組みを持つことが「がん難民」の予防にもつながるのだと思います．

　これからの高齢社会における医療提供体制を考える上で，筆者が重要であると考えているもう1つの診療所の形態として有床診療所があります．地域，とくに地方においては有床診療所が在宅の虚弱高齢者の病状急変時の一時的な「入院」医療提供の重要な拠点となっています．この機能をもう一度評価する必要があるのではないでしょうか．このような診療所が在宅高齢者のリハビリテーションや看護，さらにはがんの化学療法を担うような仕組みを持つことで地域の在宅ケア能力は大きく高まると予想されます．平成24年の診療報酬改定で有床診療所の再評価が行われたことは重要です．ただし，このような在宅ケアがうまくいくためには，看護師の配置基準の見直しに加えて，看護師やPT・OTの行える医療行為の範囲に関する見直しが必要です．これらの職種が，医師の包括的な指示書のもとで，ある程度の裁量権をもって患者のケアにあたることができる仕組みが必要です．

　図表8-10は平成17年に福岡県の在宅要介護高齢者についてその傷病の状況を主治医意見書に基づいて調査した結果の一部を示したものです．古典的な三大疾病（脳血管障害，認知症，筋骨格系疾患）だけでなく，糖尿病や新生物，COPDなどの呼吸器疾患，心疾患など多様な傷病で介護を必要とする高齢者が増加しています（福岡県保健福祉部 2006）．このことは介護の現場において高齢化に伴って医療ニーズが増大していることを示しています．このような医療ニーズの高い高齢者が安心して在宅生活を送ることができるための資源として，地域の有床診療所は非常に重要であると考えます．

　ところで，わが国の診療所については，CTやMRI，あるいは内視鏡など高額医療機器の配備が過剰であるという批判があります．確かに国際的にみるとわが国は人口あたりでみた高額医療機器の保有台数が諸外国に比較して

1　医療施設の機能分化

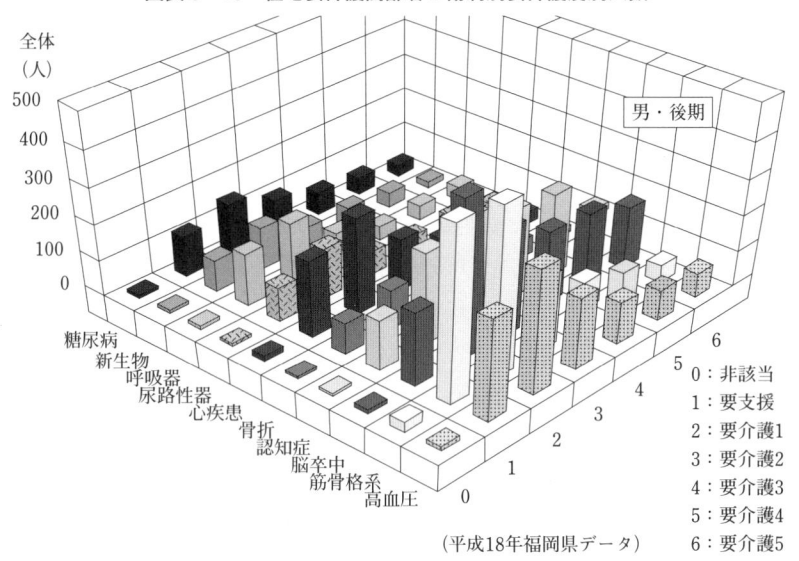

図表 8-10　在宅要介護高齢者の傷病別要介護度別人数

全体（人）
500
400
300
200
100
0

男・後期

糖尿病
新生物
呼吸器
尿路性器
心疾患
骨折
認知症
脳卒中
筋骨格系
高血圧

0　1　2　3　4　5　6

0：非該当
1：要支援
2：要介護1
3：要介護2
4：要介護3
5：要介護4
6：要介護5

（平成18年福岡県データ）

著しく多いのは事実です（図表1-1）．しかも全体での稼働率が必ずしも高くはないことから，その適正化は必要であると考えます．しかしながら，そのような高額医療機器を日常診療で使いこなす技量をもっている医師が診療所を開業しているということのプラスの面も評価する必要があるでしょう．フランスやアメリカ（HMO），イギリスなどの諸外国ではかかりつけ医の紹介状を持って病院の専門医のところに行かなければ受けられないこうした高度医療を，地域医療の枠組みで受けることができる日本の特徴は正当に評価されていいのではないでしょうか．こうした高度な医療を診療所で提供することで，病院外来の負荷が軽減されていることも事実なのです（二木 2004）．
このようなわが国の診療所の「高度性」を正しく評価した上で，ネットワーク化を進めることが，患者が機能分化を受け入れるためにも必要なのだと考えます．この意味においても診療所と病院の対立をあおるような論調は慎むべきであると考えます．医療レベルにおいて診療所が病院に劣るといったよ

うな表現は国民の医療に対する考えを誤らせるだけです．

(3) コミュニティケアの再構築
　　——かかりつけ医の役割の再認識と地域一般病棟の創設

　他に類を見ない高度高齢社会に対応するためにわが国は今後，どのような医療提供体制を目指すべきなのでしょうか．医療技術の進歩と国民の医療に対する意識の変化により，急性期医療に対する要望は今後も高まっていくでしょう．そして，急性期を生き残る患者が増えることは，同時に急性期以後の医療ニーズが大幅に高まることを意味します．脳梗塞でいえば，回復期リハ・維持期リハ，そして継続的な医療管理と ADL ケアを必要とする患者，がん患者でいえば維持期の化学療法や継続的な医学的管理を必要とする患者が増大するのです．すでに説明したように年間 160 万人以上の死亡がある社会では，多くの国民がターミナルの一時期を在宅で過ごさざるを得なくなります．このような状況を前提として，安心できる在宅医療・地域ケアを提供できる体制作りが急がれています．病院だけでこのような状況に対応することは不可能ですし，限られた医療資源の効率的な利用という点でも不適切です．筆者はこのような状況に対応するための仕組みとして，かかりつけ医と地域一般病棟を中核とした地域包括ケア体制を作ることが必要だと考えています．

　図表 8-11 をもとにこれを説明しましょう．このシステムで管理される患者のイメージとしては，たとえば脳梗塞の後遺症で片麻痺があり，日中の大半をベッド上で過ごしている要介護 4 あるいは 5 の高齢患者が，それにあたるでしょう．横臥位を取り続けているために褥瘡ができやすく，またかろうじて刻み食などで経口摂取はしているものの，誤嚥や脱水症状が生じやすい患者です．さらに排泄排便についてはおむつで管理していますが，しばしば尿路感染も起こします．このような患者さんがたとえば脱水を起こしてしまった場合，それは大学病院のような急性期病院で入院治療を行うべきでしょうか？　多くの場合は明らかに不適切でしょう．そのようなときにそうした

1 医療施設の機能分化

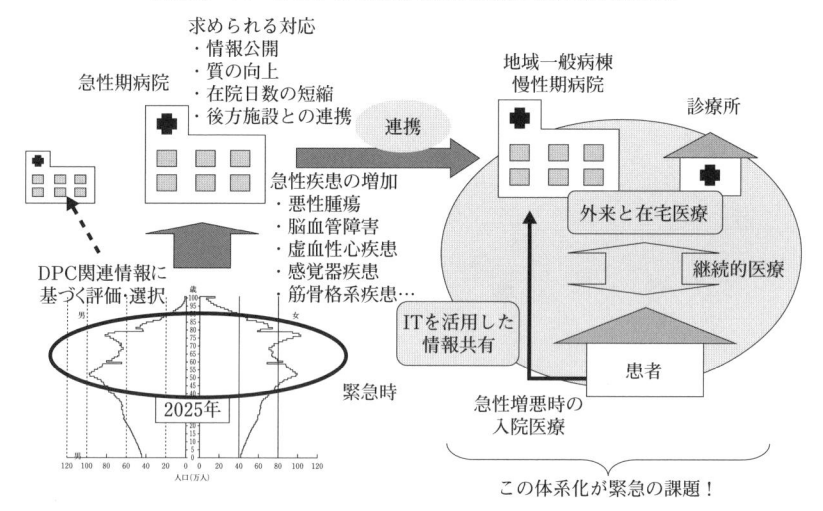

図表8-11 これからの高齢社会に対応した地域医療体制

患者を2, 3日受け入れ，点滴治療をして，状態が落ち着けば居宅に戻すというような，柔軟な対応ができる病院がこれからの高齢社会では必要であり，それがあって初めて地域医療は安定するのです．筆者はこのような機能を持った病院が「地域一般病棟」であると考えています．

現在，在宅療養を支援する仕組みとしては在宅療養支援診療所の仕組みもあります．これについては第3章で説明していますが，ソロプラクティスの多いわが国の診療所が求められている期待に完全に応えることは難しいでしょう．むしろ，図表8-12に示したように地域のナースステーション的な機能を持った在宅療養を支援する病院を中核として，そうした診療所がネットワークとしてつながっているという枠組みが望ましいのではないでしょうか（図表8-8に示したカナダのGMFに近い仕組みです）．すでにこれについては現行の診療報酬制度でも評価されていますが，これをさらに一歩進めて評価すべきだと筆者は考えます．

具体的にはこうしたネットワークに加算や管理料という形で診療報酬をつけ，それとは別に在宅医療を行った場合に出来高で報酬を払うという仕組み

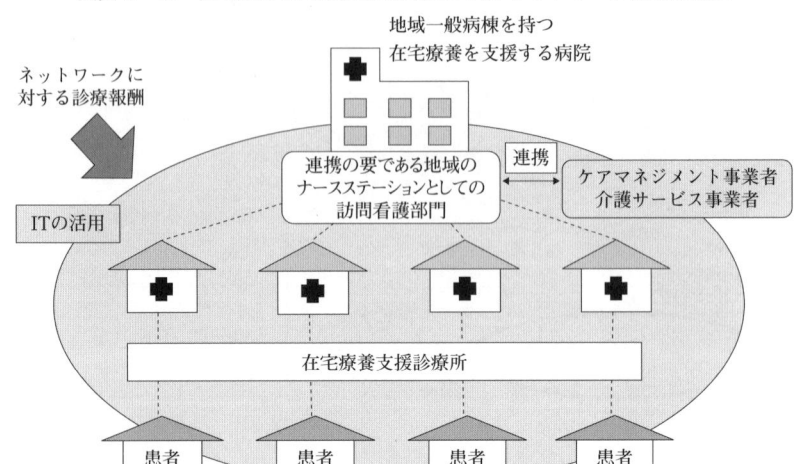

第 8 章　超高齢社会日本の医療モデル：4 つの重要領域

図表 8-12　在宅療養を支援病院を拠点とした ネットワーク化の必要性

```
                    地域一般病棟を持つ
                    在宅療養を支援する病院
ネットワークに
対する診療報酬
                  連携の要である地域の      連携    ケアマネジメント事業者
                  ナースステーションとしての  ←→    介護サービス事業者
    ITの活用        訪問看護部門

              ┌──┐  ┌──┐  ┌──┐  ┌──┐
              │✚ │  │✚ │  │✚ │  │✚ │
              └──┘  └──┘  └──┘  └──┘

              ┌─────────────────────────┐
              │     在宅療養支援診療所     │
              └─────────────────────────┘

              患者    患者    患者    患者
```

を提案したいと思います．その理由は，現行の在宅療養支援病院・診療所の枠組みでサービスを受けた場合，患者の自己負担が約 8000 円（月 2 回の定期的訪問診療の場合）と非常に高く，診療する側にとってもまた在宅患者にとっても使いにくいものになっているからです．むしろそのような機能を持っている施設を使っている患者全体で広く薄く負担をし，個別の在宅医療に対する診療報酬を低くするということが，在宅医療の一般化のために必要ではないでしょうか．イメージとしては，図表 2-13 で紹介したフランスの保健ネットワークに近い形です．また，こうした枠組みを作ることで，在宅におけるチーム医療も促進されると考えます．この点については後述の尾道モデルであらためて説明したいと思います．

　筆者が在宅ケアの整備が急務であると考えるもう 1 つの理由は後期高齢者の増加です．図表 8-13 に示したように，85 歳を過ぎると心身の状況から通院することが困難となる患者が増加するため外来受療率が下がっていきます．継続的な医学的管理が必要な慢性疾患を持ち，そして介護的なケアも必要な居宅の高齢者に包括的なサービスをどのように提供するのか，新しい枠組みが必要となっているのです．たとえば，管理者が看護師である小規模多

1　医療施設の機能分化

図表 8-13　年齢階級別にみた受療率（2008 年）

（人口 10 万対）

年齢階級	入院		外来	
	女	男	女	男
総数	1,150	1,028	6,031	4,688
0 歳	994	1,108	5,590	6,027
1～4 歳	176	214	5,936	6,212
5～9 歳	85	108	3,973	4,212
10～14 歳	88	106	2,155	2,389
15～19 歳	123	138	2,094	1,727
20～24 歳	206	161	2,782	1,516
25～29 歳	343	199	3,516	1,816
30～34 歳	389	236	3,875	2,127
35～39 歳	337	316	3,813	2,387
40～44 歳	321	429	3,920	2,715
45～49 歳	428	587	4,178	3,145
50～54 歳	558	808	4,916	3,726
55～59 歳	747	1,158	5,820	4,615
60～64 歳	955	1,475	7,388	6,331
65～69 歳	1,291	1,865	9,024	8,031
70～74 歳	1,924	2,526	12,001	10,826
75～79 歳	2,987	3,561	13,256	12,325
80～84 歳	4,495	4,723	12,497	12,584
85～89 歳	7,036	6,508	10,903	11,455
90 歳以上	10,747	8,958	8,149	10,013

出典：厚生労働省「患者調査」．

機能施設を地域で整備していくことが 1 つの解決策かもしれません．

　平成 24 年の介護保険制度改正で図表 8-14 に示した地域包括ケアの概念が導入されました．これは高齢者が住み慣れた地域で人生の最終段階を生きがいをもって，「安心・安全」に暮らすことができるようにするために，医療・介護だけでなく，衣食住の生活面も含めた総合的なケアの仕組みを地域

第8章　超高齢社会日本の医療モデル：4つの重要領域

図表8-14　地域包括ケアの概念

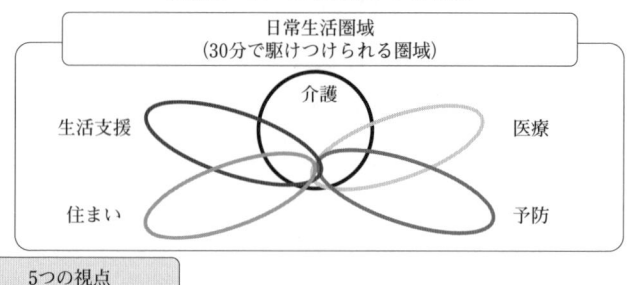

日常生活圏域
(30分で駆けつけられる圏域)

介護
生活支援　　　　　　　　　医療
住まい　　　　　　　　　　予防

5つの視点

1. 医療との連携強化
2. 介護サービスの充実強化
3. 予防の推進
4. 見守り，配食，買い物など，多様な生活支援サービスの確保や権利擁護など
5. 高齢期になっても住み続けることのできる高齢者住まいの整備（国交省と連携）

で作っていこうというものです．ここで注目されるのは「地域」の圏域として，おおむね中学校区程度の範囲が想定されていることです．この範囲で包括的なケアを提供していくということは，必然的にかかりつけ医を医療の中核としながら，総合的なサービスを提供するという「プライマリケア」体制の構築を実現することになります．国の資料によると地域包括ケアを実現するためには，次の5つの視点での取組みが包括的（利用者のニーズに応じた①〜⑤の適切な組み合わせによるサービス提供），継続的（入院，退院，在宅復帰を通じて切れ目ないサービス提供）に行われることが必須であるとされています（厚生労働省2011）．

① 医療との連携強化
② 介護サービスの充実強化
③ 予防の推進
④ 見守り，配食，買い物など，多様な生活支援サービスの確保や権利擁護など
⑤ 高齢期になっても住み続けることのできる高齢者住まいの整備

このような仕組みを作るためには，フランスの保健ネットワークやイギリスの CCG のような仕組みが必要となります．具体的にはかかりつけ医及びケアマネージャーによるコミッショニング機能がはたらく仕組みの制度化が必要です．わが国の財政状況を考えれば，既存の仕組みをうまく使いながらそのような機能を地域で整備していくことが必要でしょう．すでに北九州市などでは地区医師会が地域の福祉職や住民団体と「地域ケア協議会」という自主的な組織を作り，それを起点として包括的な地域連携を進めています．このような事例を参考に地域包括ケア体制の実現を目指すべきでしょう．

(4) 地域のナースステーションの整備

図表 8-12 で地域のナースステーションの必要性について触れました．本節ではこのことを少し詳しく説明します．在宅でターミナル期の一時期を過ごさざるを得ない患者の増加，そして医療の高度化は在宅医療の内容を大きく変えていくでしょう．おそらくこれからの在宅医療は外来医療の延長ではなく，入院医療の延長としての性格を強めていくと予想されます．では，一般病床や亜急性期病床，療養病床で 24 時間フロントにたって患者のモニタリングをしているのは誰でしょうか．それは看護師です．ナースコールやラウンドで患者に何らかの問題が発生した場合，看護師が状況を評価し，医師の診察や処置が必要であれば，医師が呼ばれます．それほどではない問題の場合は看護師が対処します．このような役割分担ができているからこそ，欧米に比較して少ない医師配置であってもなんとかわが国の病院は対応ができているのです．

したがって，病院医療の延長線上で在宅医療を考えるのであれば，地域のナースステーションを整備しなければなりません．図表 8-15 は以前筆者がハイリスク患者の在宅ケアを可能にする条件を検討する目的で全国の済生会組織を対象に調査を行った結果をもとに作成したものです（済生会 2001）．この調査で明らかになった「ハイリスク患者の在宅ケアを安定的に行うための条件」は以下の 3 つでした．日常的に患者の診療にあたるかかりつけ医が

第8章　超高齢社会日本の医療モデル：4つの重要領域

図表8-15　在宅医療を支える上で非常に重要な病院訪問看護部門の役割

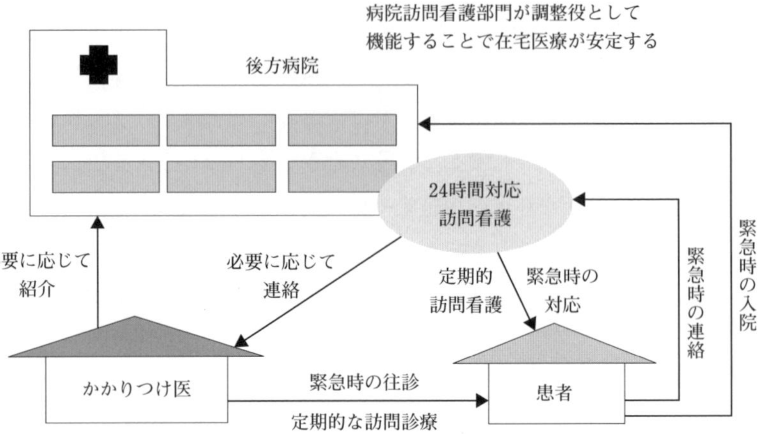

病院訪問看護部門が調整役として機能することで在宅医療が安定する

後方病院

24時間対応
訪問看護

必要に応じて
紹介

必要に応じて
連絡

定期的
訪問看護

緊急時の
対応

緊急時の連絡

緊急時の入院

かかりつけ医

緊急時の往診

定期的な訪問診療

患者

いること，もしもの時に入院ができる後方病院があること，そして全体をコーディネートする訪問看護部門があることです．在宅患者の日常的なモニタリングは訪問看護部門の看護師が担当しています．何かあればまず訪問看護ステーションに連絡が入り，そこで看護師が判断して，訪問が必要であれば訪問する，そして緊急の入院が必要であると判断されれば後方病院につなぎ，往診で対応できるようなものであればかかりつけ医に連絡するという仕組みです．このようにシステムの調整役として機能する訪問看護ステーションを一般医療の中で整備していくことが今後の課題です．ここで働く看護師は調整機能に加えて，ベースとしての急性期看護に対応できるスキルを持っていなければなりません．このような看護職こそ，看護の専門化の課程で養成されるべきであると思います．医師不足を補うための特定看護師の養成ではなく，高齢社会で必要となる職能の高度化としての特定看護師の養成であるべきでしょう．これはいわゆる代替政策の一環になりますが，医師側もその必要性を認識し，適切な権限移譲を行っていく必要があります．

(5) 地域医療計画の実効性の向上

　地域の医療提供体制をどのように適正化していくかは非常に重要でかつ難しい問題です．新臨床研修制度の導入により，大学医局の地域医療におけるガバナンス機能が大幅に縮小してしまった以上，新しいガバナンスの仕組みを作る必要があります．現行制度を前提とすれば，地域医療計画及びその策定・評価を担う地区組織にその機能を持たせるというのが1つの案です．日本と類似した医療制度を持つフランスでは，地域医療計画に書かれた内容の実現を地域の医療機関と地方医療庁が複数年度の契約として明文化し，それをモニタリングする仕組みが導入されています（松田 2004）．医療計画に記載されたプログラムの実行に関する各関係者の責任を明示化することで，いわゆる「責任化原則 responsabilisation」による医療提供体制の適正化を行っていこうという戦略です．そしてこの基礎となっているのが，DRG や電子レセプトなどの標準化された医療情報なのです．

　わが国においても DPC を地域医療計画と関連づけて考えていく方向に動いています．1750 の急性期病院が DPC でデータを作成し，その結果が厚生労働省によって病院名とともに公開されています．それぞれの地域での各病院の位置づけを考えるためのデータが整備されるようになったのです．このようなデータ公開は各施設の機能の明確化，多くの場合は機能分化と連携を促進する方向で作用するでしょう（松田 2010）．

　平成22年度の DPC 制度の見直しで地域医療指数が導入されたことも重要です．DPC に基づく包括評価では診療報酬表に示された各 DPC の点数に機能評価係数をかけたものが，報酬額になります．平成22年度の改定では，この機能評価係数として図表 8-16 のような地域医療指数が設定されたのです．今回の指数は暫定的なものであり，今後データに基づいてさらなる精緻化が行われると考えられますが，地域医療への貢献に対してこのような経済的評価が導入されたことで地域医療計画の実効性が今後高まっていくと予想されます．

第8章 超高齢社会日本の医療モデル：4つの重要領域

図表8-16　DPC制度における地域医療の評価
① 脳卒中地域連携
② がん地域連携
③ 地域がん登録
④ 救急医療
⑤ 災害時における医療
⑥ へき地の医療
⑦ 周産期医療
⑧ がん診療連携拠点病院
⑨ 24時間tPA体制
⑩ EMIS（広域災害・救急医療情報システム）

上記項目の実施状況に応じて，DPC評価対象となっている病院は診療報酬上の評価を受けることができる．

　さらに，急性期医療については図表4-4に例示したように，アメリカのAHRQ的な運用でDPC関連情報を用いた臨床指標の作成と公開も進んでいくでしょう．このように医療情報の標準化と透明化が進むことで，急性期医療に関しては医療の質改善への取り組みと，医療提供体制の見直しが促進されると筆者は予想しています．

　医療計画の実効性をいかに高めるかは非常に重要な課題です．実効性を高めるためにはデータに基づいた議論が重要になります．実はDPCデータに加えてNational Databaseを活用することが可能になったことで，わが国の医療計画策定体制は大きな節目を迎えています．専門的な内容になりますので，この点について詳しく述べた補論3をご参照いただければと思います．

　わが国と同様の医療計画を策定しているフランスでは，その実効性を高めるために地方医療庁が策定だけでなくその進捗状況をモニタリングしています．しかも，計画に記されたことが地方医療庁と関係する施設の複数年契約として義務化され，その実行状況が悪いときには支払いの減額などのペナルティも課せられます．診療報酬上のペナルティはともかくとしても，医療計画に記されたことの進捗状況を継続的にモニタリングし，必要に応じてその実行に関する勧告をだすような仕組みを各都道府県に設置すべきでしょう．

(6) 介護と医療の連携のあり方の検討

　虚弱高齢者の抱える問題は複合的で，医療と介護のニーズは多くの場合同時に存在しています．したがって，本来この2つを別々に考えることは難しいのです．図表8-10が示しているように，悪性新生物や呼吸器疾患，糖尿病など種々の傷病にともなう介護ニーズに対応するために介護保険を使う高齢者が増加しています．すなわち医療ニーズの高い高齢者が在宅で介護を受けるようになっており，しかもその数は年々増加しているのです．

　繰り返しになりますが，あと10年もすれば年間160万人が死亡する時代がやって来ます．そのすべてを看取るだけの施設ケアのボリュームがない以上，かなりの高齢者はそのターミナルの一時期を在宅で過ごさなければならなくなります．介護保険と医療保険とを分離しながら，それぞれの制度で同じサービスがばらばらに評価されている体制でこのような状況に対応できるのでしょうか．たとえば，リハビリと看護は医療保険の給付対象でもあり，かつ介護保険の給付対象でもあります．制度の概念整理が必要であるように思われます．仮に，現行のように2つの保険制度を別々のままで運用するのであれば，リハビリと看護は医療保険の給付対象とし，介護保険はADL介助に限定するというような整理が必要ではないでしょうか．あるいはオランダの長期医療保険のように，通常の医療を給付する短期保険と介護も含めた長期にわたる要医療状態に対するサービスを給付する長期保険とに区分するという考え方もあります．この際，長期医療保険については現行の介護保険制度の仕組みを基盤として制度設計をすることが望ましいでしょう．なぜならば長期療養を必要とする高齢者のニーズは医療や介護だけでなく，生活支援など多岐にわたるため，それに対応したサービスを柔軟に提供するためには，それに対応できる枠組みを持つ介護保険制度の方が望ましいからです．また，高齢者の個別のニーズに応えるというためにケアマネジメントが必要であるという点からも介護保険的な枠組みの方が望ましいでしょう．いずれにしても，高度高齢社会における社会保障制度の在り方を，現場でのサービ

第8章 超高齢社会日本の医療モデル：4つの重要領域

図表8-17　医療介護生活複合体の例

■ビバース日進町

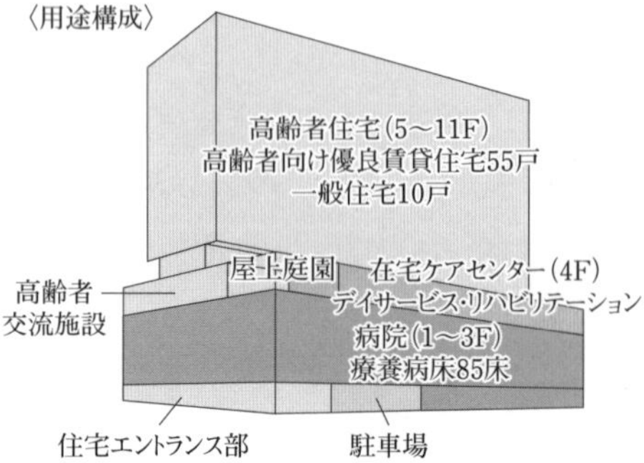

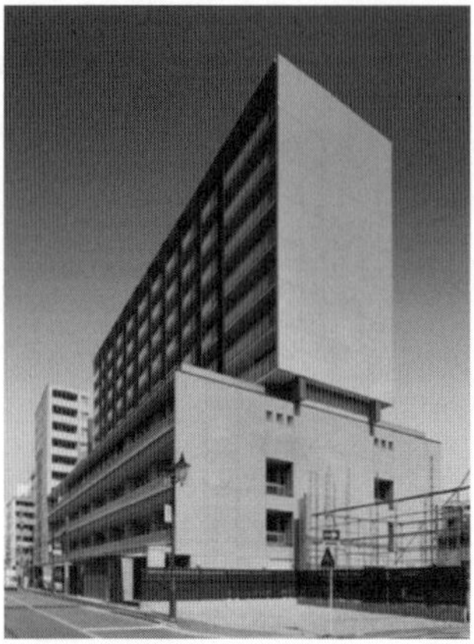

〈用途構成〉
- 高齢者住宅(5～11F)
- 高齢者向け優良賃貸住宅55戸
- 一般住宅10戸
- 屋上庭園　在宅ケアセンター(4F)
- デイサービス・リハビリテーション
- 病院(1～3F)
- 療養病床85床
- 高齢者交流施設
- 住宅エントランス部
- 駐車場

所在地　：川崎市川崎区日進町
事業主　：川崎市住宅供給公社，馬嶋病院
延床面積：9302.28㎡
用途　　：高齢者向け優良賃貸住宅 55戸
　　　　　一般住宅 10戸　療養病床 85床

出典：川崎市住宅供給公社HPより．

ス提供の実態とニーズから改めて検討する必要があります．

(7) 住の保障

　筆者らが平成18年に行った福岡県の長期入院高齢者の現状分析の結果によると，高齢者が長期入院している理由としては病状の重篤性よりは生活の安心感や生きがいなど退院後の住の保障に関連する要因が重要であることが示されていました（Matsuda & Tanaka 2010）．また，福岡県内の高齢者を対象として，住居の状況と介護施設の利用意向の関連に関する分析を行った結果では，住居がバリアフリーでないことや公営住宅に住んでいる者で将来の施設利用の意向が強いことが明らかとなっています（Matsuda & Fujino 2008）．
　以上の結果は，これからの高齢社会における医療・介護の在り方を考える上で，医療・介護の安心感がある住宅をいかに保障していくかが重要である

かを改めて示すものです．川崎市のビバース日進町は民間の医療機関と川崎市の住宅供給公社が共同で建設した医療・介護・生活施設の複合体として注目を集めています（図表8-17）．このような取り組みが今後多くの地域で展開されてよいのではないでしょうか．ただし，その際，高齢者施設に関する施設基準については，各地方の状況に合わせて柔軟に設定できるような規制緩和が必要です．理想的な基準のみで施設整備ができるだけの経済的体力は，今の日本にはありません．各地域の身の丈にあったシステム整備が求められているのです．ただし，高齢者ケアは個別ケアが基本であり，財政的な理由から雑居部屋を許容するような議論には筆者は反対です．また，何よりもサービスの対価としてお金は「箱モノ」ではなく，それにあたる「人」に行くべきでしょう．質の高い医療介護サービスの実現のためにはソフトの充実こそが必要なのです．

2　プライマリケアと連動した健康づくりモデルの再構築
――健康文化の創造

いきいきとした高齢社会を実現するために健康づくり対策は重要です．しかし，それは健康づくりだけを他の施策から切り離して行うものではなく，プライマリケアや街づくり関連の施策と連携を考慮して行われるべきです．本節ではこうした観点から筆者の考えを述べたいと思います．

2-1　特定健診・特定保健指導事業

生活習慣病を中心とした疾病予防の重視に関しては，これを対象とした健診及び保健指導が保険者の事業として平成20年度から行われています．これが特定健診・特定保健指導事業，いわゆるメタボ健診と呼ばれている事業です．図表8-18はその概要を示したものです．40歳から74歳の人は1年に1回，加入する健康保険が提供する生活習慣病健診を受け，そして，その健診結果に基づいて各個人のリスクに応じた保健指導が行われています．こ

の事業の実施については，適切な主体への外部委託など民間活力の積極的活用が謳われていることが重要です．すなわち，第5章で説明した疾病管理のモデルがわが国にも導入されたのです．

　今回の健診事業の主たるターゲットは内臓脂肪型肥満で，いわゆるメタボリックシンドロームと呼ばれているものです．図表8-19にその診断基準を示しました．メタボリックシンドロームについては，その定義の明確さなどについていろいろの議論がありました．しかし，今回の取り組みが目的としているのはメタボリックシンドロームそのものをスクリーニングして治療するというものではなく，生活習慣病の共通のリスクとして重要な内臓脂肪型肥満を検出し，それを改善するための健康指導をしっかりやっていこうということなのです．一部で批判が出されたような，製薬メーカーのための事業では決してないだろうと思います．

　また，このような健診プログラムが本当に医療費を適正化する効果があるのかについては，懐疑的な意見も出されているようです．軽度の異常者がより多く医療機関にかかることにつながるため，医療費は却って増加するのではないかという意見もあります．また，健康という個人の価値観に強く関係するものを医療費適正化という経済的動機で律していいのかという批判もあります．

　ここで筆者の見解を述べておきたいと思います．過去の知見の有無はともかくとして，内臓脂肪型肥満を予防することで糖尿病をはじめとする生活習慣病をある程度防ぐことができることに関して異論は少ないだろうと思います．図表8-20は筆者が共同研究を行っている中川徹氏（日立健康管理センター・産業医）の研究成果です．内臓脂肪が多い者ほど高血圧症・高脂血症・高尿酸血症・糖尿病の4疾患を複数持つ割合が高くなっています．また，中川氏たちのグループは内臓脂肪をCTで測定し，メタボリックシンドロームと判定された者を対象に，食習慣と運動習慣の改善を中心とした保健指導を行い，成果を挙げています．図表8-21と図表8-22はそのような成果の一部を示したものです．内臓脂肪の減少に伴って，検査結果が大きく改善してい

2 プライマリケアと連動した健康づくりモデルの再構築

図表8-18 特定健診・特定保健指導プログラムの流れ

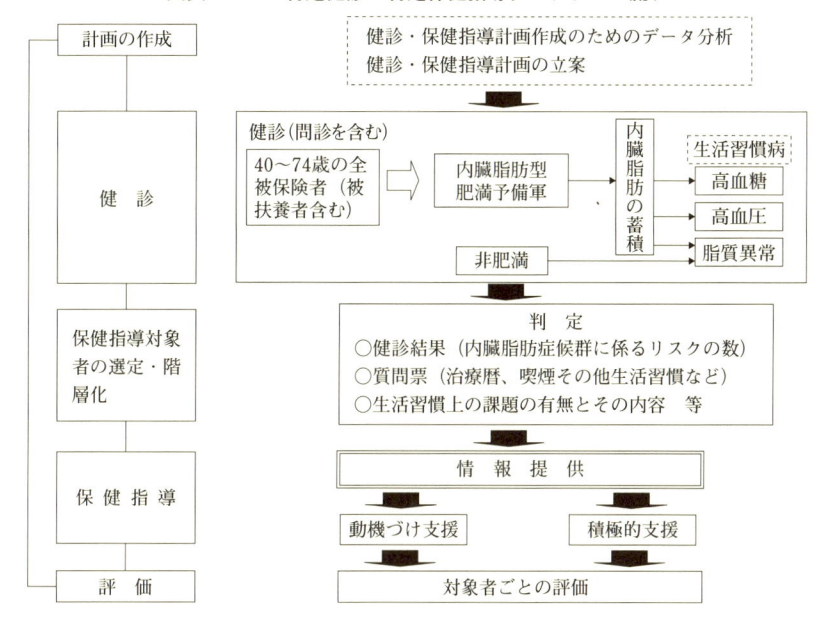

```
計画の作成 ──→ 健診・保健指導計画作成のためのデータ分析
              健診・保健指導計画の立案
                      ↓
健　診     健診(問診を含む)
          40~74歳の全     →  内臓脂肪型    →  内臓脂肪の蓄積  →  生活習慣病
          被保険者(被        肥満予備軍                         高血糖
          扶養者含む)                                           高血圧
                            非肥満                              脂質異常

保健指導対象
者の選定・階          判　定
層化                 ○健診結果(内臓脂肪症候群に係るリスクの数)
                     ○質問票(治療歴、喫煙その他生活習慣など)
                     ○生活習慣上の課題の有無とその内容　等

保健指導              情　報　提　供
                   ↓              ↓
                動機づけ支援      積極的支援

評　価               対象者ごとの評価
```

図表8-19 メタボリックシンドロームの診断基準

8学会策定新基準（2005年4月）

腹腔内脂肪蓄積	
ウエスト周囲径	男性≧85 cm
	女性≧90 cm
（内臓脂肪面積　男女とも≧100 cm² に相当）	

上記に加え以下のうち2項目以上

高トリグリセライド血症	≧150 mg/dL
かつ／または	
低HDLコレステロール血症	＜40 mg/dL　男女とも

収縮期血圧	≧130 mmHg
かつ／または	
拡張期血圧	≧85 mmHg

空腹時高血糖	≧110 mg/dL

ます．

　以上のようなデータを見る限りにおいて，健康づくり対策の推進による医療費の適正化はそれなりに期待できるのかもしれません．もちろん，それにかける事業費次第では，そのような効果が相殺されてしまう，あるいは赤字になってしまう可能性は否定できません．また，死亡年にほとんどの医療費が使用されるという過去の研究成果を考えると，生涯医療費という点では健康づくりの医療支出に対する抑制効果はあまり期待できないのかもしれません．

　しかしそれでも健康づくりにお金をかける意味はあると筆者は考えます．なぜならば中高年期において健康は生活の質を維持する上でもっとも重要なものの1つだからです．筆者は地域や職域の公衆衛生活動やフィールド研究の中でこれまでいろいろな事例を経験してきました．高度の肥満と高血圧，高脂血症，糖尿病があり（いわゆる死の四重奏），再三の受診勧奨にもかかわらず，それに応じず勤務中に心筋梗塞になり亡くなってしまった40代の男性や，やはり糖尿病を放置していたために慢性腎不全と糖尿病性網膜症を併発し，人工透析と視力障害になってしまった50代の幹部職員など，筆者だけでなく，ほとんどの保健医療職はこのような事例を数多く経験していると思います．健康は失われてしまってからでは遅いのです．

　健康的な生活は享楽的な生活の対極にありますので，刺激のないつまらないものに思われるかもしれません．その意味で，健康的な生活は「楽しく気持ちのよい」ものである，あるいは「格好のよいもの」であるというコンセプト化が必要です．いわゆるLOHAS（Lifestyles of Health and Sustainability: 健康と環境，持続可能な社会生活をこころがける生活スタイル）をわが国にいかに定着させるかが課題となっているのです．そのためには行政や医療関係者だけでなく，マスメディアや健康関連産業全体によるコンセプト作りが重要であると考えます．

2 プライマリケアと連動した健康づくりモデルの再構築

図表 8-20 内臓脂肪と生活習慣病

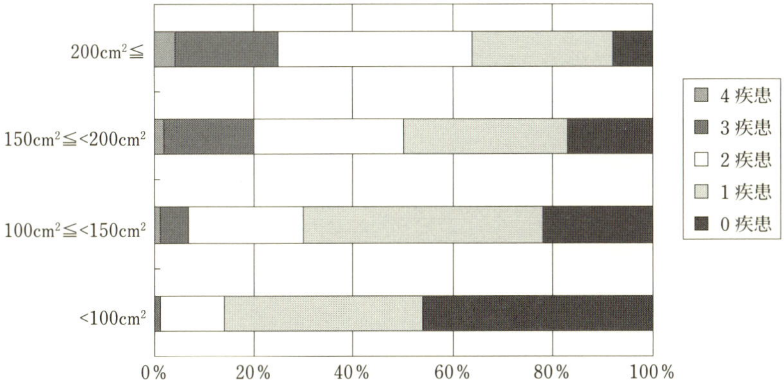

凡例:
- 4 疾患
- 3 疾患
- 2 疾患
- 1 疾患
- 0 疾患

内臓脂肪が多い者ほど高血圧症・高脂血症・高尿酸血症・糖尿病の4疾患を複数持つ割合が高くなる。
出典:中川徹（2006）.

図表 8-21 メタボリックシンドロームを対象とした保健指導の例（1）

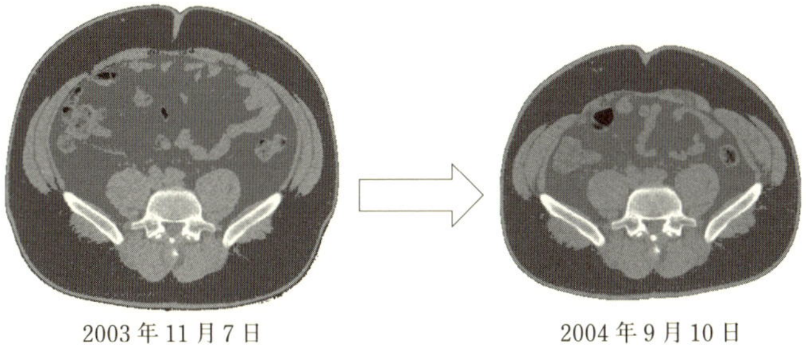

2003年11月7日 → 2004年9月10日

42歳・男性境界型糖尿病

	前回 03/11/7	今回 04/9/10
内臓脂肪面積	220 cm^2	104 cm^2
皮下脂肪面積	336 cm^2	250 cm^2
腹囲	110 cm	95 cm
体重	101kg	91kg
BMI	36	32
体脂肪	35%	32%

出典:中川徹（2006）.

図表8-22　メタボリックシンドロームを対象とした保健指導の例（2）

	前回 03/11/7	今回 04/9/10
総コレステロール	220	186
HDL	52	59
LDL	138	112
中性脂肪	225	132
空腹時血糖	122	105
HbA1c	6.6	5.3
AST	63	15
ALT	108	20
γ-GTP	98	39
血圧	130/90	124/94

出典：中川徹（2006）.

2-2　特定健診・特定保健指導のプライマリケアモデル

(1)　特定健診・特定保健指導の現状

　鳴り物入りで始まった特定健診・特定保健指導事業ですが，その評判はいまひとつ芳しくないようです．健診受診率は30％台，保健指導を最後まで受けた人の割合は対象者の約7％にとどまっているという報道もあります．職域保険の被保険者は労働安全衛生法に基づいて定期健診を受けることが義務づけられていますので，健診受診率が30％台という結果は，国民健康保険において受診率が低迷していることを示しています．

　実はこのような事態は事業開始前から予想されていたことでした．かつて市町村が主体となって行っていた老人保健法に基づく基本健診の利用者は多くの場合，家庭の主婦と高齢者でした．今回の特定健診・特定保健指導事業では，健診が各自が所属する保険者の事業となり，また75歳以上の高齢者が対象外となったために，これまでの地域健診の主な利用者グループがいなくなってしまったのです．ここで国保の加入者で，メタボ健診の主たるター

ゲットである40代，50代の男性の場合を考えてみましょう．彼らの多くは自営業者であり，平日の日中に保険者の指定する場所及び日時に健診を受けに行く，あるいは保健指導を受けに行くということは難しいのが普通です．なぜならば，そのために彼らは仕事を休まなければならないからです．わが国の社会経済状況の厳しさを考えると，仕事を休んでまで健診を受けに行くという選択は心理的に難しいように思います．加えて，がん検診と分離されてしまったことも受診へのインセンティブを下げています．

(2) 特定健診・特定保健指導の医師会モデル

こうした状況に対応するためには，地域に健診や保健指導のためのアクセスポイントを数多く作ることが必要です．しかし，財政状況の厳しい中，自治体が公費でそのような場所を作ることは不可能です．こうした中，医師会会員の医療機関を健診と保健指導の場所として事業展開をする医師会モデルが東京都足立区医師会，福岡県北九州市医師会，熊本県熊本市医師会などで行われ，大きな成果を上げています．

図表8-23は筆者らがその立ち上げと運営にかかわってきた熊本市医師会と北九州市医師会で行われているモデルを図示したものです．国民健康保険の加入者は市国保と市医師会との契約に基づき，医師会に登録した特定健診等事業参加医療機関で健診を受けます．医療機関では受診券の内容を確認し，医師の診察の後採血を行います．検体は医師会の検査センターあるいは市内の契約健診機関に送られ，その結果が市の国保担当課に定期的に送付されます．この時点で階層化はすでに行われています．

結果は市当局から健診受診者に郵送で返却されます．特定保健指導対象者については利用券も送付されます．特定保健指導対象者は，健診受診医療機関で個別面接を受けることを勧奨されます．もちろん，対象者が健診を受けた施設と別の保健指導機関を利用することも可能になっていますが，多くの対象者は特定健診を受けた医療機関で指導を受けることになります．

保健指導については，各種公表資料を参考に産業医科大学公衆衛生学教室

第8章 超高齢社会日本の医療モデル：4つの重要領域

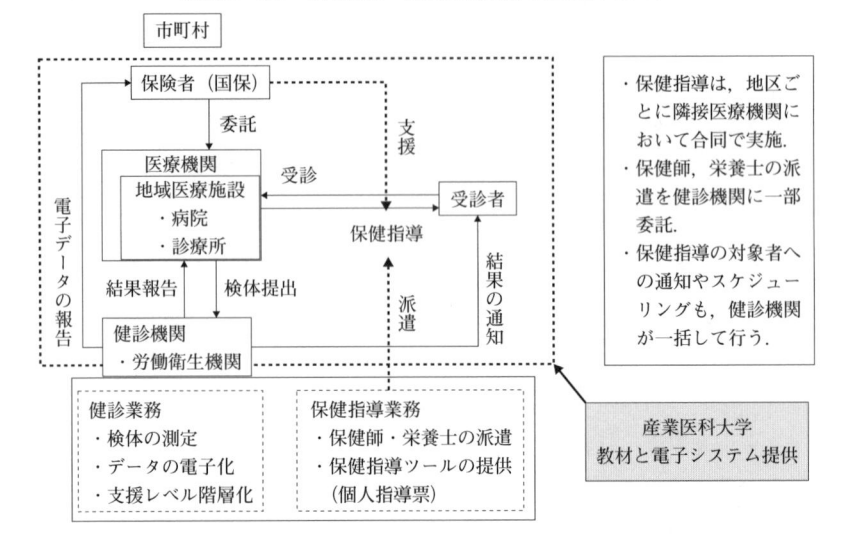

図表8-23 特定健診・特定保健指導の医師会モデル

・保健指導は，地区ごとに隣接医療機関において合同で実施．
・保健師，栄養士の派遣を健診機関に一部委託．
・保健指導の対象者への通知やスケジューリングも，健診機関が一括して行う．

で作成した教材を用いて当該医療機関の医療職（医師，保健師，看護師，管理栄養士）が行っています．多くの場合かかりつけ医である医師が行っているようですが，必要に応じて自治体の保健師や栄養士が個別指導あるいは集団指導を行っています．写真8-1は北九州市医師会の田中裕氏が保健指導を行っている風景です．

特定健診・特定保健指導では保険者に対する費用請求を電子的に行わなければならず，これに対応することが求められます．そこで熊本市医師会では，筆者らの教室で開発したU-HMSというネット上で対象者の管理と請求ファイルの作成を行う仕組みを使っていただいています．なお，http://www.uoeh-u.ac.jp/library/JP/company/outline/u-hms.pdf でU-HMSの概要を簡単に説明していますので，関心のある方はご参照ください．

(3) なぜ医師会モデルなのか

筆者らが医師会モデルにこだわっている理由は，住民の利便性もさることながら，これがこれからの高度高齢社会において不可欠となるプライマリケ

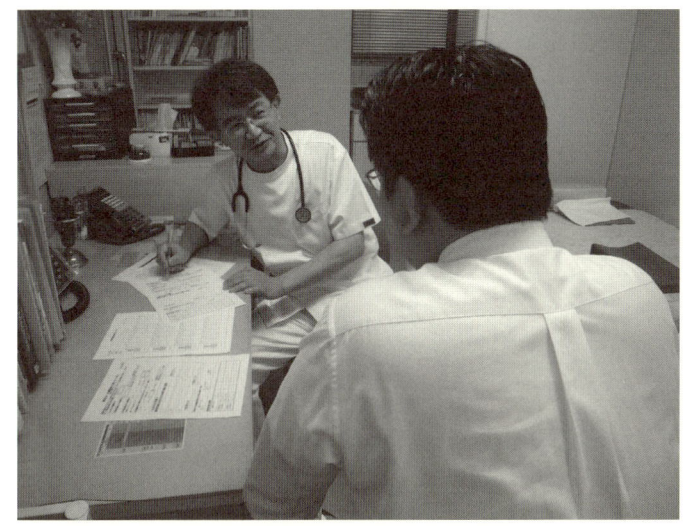

2 プライマリケアと連動した健康づくりモデルの再構築

写真 8-1　特定健診・特定保健指導医療機関モデルにおける指導風景

指導ツールを用いて行動計画の作成を支援する田中医師（北九州市）

ア体制構築のための重要な機会になると考えているからです．図表 8-24 でこれを説明しましょう．どんなに予防に熱心に取り組んだとしても，人はいずれ何らかの傷病にり患し，そして死を迎えます．したがって，疾病予防と傷病の重症化予防（生活の質の維持も含みます）は連続していなければなりません．連続した管理のためには，それを可能とする共通の場所が必要です．筆者は，この場所が地域医療を担う医師の診察室であると考えています．誤解しないでいただきたいのは，すべてを医師が管理するというのではなく，地域の医療機関を連携の場所として，地域の多様な保健医療職が慢性疾患の管理にあたる仕組み，具体的には図表 8-8 に示したカナダの GMF のようなモデルが筆者の理想です．

　年間 160 万人が死亡するという高度高齢社会においては，予防から最後の看取りまでを支援してくれるプライマリケアの体制が整っていることが望ましいでしょう．予防か治療か，医療か介護か，病院か診療所かという二分論ではなく，プライマリケアを担う医療職が窓口となって，必要に応じて柔軟かつ総合的にサービスが提供できる体制を作ることが求められているので

第8章 超高齢社会日本の医療モデル：4つの重要領域

図表8-24 なぜ医師会モデルなのか？

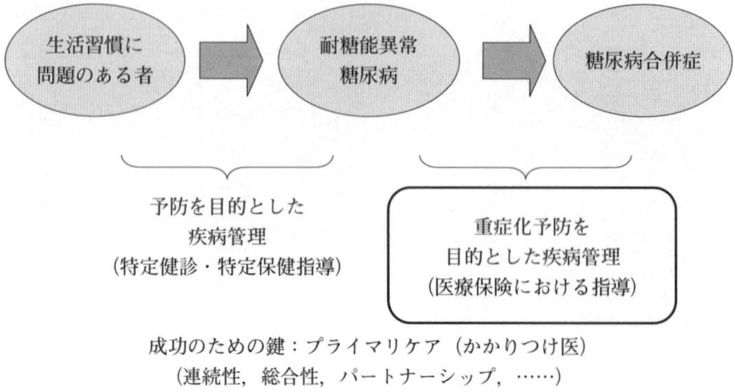

生活習慣に問題のある者 → 耐糖能異常 糖尿病 → 糖尿病合併症

予防を目的とした疾病管理
（特定健診・特定保健指導）

重症化予防を目的とした疾病管理
（医療保険における指導）

成功のための鍵：プライマリケア（かかりつけ医）
（連続性，総合性，パートナーシップ，……）

す．誤解を恐れずに言えば，地域住民の医療に対する信頼を取り戻すために，住民のもっとも身近にいる「かかりつけ医」やそこに勤務する看護師の地域におけるプレゼンスを高めることが今求められているのです．地域の医師や看護師が予防に積極的に取り組むことは，地域医療に対する住民の信頼を高める効果があるのではないでしょうか．

また，特定健診・特定保健指導事業に地域の医師が深くかかわることは，住民に対する教育の場を提供することでもあります．マスメディアからの情報よりも，医師や看護師からきちんとした情報を得ることの方が生活習慣の改善や医療資源の適正利用のインセンティブになるはずです．誰が言った言葉かは忘れてしまったのですが，The physician's office is one of the best places for health education（医師の診察室は健康教育を行うための最も適切な場所の1つ）なのです．

2-3 健康文化の創造

1で健康文化を創造することの必要性に触れました．ここではこのことをもう少し詳しく説明してみたいと思います．図表7-11に示したように，今後わが国は急速な高齢化に伴い老人医療費・介護費が急増します．年金・介

護を含めてわが国の社会保障制度は実質的に若者世代から高齢者世代への所得移転の仕組みで維持されています．少子化の進行，そして若者世代での雇用状況の悪化（たとえば，非正規雇用と失業率の増加）を考えると，今のままの仕組みで将来の社会保障制度を維持することは難しいでしょう．フランスはこのような状況に対応するために，医療保険の原資を稼働所得からすべての収入を対象とした一般福祉税（CSG）にするという改革を行いました．この改革の背景には社会保障制度維持のために高齢者にも所得に応じた相応の負担を求めるという行政側の目的がありました．高齢者，とくに公務員及び国営企業年金の受給者からは大きな反対がありましたが，最終的に国民連帯という理念を再確認する形で，この改革は国民にも受け入れられました．長寿医療制度や消費税をめぐる政治のドタバタとは対極にある「大人の」社会がフランスにはあるように思います（ただし，最近のフランス政界のドタバタぶりもそれなりのものであり，あまり美化することは危険です）．

　さて，ここで図表 4-1 の図に戻って考えてみましょう．社会の高齢化に伴う社会保障財政増加に対処するためには，保険料を払ってくれる労働者の増加あるいは労働所得の増加を図るしかありません．昨今の経済環境の厳しさを考えると労働者の平均所得が大幅に完全することは短期的には難しそうです．こうした中で，ひとつの解決策は日本社会をエージレス社会にする，働ける限りは働くことができる社会にすることでしょう．会社等を退職した 60 歳以降は，地域の NPO などでワークシェアリングをしながら働くのが当たり前の社会になれば，社会保障財政は改善し，また，高齢期の生きがい形成にもつながります．

　平成 24 年の厚生労働白書ではエスピン-アンデルセンが提示した「福祉レジーム」論をベースに，先進諸国の社会保障の特徴を比較しています．これは「社会保障を考えるに当たっては，福祉を生産・供給する主体として国家（政府）のみに着目するのではなく，市場や共同体（家族や地域）も福祉の生産・供給主体であり，これら 3 つの主体を，それぞれの特徴や機能を踏まえながら，どのように組み合わせていくかという視点が重要である」という考

第8章 超高齢社会日本の医療モデル:4つの重要領域

え方です.そして,その組み合わせ方の類型として,図表8-25に示したような自由主義レジーム,社会民主主義レジーム,保守主義レジームの3つが示されています.高度高齢社会において,社会保障財源を確保するために高齢者就業を促進していく必要があります.そのための理念的枠組みとして社会民主主義レジームを基本とし,そしてそれに基づく雇用促進プログラムとしてアクティベーションを具体化すべきだというのが筆者の考えです.

慶應義塾大学塾長の清家篤氏は,高齢期に働くことが可能な条件として,健康であることに加えて,専門的技能があること,職住近接であることの3つをパネルデータをもとにした研究成果として明らかにしています(清家・山田 2004).技術革新の速い今日の状況において,時代が必要とする専門的技能を持ち続けることが可能であるためには,生涯学習の仕組みが必要です.少子化に伴い大学などの高等教育機関の経営問題が話題となっていますが,中高年を対象とした生涯教育の場としての高等教育機関の役割はこれから大きくなってくるのではないかと思います.イメージとしてはアメリカのコミュニティカレッジのようなものです.

また,高齢期においては健康が就業確率を高める重要な要因の1つであることを考えると,中高年期における健康づくりがやはり重要となります.筆者は社会保障財政に与える健康づくりの間接的な効果が重要であると考えています.平成20年度から導入された特定健診・特定保健指導事業は高齢期においても労働を含む生きがい形成を可能にするための健康投資であると考えるべきでしょう.健康づくりに関してはこのような間接的効果の方が直接的なものより大きいと筆者は考えています.そして,このような健康管理がプライマリケアの中で行われる体制作りは,国が示した地域包括ケアの実現のための重要な基盤になるはずです.

ところで,若者の雇用を奪うことなしに,地域において高齢者の雇用(アクティベーションの機会)をどのように作っていくのか,これが各自治体に課せられた大きな課題であると筆者は考えています.そして,その解決策の1つとして筆者は農業の活用を考えています.その詳細については第9章に

図表 8-25　福祉レジームによる国家の分類

類　型	主な特徴	所得再分配の規模	給付の対象・性格	福祉と就労支援の連携
自由主義レジーム (アングロ・サクソン諸国)	市場の役割大	小規模 (小さな政府)	生活困窮層向け給付が多い． 選別主義	強 ワークフェア (就労が給付の条件)
社会民主主義レジーム (北欧諸国)	国家の役割大	大規模 (大きな政府)	現役世代向け，高齢世代向けともに充実． 普遍主義	中 アクティベーション (雇用可能性を高める)
保守主義レジーム (大陸ヨーロッパ諸国)	家族・職域の役割大	中～大規模	高齢世代向け給付が多い． 社会保険は普遍主義 公的扶助は選別主義	中～強 (強化傾向)

記載しました．

2-4　ソーシャルマーケティング的思考の必要性

　本節では特定健診・特定保健指導を1つの切り口として地域でのプライマリケアモデル作りの可能性を述べました．これに関連してソーシャルマーケティング的思考の必要性についても説明してみたいと思います．
　ソーシャルマーケティングとは「ターゲットとなる対象者と社会福祉の向上を目的として，その自発的な行動を促すために作られたプログラムの分析，計画，実施にマーケティング技術を応用すること」(Andreasen AR 1995) とされています．
　図表 8-26 は特定健診・特定保健指導事業をソーシャルマーケティングの視点から整理したものです．この事業が機能するためには，まず対象者である住民が健康に関するニーズを自覚している必要があります．筆者らが福岡県の1自治体で国保被保険者を対象に行った調査では 1461 名中 854 名 (54.1%) が「改善したい生活習慣がある」と回答しており，とくに運動 (550名：64.4%) と食事 (500名：58.5%) は半数以上が「改善したい」と回答していました (福岡県上毛町 2010)．これらの結果は住民に健康に関するニーズ

第8章 超高齢社会日本の医療モデル：4つの重要領域

の自覚があることを示しています．したがって，保険者としてはこの自覚されたニーズが具体的な行動につながるような働きかけを行うことが課題となります．

このために保険者は種々の媒体（チャネル）を使って対象者に働きかけることが求められるのですが，この際ターゲットとすべき集団の特徴が明確になっていることが必要です（これをセグメンテーションといいます）．そして，セグメントされた集団ごとに適切な対策が講じられなければなりません．この点において各保険者の取り組みは安易に過ぎないでしょうか．単に町や市の広報で「特定健診を受けましょう」と呼びかけたり，被保険者にダイレクトメールを送ったとしても，対象者が自分の問題として考えなければ行動にはつながりません．この点に関して保険者は収集している情報を十分に活用しているのでしょうか？　たとえば，ある保険者のデータを用いて特定健診の問診項目で「20歳のころから10 kg以上の体重増加」，「飲酒」，「過去1年間における体重増加」の3項目を使って40歳から59歳の男性対象者をセグメントした結果を図表8-27に示しました．このような結果を踏まえて，たとえば市の広報に「当市で昨年度行った特定健診の結果によると，20歳からの体重増加が10 kg以上で過去1年間に体重増加があり，毎日飲酒している40歳から59歳の男性の71.9%（服薬中の者を含む）がメタボリックシンドロームで特定保健指導の対象となっていました．メタボリックシンドロームは脳卒中や心筋梗塞などの重要なリスクファクターになっています．この条件に当てはまる人はぜひ下記の機会を活用して，特定健診を受けてみましょう」というような呼びかけをするだけでも対象者の健診受診への動機付けは強まるのではないでしょうか．

次にサービスに関する3P（product, price, place）はどうだったでしょうか？　制度導入後保健指導の方法についてはいろいろなものが開発されてきていますが，大きな成功を収めている事例は筆者の知る限り非常に少ないと思います．その理由の1つはサービスが提供側の論理あるいは都合に基づいて作られていることにあります．たとえばセンサー技術を持った事業者が加

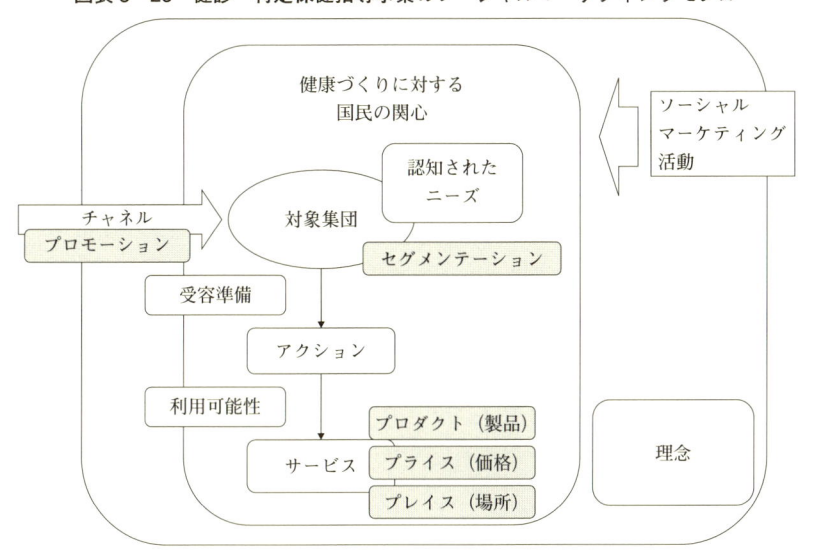

2 プライマリケアと連動した健康づくりモデルの再構築

図表 8-26　健診・特定保健指導事業のソーシャルマーケティングモデル

速度センサーを用いた活動量計測機器を開発し，それを中心に保健指導を考えるというようなことが一般化してしまいました（たとえばインターネットを用いた自動記録とそれに基づくアドバイス提供など）．しかしながら，当初は興味を持ってもらえたとしてもそれが継続的に利用される状況にはなっていないのが大半でしょう．筆者は地域や職域の健康づくり事業に20年以上かかわってきていますが，その経験から「健康づくりは飽きられる」ということを実感しています．

　この問題に対応するためには，サービス提供者側は利用者がどのような「事前期待」を持ってそのようなサービスを使うのかという明確な仮説を持っていたのかについて再考する必要があります．人が何かのサービスを使う際には何らかの「事前期待」を持っています．そして実際のサービスが事前期待以上のものであれば，利用者はそれに満足し継続的な利用者になりうるのですが，そうでない場合はリピーターにはなりませんし，また事前期待が

第8章　超高齢社会日本の医療モデル：4つの重要領域

図表8-27　特定健診の情報を用いた対象者の絞り込み

リスクパターン	対象者数	積極的支援	動機付け支援	情報提供	服薬のため情報提供
3条件あり*	57人	28人 (49.1%)	5人 (8.8%)	16人 (28.1%)	8人 (14.0%)
合計	1,088人	255人 (23.4%)	93人 (8.5%)	628人 (57.7%)	112人 (10.3%)

注：*3条件「20歳のころから10kg以上の体重増加」、「飲酒」、「過去1年間における体重増加」。

なければサービスそのものにアクセスしないでしょう．制度として規定されているから使うであろうという安易な仮定は，健康管理の結果次第で就業制限などの不利益が生じうる職域ではともかく，そのような制約のない地域保険では難しいのが現実です．

　価格の問題も課題ですが，適正価格はいかほどであるのかというエビデンスを筆者は持っていませんのでここではこの問題には触れません．ただし，制度開始の際に要求事項が複雑でかつ曖昧であったために，健診機関・保健指導機関のシステム開発に関する経済的負担が莫大なものになってしまいました．このため事業そのものが当初から赤字基調になってしまいました．この点について制度設計に関わった関係者は反省すべき点が多いように思います．そして，こうしたこともあって導入当初のシステム面での対応が遅れてしまったことが，せっかく「メタボ健診」への関心が高まっていた時期にタイムリーに事業展開を行えなかったことの原因の1つであると思います．

　また場所（Place）の問題も重要です．そもそもサービスへのアクセスが容易でなければアクションにはつながりません．先ほどの福岡県の1自治体の調査結果では「健診を受けたことがない（237名）」理由の第一として「医療機関にかかっているから（163名：68.8%）」が挙げられており，次いで「受ける場所・時間が不便だから（36名：15.2%）」となっていました（福岡県上毛町2010）．国民健康保険の被保険者は自営業者が多いのですが，そのような対象者にとって保険者が指定する時間と場所で健診や保健指導を受け

ることは必ずしも容易ではありません．他方，保険者と医師会との契約の下，近くの医療機関で健診や保健指導を受けることができる仕組みを作れば，それが有効な解決策となります．これが筆者が特定健診・特定保健指導の医師会モデルを推奨している理由でもあります．

いかがでしょうか．ソーシャルマーケティングの視点から現行制度を検証してみると，問題解決のためのいろいろなアイディアが出てくるのではないでしょうか．健康文化の創設は新しいライフスタイルの提案でもあります．したがって，このようなソーシャルマーケティング的思考がより積極的に活用されるべきだろうと思います．そして，その裏付けとなる情報基盤が次節で説明する保健医療介護の総合的情報システムなのです．

3　医療情報の標準化と透明化
——保健医療介護の総合的情報システムの必要性

これまで述べてきたように社会の高齢化にともない社会保障給付費が増大しており，財政当局はその維持可能性に関する危機感を募らせています．他方，国際的にみるとわが国の医療費支出のGDPに占める割合は低く，医療関係者は医療崩壊を防止するためにも医療への財源投入の必要であると主張しています（日本医師会 2009）．どちらの見解が妥当性が高いのでしょうか．

平成22年6月に就任した菅直人元総理大臣は「第三の道」として，医療や介護への資源投入量を増やすことで強い経済と強い社会保障制度の両立を図るとしました（菅 2010）．医療介護を対象とした産業連関分析の結果によると，医療・介護に対する投資は経済波及効果や雇用創出効果において，伝統的な建設や土木と同等かそれと同じだけの投資効果があることが明らかになっています（松田・他 1997, 医療経済研究機構 2004）．菅直人氏はもうすでにそれを実現する立場にはいないようですが，「第三の道」的な方策については今後も検討を続けても良いように思います．

ただし，中央政府・地方政府によってこれまで行われてきた経済政策の多くは甘い需要見通しなどによるものが多く，地方空港の例のように採算性の

見通しがまったく立たなくなっているものも少なくありません．また，事業の効果に関して事後評価がほとんど行われていないことも問題でしょう．評価を行う仕組みを作っておかなければ，医療政策・健康政策に関しても同じ問題が生じうると考えられます．

健康政策としては，前節で述べましたように生活習慣病の予防を通して国民の健康増進と医療費の適正化を行おうという特定健診・特定保健指導事業が平成20年度に開始されています．特定健診・特定保健指導事業を医療費適正化対策の一環として行う考え方に，筆者は必ずしも賛成していません（松田2009）．前節で述べたように，この事業は高齢社会における健康投資の一環として行われるべきものです．しかしながら，制度として始まった以上，その医療費適正化効果を検証するために，保険者において健康保険のレセプトを分析し，その結果をプログラムの改善に反映できる体制が必要です．

また，慢性疾患の健康影響は国民健康保険や組合健康保険で給付される年齢に限定するのではなく，長寿医療制度で給付される年齢も含めて考える必要があります．さらに介護保険の給付対象である要介護状態に関しても，脳血管障害や筋骨格系疾患，さらにはがんなどをはじめとする傷病が原因となっていることを考えれば，健康づくりの介護保険給付に対する効果に関しても一体的に分析できることが望ましいでしょう．

現在はこれらの制度はばらばらの枠組みであるため，全体として評価を行うことが困難な状態となっています．しかしながら，限られた財源の中で実効性のある公衆衛生政策を行っていくためには，優先課題の設定と政策評価のための仕組みを構築することが不可欠です．

そこで筆者らは以上のような課題にこたえる目的で国民健康保険レセプト（医科・調剤），後期高齢者医療制度レセプト（医科・調剤），介護保険給付レセプト，特定健診データを被保険者個人ベースで連結して分析するためのシステム構築を試みてみました（松田・藤森 2010）．本節ではその内容を踏まえた上で，わが国の保健医療介護関連の情報システムの在り方について，諸

外国の例も参考にしながら筆者の考えを説明してみたいと思います．

　図表8-28は筆者らが福岡県内の1自治体の国民健康保険レセプト（医科・調剤），後期高齢者医療制度レセプト（医科・調剤），介護保険給付レセプト及び特定健診データをつないで分析することを目的に構築したシステムの概要を示したものです．ここではこのシステムを使って分析した結果を紹介しながら，医療介護保健情報の総合的分析を行うことの意義を説明してみたいと思います．

　医療介護関連情報の分析ですので，この分野に慣れていない方にはわかりにくい表現もあるかもしれません．ここでは，ばらばらになっている情報をつなぐことでどのような分析が可能になるかについて大体のイメージを分かっていただければそれでよいと思います．分析の詳細については筆者らの文献を参照していただければと思います（松田，藤森 2010）．

　まず，分析のためには医科レセプト，調剤レセプト，DPCレセプト，介護保険給付レセプト，特定健診情報の各テーブルを個人別に連結しなければなりません．ここで問題になるのは，各事業によって被保険者の持つ番号が異なっていることです．すなわち，各被保険者は医療保険，介護保険，特定健診それぞれの制度で別の番号を持っています．しかも，国民健康保険については，世帯単位で被保険者番号が振られているため，これを個人別にわける作業が必要になります．具体的には性や生年月日などの情報を用いて，同じ被保険者番号に枝番をつけて，個人別のIDにする作業が必要になります．筆者らの行ったこの研究では，連結ルールをこちらで準備した上で，個人識別子の付与作業を当該自治体の担当課でやっていただき，さらにそれを暗号化して分析用のデータセットを作成しました．

　ところで，このような分析では病名ごとの分析がしばしば求められます．しかしながら，レセプトには複数の病名がついているため（81の病名が記載されているレセプトもありました），どの病名でそのレセプトを代表させるかはなかなか難しい問題です．今回は分析系のシステムを構築することが目的でしたので，病名については一番目に上がっている主傷病を分析に用いると

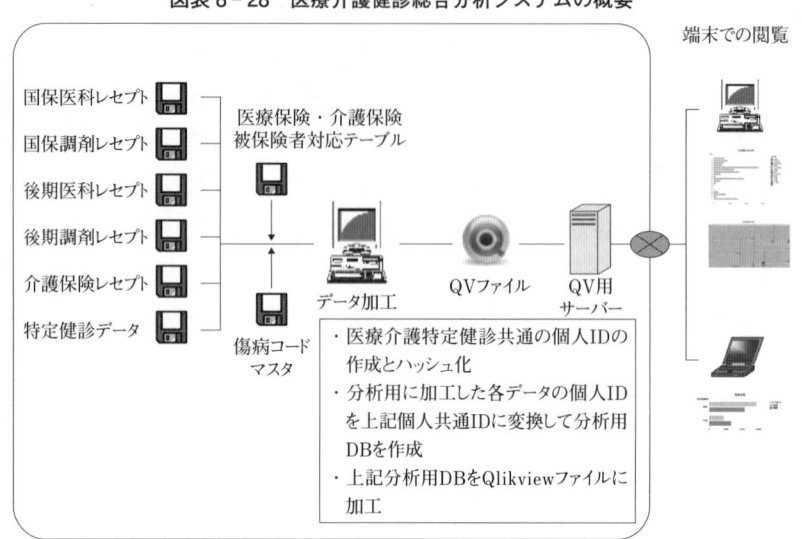

第 8 章　超高齢社会日本の医療モデル：4 つの重要領域

図表 8-28　医療介護健診総合分析システムの概要

- 国保医科レセプト
- 国保調剤レセプト
- 後期医科レセプト
- 後期調剤レセプト
- 介護保険レセプト
- 特定健診データ

医療保険・介護保険被保険者対応テーブル

傷病コードマスタ

データ加工

QVファイル

QV用サーバー

端末での閲覧

・医療介護特定健診共通の個人IDの作成とハッシュ化
・分析用に加工した各データの個人IDを上記個人共通IDに変換して分析用DBを作成
・上記分析用DBをQlikviewファイルに加工

いう割り切りを行っています．

　では，このようなシステムを作ることでどのような分析が可能なのでしょうか．以下にいくつか例を示してみましょう．ただし，今回の分析は小規模保険者の 1 か月分のレセプトに基づくものであり，したがって結果の一般性には限界があります．さらに傷病名についてもレセプトに記載されている最初の主傷病のみを用いてコーディングを行っているため，その妥当性には注意が必要です．

　図表 8-29 は年齢階級別に医療保険給付と介護保険給付の合計を見たものです．男性では 60 歳以上，女性では 70 歳以上で医療費が急増しています．一方，介護保険給付は女性の 80 歳以上が非常に高くなっています．

　図表 8-30 は MDC 別・男女別・入外別に医療保険給付合計を見たものです（MDC については図表 1-8 を参照）．男女とも MDC17（精神疾患）の入院医療費が高くなっています．性別にみると男性では MDC04（呼吸器系疾患），MDC05（循環器系疾患），MDC06（消化器系疾患，肝臓・胆嚢・膵臓系疾患）の

入院医療費が高く，女性ではMDC01（神経系疾患）の入院医療費が高いという特徴があるようです．

図表8-31は糖尿病について年齢階級別，外来・入院別に医療保険給付費を見たものです．医療給付は40歳以降で外来医療費が増加し，さらに60歳代以降で急増，とくに入院医療費が増加しています．このことは40歳以上を対象に特定健診・特定保健指導を行うことの妥当性をある程度裏づけるものであると考えられます．そして，より重要なことは糖尿病患者のQOLの維持，そして医療費の適正化のためには，入院医療が必要な状況にならないように適切な医学的管理をいかに行っていくかが重要であることをこの結果が示唆していることです．すなわち，特定健診・特定保健指導事業がその目的を果たすためには，プライマリケアとの連動が必要なのです．

図表8-32は要介護1-要介護5の利用者について年齢階級別・施設在宅別・サービス種類別に介護給付費を見たものです．この自治体では80歳以

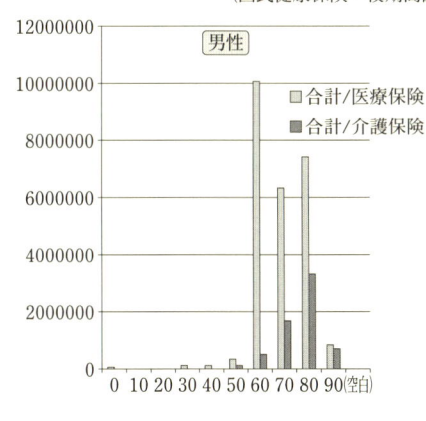

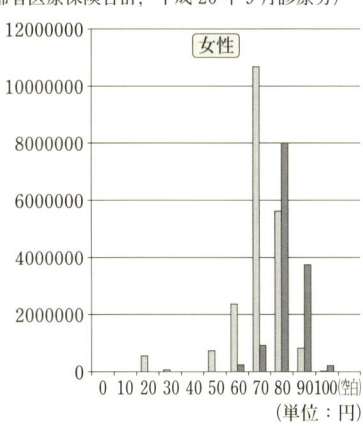

図表8-29　福岡県1自治体における年齢階級別医療保険・介護保険給付合計
（国民健康保険・後期高齢者医療保険合計，平成20年9月診療分）

（単位：円）

第8章　超高齢社会日本の医療モデル：4つの重要領域

図表 8-30　福岡県 1 自治体における傷病別（MDC 別）・入院外来別医療費（調剤を除く）
(国民健康保険・後期高齢者医療保険合計，平成 20 年 9 月診療分)

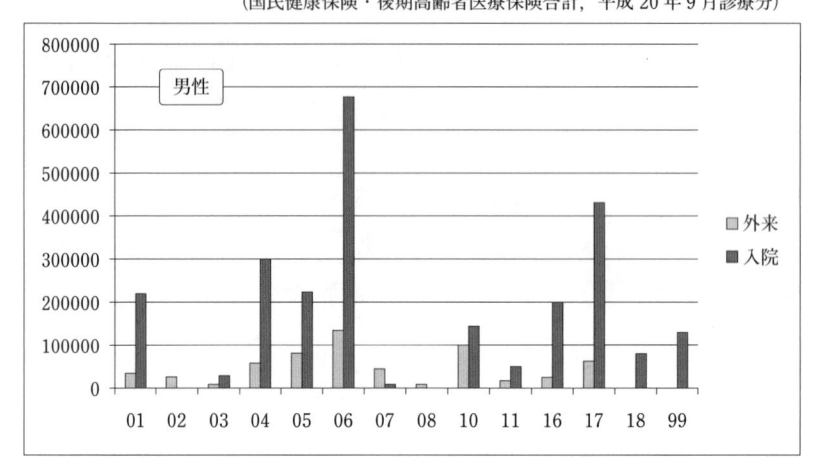

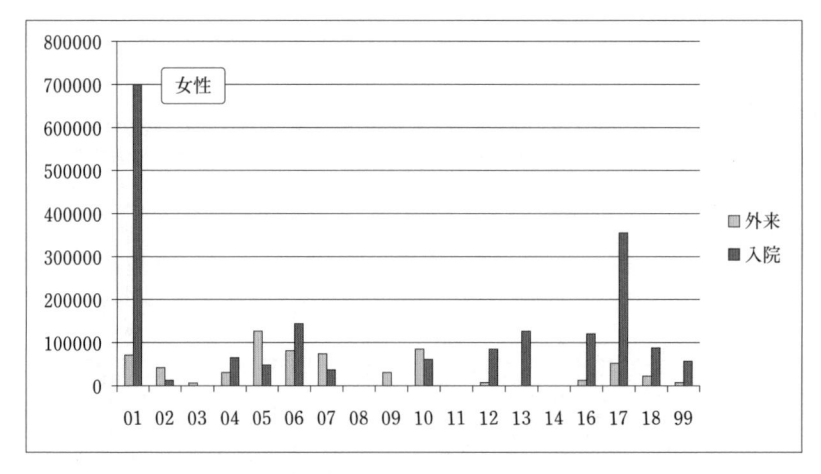

降で施設給付費（とくに特別養護老人ホーム）と特定高齢者施設及び認知症対応型共同生活介護（グループホーム）の利用額が増えていることがわかります．

　図表 8-33 と図表 8-34 は医科レセプトの第一主傷病が脳梗塞のものについて，医療費と介護給付費を年齢階級別にみたものです．このようにレセプト

3 医療情報の標準化と透明化

図表 8-31 福岡県の1自治体における糖尿病の男女別・入院外来別平均医療費（調剤を除く）
（国民健康保険・後期高齢者医療保険合計、平成20年9月診療分）

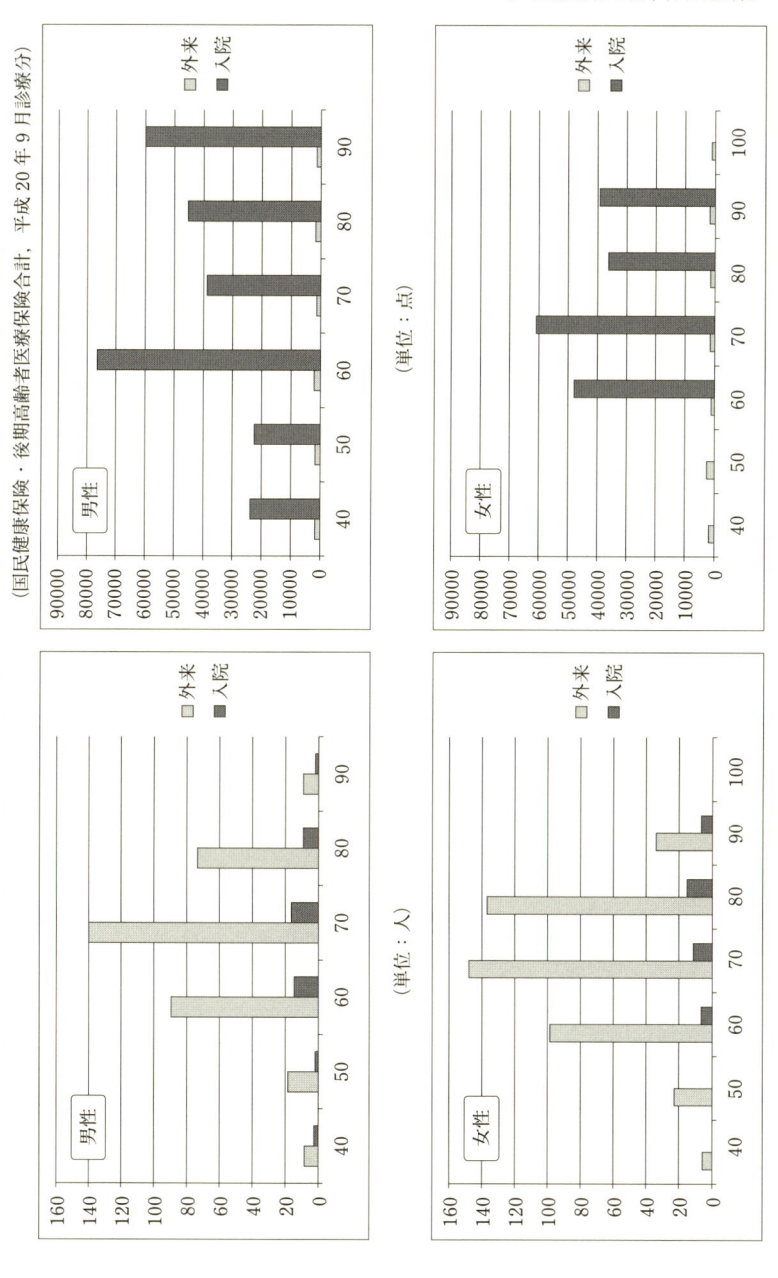

第8章　超高齢社会日本の医療モデル：4つの重要領域

図表8-32　福岡県1自治体における年齢階級別・施設在宅別・サービス種類別介護給付費
（要介護1-要介護5，平成20年7月サービス提供分）

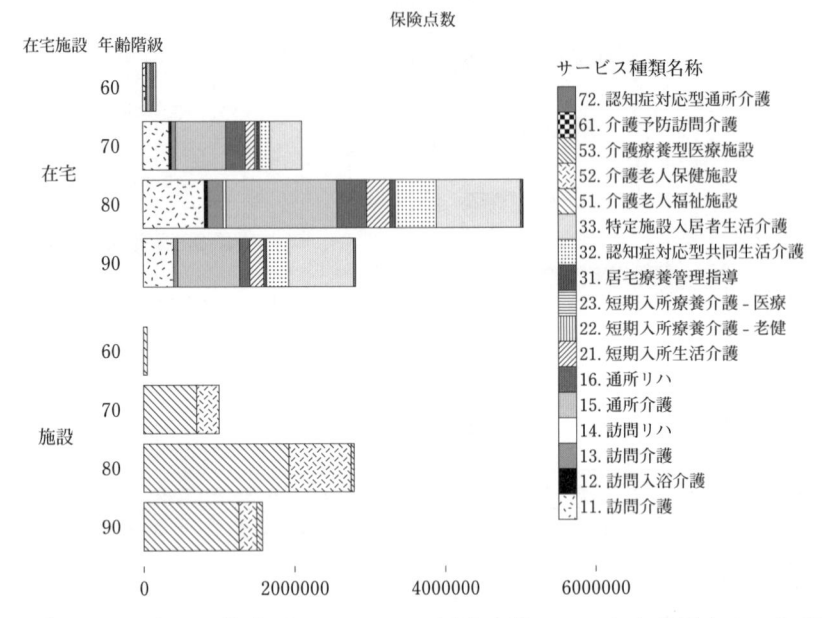

保険点数

在宅施設　年齢階級

在宅
- 60
- 70
- 80
- 90

施設
- 60
- 70
- 80
- 90

サービス種類名称
- 72. 認知症対応型通所介護
- 61. 介護予防訪問介護
- 53. 介護療養型医療施設
- 52. 介護老人保健施設
- 51. 介護老人福祉施設
- 33. 特定施設入居者生活介護
- 32. 認知症対応型共同生活介護
- 31. 居宅療養管理指導
- 23. 短期入所療養介護-医療
- 22. 短期入所療養介護-老健
- 21. 短期入所生活介護
- 16. 通所リハ
- 15. 通所介護
- 14. 訪問リハ
- 13. 訪問介護
- 12. 訪問入浴介護
- 11. 訪問介護

を連結することで，傷病別のトータルの医療介護のコストを分析することが可能なのです（ただし，この場合の介護給付費は医療サービスも合わせて使っている対象者のものだけであることに注意してください）．

　図表8-35は特定健診について分析した結果を示したものです．特定健診で，糖尿病リスクあり，高血圧リスクあり，高脂血症リスクありと判定され，受診勧奨になった対象者がその後適切な医療を受けているかを確認した結果を示しています．下段の対象者は受診勧奨になったにもかかわらず，その後3疾病に関連した医療費が発生していません．ということは，リスクを抱えたまままったく医療を受けていないことを示しています．保険者としてはこのような対象者を早期に発見し，医療に適切につなげていくことが，重症化予防，ひいては医療費適正化のために必要です．

　またレセプトの分析結果を保健事業の立案に活用することも可能です．たとえば，図表8-36は0-9歳及び10-19歳における傷病別レセプト件数をみ

3 医療情報の標準化と透明化

図表 8-33 福岡県 1 自治体における年齢階級別・入院外来別・レセプト種類別医療費

(脳梗塞,平成 20 年 7 月サービス提供分)

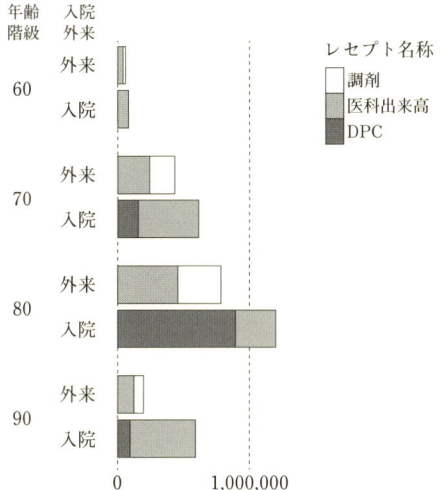

図表 8-34 福岡県 1 自治体における年齢階級別・在宅施設別・サービス種類別介護給付費

(脳梗塞,要介護 1-要介護 5,平成 20 年 7 月サービス提供分)

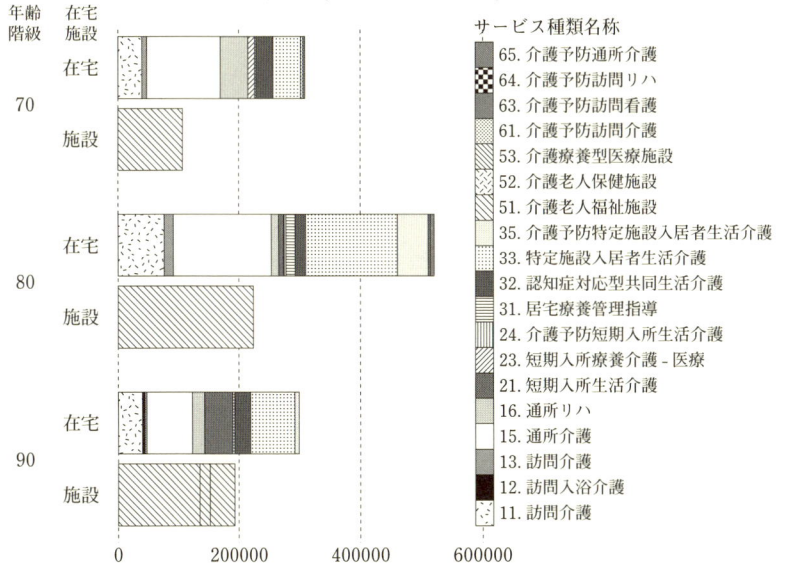

281

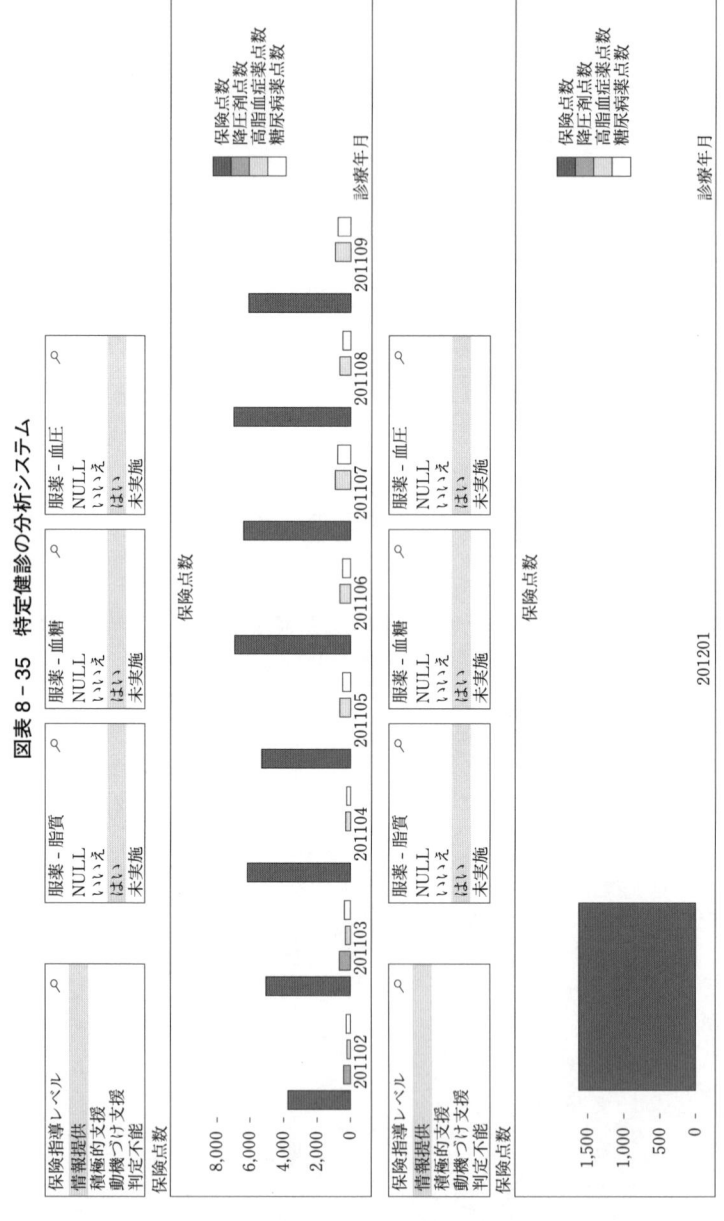

第 8 章　超高齢社会日本の医療モデル：4つの重要領域

図表 8-35　特定健診の分析システム

ともに脂質、血糖、血圧のリスクがあるが、「服薬あり」のため「情報提供」となった男性の事例。上段の男性はそれぞれの傷病の内服治療を受けているが、下段の男性は受けていないことがわかる。

282

3 医療情報の標準化と透明化

図表8-36 ある保険者における年齢階級別・外来入院別・傷病別レセプト件数
（平成24年1月診療分；0-9歳，10-19歳）

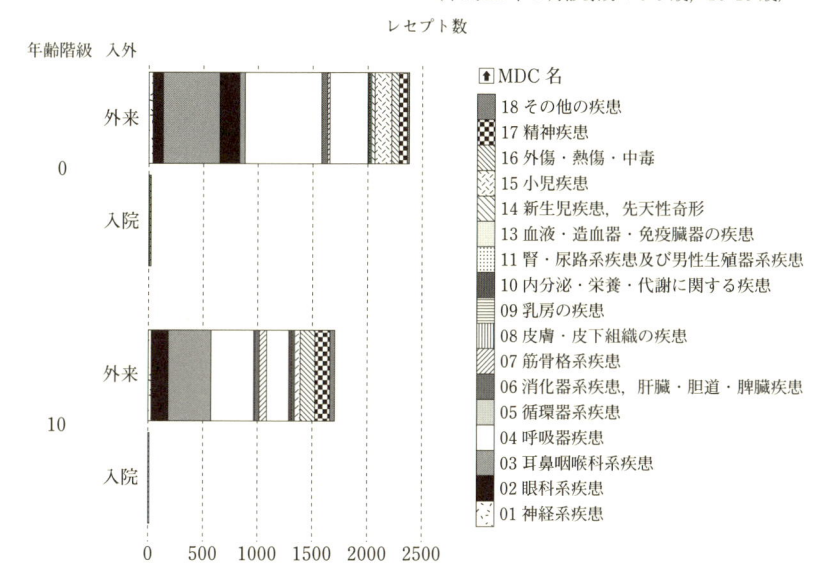

凡例　MDC名
- 18 その他の疾患
- 17 精神疾患
- 16 外傷・熱傷・中毒
- 15 小児疾患
- 14 新生児疾患，先天性奇形
- 13 血液・造血器・免疫臓器の疾患
- 11 腎・尿路系疾患及び男性生殖器系疾患
- 10 内分泌・栄養・代謝に関する疾患
- 09 乳房の疾患
- 08 皮膚・皮下組織の疾患
- 07 筋骨格系疾患
- 06 消化器系疾患，肝臓・胆道・脾臓疾患
- 05 循環器系疾患
- 04 呼吸器疾患
- 03 耳鼻咽喉科系疾患
- 02 眼科系疾患
- 01 神経系疾患

たものです．前者では耳鼻科疾患，呼吸器疾患，皮膚疾患が，そして後者では外傷が多くなっています．この結果はこの世代においてこのような疾患が主要な健康問題であることを示しています．では各保険者において，このような傷病に対する健康教育や情報提供はどの程度行われているでしょうか．子供のアトピーで悩んでいる親は多いはずですが，保険者は有用な情報を発信できているでしょうか？　10代になるとスポーツや交通事故などでけがをすることが多くなりますが，その予防のための情報提供を保険者はどの程度行っているでしょうか？　ニーズに合った健康情報を提供することが，保険者の重要な役割の1つであると考えます．

このように，各保険者で扱っている各種レセプトを連結することで，各保険者（＝地方自治体）における種々の公衆衛生行政の立案及び評価のための貴重な資料を作成することが可能です．各種電子レセプトデータはそのフォーマットが統一されているため，加工のためのプログラムを作成すれば半自

動的に分析用のデータセットを作成することができます．筆者の教室では他の自治体や職域の健康保険者のデータを用いて，同様のシステム構築を行っており，おおむね実用レベルになっています．しかしながら，このようなシステムを実際に運用するためには解決すべき課題も多いようです．以下，それらを列挙してみます．

(1) ユニークな個人IDの付与

わが国では社会保障番号の制度がないために，住民は保険種類ごとに異なる被保険者番号を持っています．そのため，異なる保険間で個人別のデータを結合するためには，「名寄せ」の作業が必要となります．国民健康保険の場合，被保険者番号は世帯単位で振られているため，名寄せをする場合には別途生年月日や性，名前などで個人の特定を行う必要があります．雇用の流動化に伴い，個人の加入する保険者が変わることが多くなってきていることを考えると，将来的には個人情報の保護に関して細心の注意をはらいつつ，生涯変わらないユニークな個人IDをもつ制度の導入が必要です．すでに北欧やフランスなどでは，個人情報保護に配慮しつつ，このようなシステムが実現していますので，わが国でその導入が難しいということはないように思います．

(2) フォーマットの整合性の確保とその厳格な順守

筆者が行ったこの事業で対応が難しかったものの1つとして同じ情報に関してフォーマットが微妙に異なることがあります．具体的には被保険者番号が全角テキストのものと半角テキストのものが混在していたり，名前の間のスペースが半角の場合と全角の場合もあるというように，ハッシュ化を行った場合に個人の紐づけが難しくなるような事例がありました．少なくとも社会保障制度に関連するデータについては，フォーマットの整合性の確保が必要です．実は，この問題は各医療機関が使用しているコンピュータシステムに由来する部分が大きいことから，関連業者における統一ルールの徹底が求

められるところです．フランスのようにレセプト情報の活用を大規模に行っている国においては，各種マスタ[7]とその利用マニュアルについては国が準備し，それを事業者が登録制で使うというシステムとなっています．わが国においても MEDIS において同様の体制が取られていますが，強制力がありません．共通ルールの順守に関する国のイニシアティブが必要です．

(3) 複数主病名の処理

医療情報の分析を行う際には傷病ごとに分析を行えることが望ましいでしょう．しかしながら，現行レセプトでは複数の主傷病がふられており，しかも各医療行為がそのどれに対応しているのかの紐づけがされていないために，傷病ごとの医療費分析が難しくなっています．特定健診・特定保健指導事業をはじめとする健康政策の効果を検討するためには傷病単位での分析が必要であり，レセプトの記載方法の見直しも含めて今後検討が必要であると思われます．たとえば，主傷病については主なものを3つまでに限定するといった運用も可能であるかもしれません．レセプト審査の在り方に関わる問題でもあるため，関係者による協議が必要です．

(4) 介護給付における病名付与

介護保険制度においては主治医意見書が保険者に提出されており，その中に要介護状態の原因となった傷病名が記載されています．医科レセプトに比較して，分析しやすいデータなのですが，なかなか活用しにくいのも事実です．その最も大きな理由は，主治医意見書自体が紙ベースであり，したがってその電子化に多くの手間がかかることです．すでに多くの主治医が日本医師会の「医見書」®などのパソコンで動く主治医意見書作成プログラムを使っていることを考慮すると，今後その電子データでの提出，及び利活用について検討していく必要があります．

---

[7] 医療行為や傷病とコンピュータ処理用コードの対応表．厚生労働省が標準仕様を定めている．

(5) 未コード化病名の処理

現行の医科レセプトで問題となることとして未コード化病名の問題があります．すなわち，日本語病名がテキスト情報としては入っているのですが，コンピュータで処理する際に必須となるコード化が行われていないという問題です．記載されている日本語病名から対応テーブル及び推論ロジックを用いてコード化をするという方法もあり，すでに商品化もされているようですが，本質的には発生源での情報化の効率化と正確性の向上を図るための仕組みを考えることがより重要であると思います．

現行制度では病名コーディングに関して明確なルール（公の指針）がないことも問題でしょう．今後レセプトデータを評価に用いるのであれば，傷病データの正確性の確保は重要です．コンピュータシステムにおいて対応できるものも少なくないことから，ルール作りとその徹底が必要です．

(6) 分析目的の明確化

レセプト情報は貴重なデータであり，いろいろな分野の研究者の方々がその活用に関して強い関心を持っているようです．また，データを収集してそれを匿名化した上で医薬品メーカーや研究者に販売するというビジネスも行われているようです．しかし，レセプト情報は守秘性の高い個人情報であり，したがってその保護には格別の配慮が必要です．現在，国の有識者会議でレセプトを研究等に活用する際の指針について検討されています．レセプトを使った研究に関してはこうした指針に沿った個人情報保護に加えて，公共性についても十分検討することが，当面は必要であると思います．もちろん，筆者は純粋学問的な研究を否定しているわけではありません．ただ，データの特性を考えると，その活用に関して公共性を重視することが現段階では不可欠であると考えています．また，保険者が保険者機能の一環として分析を行う際にも，個人情報の保護や医療・介護サービスの質への配慮などを十二分に行うことが求められます．

ちなみに，本節で紹介した事例は，公衆衛生プログラムの効果を評価するシステムのあり方を検証することを目的として，当該自治体における議会の個人情報保護に関する委員会の了承と産業医科大学の倫理委員会の審査を経て行われたものです．レセプトの活用方法のためには，事前に関係者間できちんとした合意形成が行われることが必要です．

その原因は何であるにせよ，中央・地方を合わせて900兆円を超える負債（平成24年6月現在）があるという財政状況の厳しさを医療介護関係者は認識しなければならないでしょう．厳しい状況下で医療介護に対する適切な資源投資を実現するためには，その必要性を具体的なデータで示さねばなりませんし，またその効果を可視化することが求められます．さらに電子化が可能な部分はそれを行うことで間接コストを圧縮し，サービス本体により多くの財源が回るようにすることも必要です．ただし，せっかく電子化を行ってもフォーマットがばらばらになってしまうと全体としては無駄なコストがかかってしまいます．現在，国レベルでは国保中央会が総合的なデータ分析システムの開発に着手していますが，健康保険組合連合会や協会けんぽも含めて，保険者全体としてコアとなる部分のフォーマットについての標準化が必要であると考えます．

本節の事例でも紹介したように電子化されたレセプト情報を分析することで，種々の医療政策に反映させる知見を得ることが可能になります．傷病の流行の状況や医療費の地域差の分析，医療資源の適正配分のための基礎資料の作成，特定の傷病の予防対策の効果の推計など多くの活用方法が考えられます．ナショナルデータベースやDPCデータの活用方法の例について補論3で詳述しましたので，参照していただければと思います．

ところで，ナショナルデータベースを含めたレセプトの活用に関しては，どのような組織がその基盤を担うのかが今後の重要な検討課題になると思われます．フランスやオランダなどでは中立的な第三者組織を設立して，そのような組織にデータ管理の業務を任せています．わが国の場合も監督業務は

第8章 超高齢社会日本の医療モデル：4つの重要領域

図表 8-37 レセプト情報の収集・活用体制について（試案）
DPC データの運用事例の案

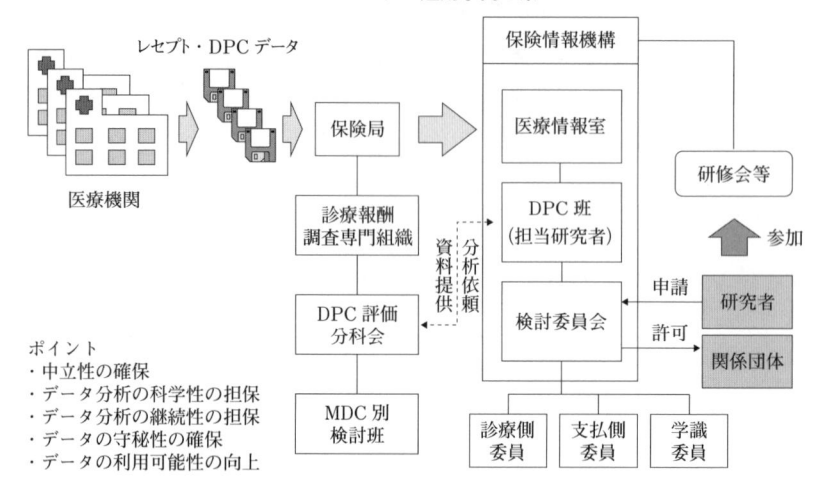

ポイント
・中立性の確保
・データ分析の科学性の担保
・データ分析の継続性の担保
・データの守秘性の確保
・データの利用可能性の向上

　厚生労働省が行うとしても，そのような第三者組織（情報機構）を作ることが望ましいと筆者は考えています．図表 8-37 に筆者の試案を示しました．

　わが国は標準化さえ行えば，世界にも類を見ない優れた医療情報システムを作ることができるインフラがあります．これまでの経緯や既得権に拘泥するのではなく，より透明な仕組みを構築するために，関係者が未来志向で積極的に協力することが必要であると考えます．そうでなければ適切な医療費のレベルに関して国民の理解を得ることは難しいでしょう．やるべきことは明確です．あとは実行するだけなのです．議論するだけで，抜本的な改革を避けていたというバブル経済崩壊後の失われた 20 年と同じ過ちを繰り返してはなりません．団塊の世代が退職していく時期に入ると，社会保障財政の構造は大きく変わっていきます．残された時間は少ないのです．未来からの発想に基づく関係者の前向きの取り組みを期待したいと思います．

　本節の最後に平成 23 年 3 月 11 日にわが国を襲った東北大震災に関連したレセプト活用について私論を述べてみたいと思います．今回の震災では，多

3 医療情報の標準化と透明化

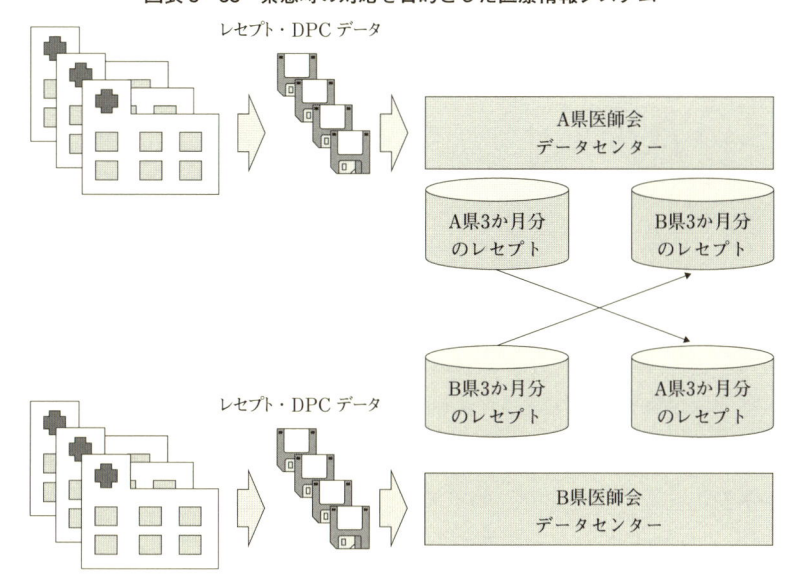

図表8-38 緊急時の対応を目的とした医療情報システム

くの医療機関が被災し，患者の診療記録等がなくなってしまいました．そのためにとくに医薬品について，誰がどのような薬を飲んでいたのかが分からなくなり，現場の医療対応が困難になるという事態が生じてしまいました．このような緊急事態に対応するためには，患者の診療情報について，どこかにデータを保存しておくという体制が必要です．地域共通電子カルテというアイディアもありますが，そのためには膨大な費用が必要です．筆者はレセプトを活用することを提案したいと思います．図表8-38は提案の内容を示したものです．各都道府県にサーバーを設置し，そこに医療機関から提出される電子レセプトを保存します．あくまで緊急時の対応のためのデータですので，3か月分くらいを保存することとして，順次更新入れ替えを行っていきます．そして，当該都道府県のこのサーバーが震災等で破損したときのことを考え，たとえば岩手県のデータのコピーを福岡県におくというように複数の地域でデータを保管します．電子レセプトは共通フォーマットですの

289

で，これを用いて当該患者の診療状況を知ることは非常に簡単です．電子レセプトを保存して，必要に応じて抜き出すだけのシステムですから，コストはさほどかかりません．非常時の対策としてこのようなシステムを整備できないでしょうか．また，サーバーを置く場所としては，そうした対応が即座にでき，かつ医療者への情報提供を適切に行うことを考えて，都道府県医師会がよいと筆者は考えています．

4　医療職の意識改革

　本書では今後本格化する高度高齢社会に対応する医療システムを構築するために医療職の意識改革が必要であることを繰り返し述べてきました．本節では改めてこのことについて論考してみたいと思います．図表3-13に示したように，わが国には医療機関へのアクセスに関して大きな地域差があります．この地域差の原因は国にあるでしょうか？　極端な意見かもしれませんが，1県1医大を達成した時点で，国はかなりの責任を果たしています．すべての都道府県に医学部が設置されてすでに25年以上がたちます．少なくとも各都道府県で新たに2000人以上の医師が養成されてきたのです．しかし，地方の医療環境はいっこうに改善されていません．地域差をもたらしている主たる原因は医師の行動様式にあります．

　経済状況を反映しているのでしょう．現在，医学部は史上空前の人気を集めています．理科系の成績上位者が公立・私立を問わず医学部に集まっています．医学教育に携わる者として優秀な学生が多く医学部に来てくれることは大歓迎なのですが，他方，これでいいのかなという違和感もあります．一般的な事実として，都市部と地方の高校生の間にはある程度の学力差があります．中高一貫校が一般的な都市部の高校生の方が受験に際して有利なことは明らかです．その結果，医学部受験においては都市部の受験生が偏差値に従って地方の医学部に入学し，卒業とともに都市部に戻るということが以前にもまして増加しました．そのために，地方の医学部では医師を育てても地

図8-39 協会けんぽと組合健保の被保険者の平均賃金と保険料率

賃金は年間総報酬の平均

年度	協会けんぽ		組合健保	
	賃金（万円）	保険料率（%）	賃金（万円）	保険料率（%）
平成15年	388	8.2	553	7.5
平成16年	385	8.2	562	7.5
平成17年	385	8.2	567	7.4
平成18年	385	8.2	570	7.3
平成19年	387	8.2	575	7.3
平成20年	385	8.2	571	7.4
平成21年	374	8.2	545	7.5
平成22年	371	9.3	546	7.7
平成23年	370	9.5	553	8.0

出典：厚生労働省「第57回社会保障審議会医療保険部会」（平成24年11月7日）.

域に残ってくれないという状況になっています.

わが国の場合, 行政が医師の診療科の選択および働く場所の選択に強制的に介入することはできません. したがって, 医療資源配分の適正化を実現するためには, 国が診療報酬などでそれを間接的に誘導するとしても, 最終的には医師を含めた医療職の自己規制によるしかありません. 現在のわが国の医療資源の配分の悪さに対して, 医療職が総体として責任を持つことが求められているのです. この要求にこたえない限り, 国民の支持は得られず, したがって医療に対する適切な評価を得ることも困難です. 医療職の自己変革が求められている所以です. 医学部において医療と社会とのかかわりについて十分な認識を持つための卒前教育が行われる必要があるでしょう.

医師を含めた医療職は医療に対する資源投入が少ないとしてより大きな財政負担を国や保険者に求めます. 他方, 国や保険者は厳しい財政状況から, 医療に対してより効率化を求めます. 図表8-39は協会けんぽと組合健保における平均賃金と保険料率を経時的に見たものです. 不況の影響もあり賃金が下がっている一方で, 保険料率は上昇しています（とくに協会けんぽ）. 医

第8章 超高齢社会日本の医療モデル:4つの重要領域

療者はわが国の労働者が置かれているこのような厳しい状況を十分に理解する必要があるように思います．医療は国民の健康を支えていると同時に，国民から保険料や税金を通じて支えられている仕組みでもあるのです．医療者がこのことを忘れて，自らの主張を繰り返すだけならば，国民の支持を得ることはできず，結局望ましい医療提供体制を実現することもできないでしょう．

高度高齢社会は急性期・慢性期を問わず医療ニーズが高まる社会です．そのニーズに適切に応えるためのシステムを作るために，医療者の意識変革が求められているのです．第9章の終わりで紹介するように，尾道市などではそうした意識変革を行った医療職による先進的な事例が行われています．医療は高度高齢社会において地域の安心の基盤となる社会的インフラです．医療職には社会的な視点を持つことが，これまで以上に求められているのです．

引用文献

Andreasen AR (1995) *Marketing social change. Changing behavior to promote health, social development, and the environment.* San Francisco: Jossey-Bass.
Matsuda S and Tanaka M (2010) "Why does the Japanese Frail Aged Prefer to Stay inthe Long Term Care Wards?," *APJDM.* Vol. 4 (2): 41-48.
Matsuda S, Fujino Y (2008) "Healthy Housing as an Infrastructure of Health Support System," *APJDM.* Vol. 2 (2): 55-61.
医療経済研究機構（2004）医療と福祉の産業連関分析報告書，東京：医療経済研究機構.
猪口雄二（2003）「「地域一般病棟」について」『病院』Vol. 62 (12)：988-92.
米国医療機器・IVD工業会（AMDD）（2009）医療機器コストの日欧比較調査.
伏見清秀（2006）『DPCデータ活用ブック』東京：じほう.
金子勝（2008）『閉塞経済——金融資本主義のゆくえ』ちくま新書729.
菅直人（2010）総理大臣所信表明演説　平成22年6月11日 http://www.kantei.go.jp/jp/kan/statement/201006/11syosin.html
厚生労働省（2011）平成23年2月22日開催　全国介護保険・高齢者保健福祉担当課長会議資料.
厚生労働省（2012）厚生労働白書　平成24年版.
平成21年9月21日財政制度等審議会，財政構造改革部会，http://www.mof.

go.jp/singikai/zaiseseido/siryou/zaiseib210421/02.pdf
済生会（2001）ハイリスク在宅高齢者に対するケアマネジメント手法の開発に関する調査研究報告書.
清家　篤，山田篤裕（2004）『高齢者就業の経済学』東京：日本経済新聞社.
二木　立（2004）『医療改革と病院』東京：勁草書房.
日本医師会（2009）『グランドデザイン 2009 ——国民の幸せを支える医療であるために』東京：日本医師会.
福岡県保健福祉部（2006）平成 17 年度福岡県げんき高齢者健康づくり支援事業報告書.
福岡県上毛町（2010）国保ヘルスアップ事業報告書.
松田晋哉，村田洋，舟谷文男（1997）「北九州市における保健医療福祉への投資の経済波及効果に関する産業連関分析」『医療経済研究』Vol. 4：51-70.
松田晋哉（2004）「フランスにおける地域医療計画の動向——責任化原則と契約主義による機能分化の推進」『社会保険旬報』No. 2197：22-27.
松田晋哉（2009）「特定健診・特定保健指導事業の現状と課題」『社会保険旬報』No. 2256：182-15.
松田晋哉，藤森研司（2010）「ケベックにおけるプライマリケアの新しい実践事例」『社会保険旬報』No. 2417：14-19.
松田晋哉，藤森研司（2010）「医療保険・介護保険レセプトと特定健診データの連結分析システムの開発」『社会保険旬報』No. 2435：22-28.
松田晋哉（2011）「医療計画の実効性向上と DPC 公開データの活用」『社会保険旬報』No. 2475：16-23.

第❾章 改革の理念と「既に起こっている未来」

1 改革の前提としての理念の明確化

　社会保障制度改革は，現在，先進国共通の課題になっています．とくに，日本と同じような社会保険制度を採用している国では，経済成長の鈍化と産業構造の変化により，社会保険料に大きく依存した制度の維持が難しくなってきています．このような状況下で，財務省及び経済界の代表は「医療費の伸びを経済成長の伸びの範囲内に抑えるべきである」と主張します．社会保険料が労働所得の一定割合を拠出することで成り立っていることを考えれば，国全体での所得の総体である国民所得の伸びの範囲内に社会保障費の伸びを抑えるというのは一定の合理性があります．

　しかしながら，少子高齢化の進行，すなわち医療や介護という社会保障制度に基づくサービスを使う人口が増える一方で，制度の財政を支える若年世代が減少するという人口構造の変化は，国民所得の伸びと社会保障費の伸びのバランスをとるということを難しくしています．

　ではどうしたらいいのでしょうか．

　たとえば，フランスではCSGという全所得を対象とした税金のような形で保険料の被保険者相当部分を徴収する仕組みを導入しました．この場合，筆者のように大学からの給与以外に講演料や原稿料などの収入を得ている者は実質的に「保険料」が増額となりますので，社会保険財政はある程度改善されます．ただし，所得の把握を正しく行うための仕組み（社会保障番号）の導入や給与以外の所得から徴収される保険料部分をどのようにストック

し，配分するのかということは別途考えなければなりません．

公的保険料を上げないという制約があるとすると，筆者の思いつく範囲では少なくとも以下の4つの方法があります（もちろん，これら以外にも多くの方法があるでしょう）．①公的保障の範囲を限定した上で，補足的なものとして民間保険を入れる，②税金を投入する，たとえば，消費税増税やたばこ，酒，あるいは医療関係の広告に目的税を課すことなど，③医療への支払いを目的とした医療個人口座制度を導入する，④診療報酬における1点あたり単価を保険料収入に合わせて調整する（Floating point 制）．

これらの方法に関しては，どれが絶対的な解決策であるというようなことはありません．ちなみにわが国と同じような社会保障制度を持っている欧州諸国の例では，フランスは税金の投入によるイギリス的な仕組みを，オランダは国レベルで種々の制限をつけた上で民間保険を導入し，競争により効率化をはかるという仕組み（管理競争）を導入しています（図表2-15）．

どのような仕組みを選択するかは，結局のところ，我々日本人が今後どのような社会が望ましいと考えるのかという理念によります．具体的には社会連帯を基礎におく「社会民主主義的」な仕組みを作っていくのか，あるいは自己責任を重視する「新自由主義的」な仕組みを作っていくのかという決断を私たちは迫られています．国等の委員会はこの2つの立場の間で揺れ続けているように見えます．

筆者は，今の日本は「なし崩し的」に新自由主義的な社会に変わりつつあるのではないかという危機感を持っています．国民の総意としてそちらの方向に向かっているのであれば問題はないのですが，今の状況はそのような合意に基づいて社会が変わっていっているというものではないように思います．そして，そのことに不安を感じています．

図表9-1に沿って筆者の危機感を説明してみましょう．少し単純化した表現をすると，新自由主義的な政策は能動的な受益者がいることを前提に，利己的な（あるいは利益追求型の）医療者がサービスを提供するという仕組みです．受益者のサービスを見る目が厳しいために，市場原理主義的なアプロ

1　改革の前提としての理念の明確化

図表 9-1　新自由主義（Neo-Liberal）と社会民主主義（Social Democrat）

```
                        能動的
    Social Democrat           Neo-Liberal
        利他的                    利己的
提供者
                        受動的
                        受益者
```

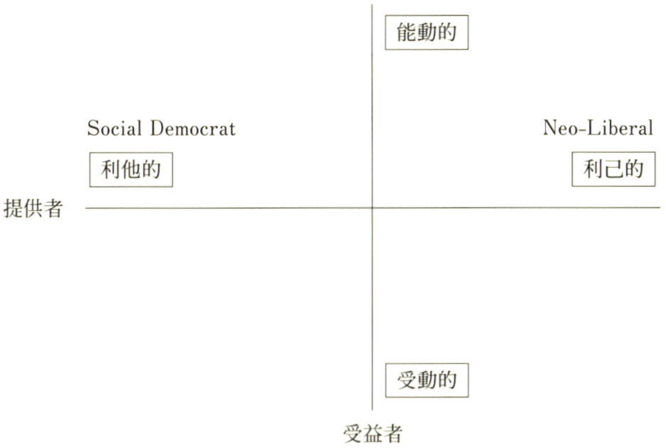

ーチが提供者間の適切な競争を促進し，質的にもコスト的にも優れたサービスが提供されるという「古典的経済学の教科書的な」前提がそこにはあります．他方，社会民主主義的な政策は，能動的な受益者に対して「倫理観が高く」利他的な医療者がサービスを提供するというものです．どちらもステレオタイプな見方ですが，日本の医療はこれまでどのような枠組みで行われてきたのでしょうか．筆者の理解としては受動的な受益者に対して利他的な医療者がサービスを提供する枠組みで行われてきたのではないかと思います．

　筆者が恐れるのは，受動的な受益者（患者）はそのままで，サービス提供者（医療者）が利己的になってしまう社会です．李啓充氏がその著者で紹介しているホラーストーリー，たとえば利益を上げるために必要のない人にまで冠動脈バイパス術をやっていたというような話は，まさにそのような危険性を示唆しているものです（李 1998，2002，2004）．川上武氏や二木立氏が指摘されているように「企業家的なマインドを持った医療者による医療経営」の危険性について私たちは注意する必要があります（二木 2012）．

　社会保障制度の持続可能性を単に経済的側面からのみ議論することは適当ではありません．保険料にしろ，税金にしろ負担が増えることは気持ちのいいものではありません．しかし，その必要性をきちんと説明した上で，負担

第9章　改革の理念と「既に起こっている未来」

増を国民に納得してもらう努力が今の政治家には不足しているように思います．

フランスの元文部科学大臣である Bayrou 氏は，2011 年 9 月に出版した著作で，混乱しているフランス社会の現状を批判して以下のように述べています（Bayrou 2011）．

「フランスがどのようにあるべきかという理念なしに，政権を取るということが各政党の目的となってしまった．そのためこの国では，何をすべきかが自明であるにもかかわらず，政治家は国民に説明をせず，甘い言葉を繰り返すだけで，立ちすくんでいる．……（中略）……やるべきことは明らかである．右派も左派もない．……（中略）……今はその目的に向かって力を合わせるべき時なのに，この国ではあいかわらず無意味な政党間の中傷合戦が繰り返されている．」

高度高齢社会の到来は確実な未来です．これまでの仕組みが立ち行かなくなるであろうことは誰の目にも明らかです．こうした困難な状況を乗り越えていくための理念を社会全体で共有することが不可欠です．国民的な議論が必要です．

筆者の教室では社会格差と健康に関する研究も行っています．ここでは総務省が出している「家計調査」報告書を用いた分析結果を紹介しましょう．この報告書では調査対象となった世帯を所得額によって 10 階級に分け，その消費内容を検討しています．この家計調査を経年的に見ていくと，国民の所得格差が拡大していること，さらにその消費構造が高所得層と低所得層で変化していることがわかります（Yano et al. 2011）．たとえば，高所得層ではタバコの消費額が減少している一方で教育への支出が増加しています．他方，低所得層ではタバコの消費額が増加し，そして教育への支出が減少しています（図表 9-2）．これからの日本経済を支えるのは知識集約産業です．そのような産業で雇用される（あるいはそのような産業を起業する）確率を高めるためには，高等教育を受けることが重要になります．一方で喫煙が最大の健康リスクの 1 つであり，またそれを個人の健康行動を表す指標の 1 つであ

図表9-2　家計調査から見た年間収入区分別の支出構成

年度	ひと月の支出	年間収入10区分									
		I	II	III	IV	V	VI	VII	VIII	IX	X
2000	支出合計	209,595	249,335	272,141	282,685	318,602	331,753	367,006	400,763	443,919	533,975
	教育支出	5,547	8,467	9,962	12,972	15,804	17,520	22,760	27,510	29,827	31,774
	タバコ支出	1,670	1,597	1,475	1,321	1,282	1,112	1,069	986	807	901
2005	支出合計	204,233	232,320	252,640	288,800	301,468	322,252	361,608	396,223	430,650	504,793
	教育支出	6,636	8,234	10,429	14,190	17,766	18,634	19,531	25,819	30,250	34,118
	タバコ支出	1,471	1,557	1,136	1,282	1,152	1,011	1,121	941	1,063	613

出典：Yano et al. (2009).

ると考えるならば，以下のような少々乱暴な結論が導き出されます．「現在の日本では経済的な階級格差と同時に，健康面での格差も拡大している．しかも，教育格差を通じてそのような格差の再生産・固定化が行われている．」このような社会格差の問題は国内外で社会学者の関心の対象となっており，多くの研究が行われています．その概要は近藤克則氏の著書に詳しいですので，興味のある方は読まれてみてください（近藤 2005）．

　このような状況で社会の新自由主義化が急速に進んで行ったらどうなるのでしょうか．富める家族は益々富んでいき，貧しい家族は益々貧しくなり，しかも社会の底辺に固定化されていきます．もちろんこれは筆者の杞憂に過ぎず，極端な状況にはならないのかもしれません．しかし，種々の書籍を読む限り，大なり小なりそのような傾向が強くなっていることは確かです．これは佐藤俊樹氏（2000）の「不平等社会日本」や橘木俊詔氏（1998）の「日本の経済格差」，山田昌弘氏（2004）の「希望格差社会」などですでに論述されていることです．

　現在の状況が続くと，現在のヨーロッパのように若者の失業率が高止まりし，社会の安定性が大きく損なわれてしまうことになります．そしてそのことによる社会的厚生の損失は非常に大きいものになると考えられます．たとえば，20代，30代をフリーターあるいはニートとして過ごしてしまった若者は，最も技能形成が出来る時期にそれをしませんので，生涯にわたって不

第9章 改革の理念と「既に起こっている未来」

安定な雇用条件で働く可能性が大きくなります．その場合，年金保険料なども十分に払えませんので，必然的に老後の生活を生活保護等の公的扶助に頼らざるを得なくなります．山田氏の表現を借りれば「フリーターが不良債権化」してしまうのです．このような事態が進行すると，税金と保険料等で経済的負担を一手に引き受けることになる「安定した収入を得ている」勝ち組現役世代の不満が高まり，それが深刻な階級対立あるいは世代間対立に発展する可能性があります．国民皆保険を維持することが難しい状況になりかねないのです．

　筆者の理想は社会民主主義の本家である北欧のような社会です．図表9-1でいうと左上の第2象限に相当する社会です．これらの国では税金を社会保障の基礎としていますので，収入のかなりの部分が税金として徴収されます．しかしながら，その対価として社会保障と教育といった「安心」と「機会の平等」の基本になるサービスは無料で提供されています．しかもその質が非常に高いのです．もちろん欠点がないわけではありません．公的セクターにありがちな非効率性が大きな問題となりましたし，手厚すぎる社会保障が労働に対するインセンティブを阻害する，あるいは企業の国際競争力を損なうといった負の側面が過去にあったことも事実です．しかしながら，活動を評価するための標準的な情報を整備してそれを公開することで競争を促進する，あるいはそこに部分的に経済的なインセンティブを付け加えることで，そのような負の側面を克服する努力が行われてきました．このような北欧の経験からわが国が学べるところは多いように思います．医療は国民の生活を支えるための社会基盤であり，市場に任せるべきものではないと筆者は考えます．

　北欧の社会から日本が学ぶべきもう1つの点は自立した生活者としての個人の存在です．手厚い社会保障が社会連帯の原則に基づいて作られているということは，国民それぞれがその認識を持って制度の運営に貢献する責任を持つことが求められます．制度へのただ乗りは許されないのです．そのためには国がどのような仕組みで社会の安全を保障しているのかということに関

する教育が必要です．すなわち，生活者になるための教育です．最近，こうした問題意識がわが国の社会保障の研究者の間でも高まっています．たとえば，社会保障制度の論客である権丈善一氏らが中心となって作成した社会保障教育を行うための指針と資料集が厚生労働省のホームページで公開されています (http://www.mhlw.go.jp/seisakunitsuite/bunya/hokabunya/shakaihoshou/kyouiku/index.html)．ぜひこのような試みが広がってほしいと思います．

2　理念と使命の再確認──ドラッカーの考えに学ぶ

　前節で述べたことに関連して，医療側として国民の期待に応えるために考えるべき重要なことがあります．それは医療職，とくに医師は自分の専門性から考えてやりたい医療を考えるというのではなく，地域のニーズから考えて期待されている医療を提供しなければならないということです．

　この本をお読みの方も「経営の神様」と評せられたドラッカーをご存知だと思います．晩年のドラッカーは非営利組織の経営について多くの論考を行っています．その代表的な警鐘の言葉に「『我々は人の役に立つ仕事をしている』という自負が強すぎると往々にして，自己中心的で一方的なサービスを提供しがちになり，顧客の支持を得られなくなってしまう」というものがあります．そして，このような誤謬に陥らないために，非営利組織で働くものは，次の5つの質問にいつも答えられなければならないとドラッカーは指摘しています（ドラッカー PF・スターン GJ 2000）．

① われわれの使命は何か？
② われわれの顧客は誰か？
③ 顧客は何を価値があるものと考えているか？
④ われわれの成果は何か？
⑤ われわれの計画は何か？

第9章　改革の理念と「既に起こっている未来」

　これら5つの質問の中でドラッカーがもっとも重視しているのは①の使命に関する質問です．医療施設という非営利組織の場合，企業における利益といった指標を組織の価値を評価する第一の指標としては採用しにくいだろうと思います．しかも「人の役にたっている」という意識の強い医療職を経済的指標のみで評価しようとすれば，おそらく組織に対する彼らの忠誠心は急速に萎えてしまうでしょう．非営利組織で働く専門職を駆り立てる「心理的ドライバー」はやはり「病める人の支えになっている」という使命感だろうと思います．したがって使命の明確化と共有が一番重要なのです．経済的に厳しい状況ではありますが，日本の医療職にこの使命感を常に持ち続けてもらいたいと筆者は強く思っています．このような議論をすると「それは建前にすぎない」という批判をしばしば受けます．しかし，建前はそれが社会的価値を持つ限りにおいて人の行動を縛ります．建前であっても，それを理念・使命として明示することは重要であると考えます．

　そして各医療組織はその使命を果たすための具体的な医療技術をもち，それを効率よく行うための運営システムを持つのです．経営学者の谷田一久氏(1999)は使命（理念），医療技術，運営システムの3つの関係を家屋にたとえて図表9-3のように表しています．病院の経営のあるべき姿をよく表現している図だと思います．しかしながら，実際には「マネジメントシステム」が重要だということで，図表9-4のように理念や医療技術から見て不必要に重い運営システム（たとえば情報システム）が導入されていたり，ばらばらのシステムになっていたりする例が少なくありません．

　また，アメリカや日本国内の医療福祉複合体の事例を見聞きして，理念とは関係のない多角化を行っている例も散見されます．いずれも利用者である地域住民不在のシステムであり，医療の公共性という原則からは外れているように思います．かつて鉄鋼不況の頃にきのこ栽培やチョウザメの飼育に活路を見出そうとした鉄鋼メーカーがありました．結局，いずれの事業も成功しなかったのですが，その原因はやはりその企業の使命から外れていた事業であったからだろうと筆者は考えています．利益を追求することを求められ

2　理念と使命の再確認

図表 9-3　医療サービスの基礎としての理念の重要性

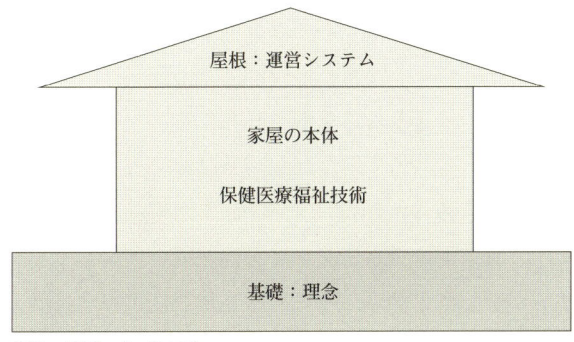

屋根：運営システム

家屋の本体
保健医療福祉技術

基礎：理念

出典：谷田一久（1999）．

図表 9-4　理念，技術，運営システムがばらばらな組織

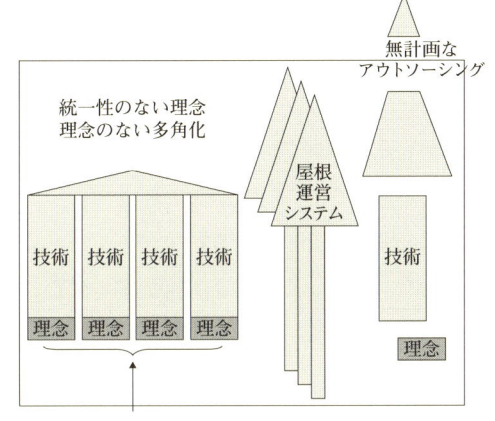

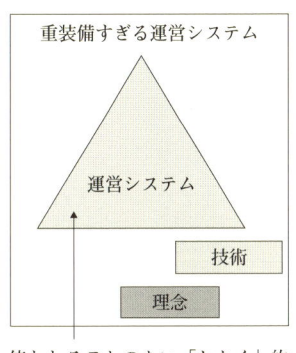

重装備すぎる運営システム

運営システム

技術

理念

使われることのない「おたく」的な運営システム→情報システム自体が研究対象となってしまい，他との違いが強調される傾向

統一性のない理念
理念のない多角化

技術　技術　技術　技術
理念　理念　理念　理念

屋根
運営
システム

無計画な
アウトソーシング

技術

理念

病院としての統一された理念ではなく各診療科の「思惑」によるサービス展開

303

第9章 改革の理念と「既に起こっている未来」

る民間企業でも使命・理念が一番重要なのです．非営利を旨とする日本の医療機関はそれぞれの持つ使命についてより強く意識することが求められているのではないでしょうか．

　建築物の構造計算の偽造事件に象徴されるように，専門職が倫理観を失ってしまうと，そのサービスのすべてが信用されなくなってしまいます．医療職には強い倫理観が求められるのです．そして，それゆえに信頼が得られるのだと思います．将来的に日本においても病院債などによって資金調達を行う方法が広まるかもしれません．そのとき，地域住民が病院債を買ってくれるためには，やはり高い使命感に裏打ちされた病院経営が前提になると思います．医療関係者は今一度，自らに課せられた使命について考える必要があります．もちろん，これは医療の在り方を研究している筆者のような者も例外ではありません．本章の最後で紹介する尾道市医師会の先生方が実践されている高い理念に基づく地域医療から学ぶべきものは多いと感じています．

医療ツーリズムについて

　医療の基盤としての理念の話を述べましたので，それに関連して医療ツーリズムに対する私見を述べてみたいと思います．

　医療ツーリズムの一般的な形態は，観光とともに，高度な医療技術を低価格で提供しようというものです．提供する医療サービスとしては，インプラントのような歯科治療，臓器移植，がん治療，美容整形やレーシック（近視手術），健康診断等さまざまです．経済産業省もかなりの力をいれて，その可能性について検討をしています．この背景には医療費が高額な欧米先進国の患者が安価なアジア諸国やラテンアメリカ諸国に渡航し，現地の病院や診療所で治療を受けるケースが増えているということがあります．たとえば，アメリカの民間保険会社と契約した韓国の病院が，白内障や大腸ポリープ，悪性腫瘍などの手術や化学療法を受ける患者を多数受け入れているという状況があります．

　このような医療ツーリズムは本当にわが国の経済を活性化させるのでしょ

2 理念と使命の再確認

うか？ また,それはわが国の医療の質を高める方向で進むのでしょうか？ 筆者の個人的な見解としては,こうした可能性についてかなり懐疑的です.また,優先度の高いやるべきことが他に数多くあると考えています.まず,第一の課題として,国内における医療へのアクセスの均てん化に努めるべきです.図表3-13に示したように,わが国には一般的な急性期医療へのアクセスが難しい地域がまだ多くあります.医療保険にかなりの税金が投入されている以上,医療者はまずその解消に力を注ぐべきです.第二に,これからわが国が迎える高度高齢社会においては,プライマリケアに対応できる総合診療医の育成が重要です.医療ツーリズムに引っ張られて,医学生の専門医志向がさらに高まってしまうことは,そうした本来のニーズと相反するものになりかねません.そして,第三に,まず国内の国際化に対応することが先決だと考えます.最近の動向として,日本企業は国際化に対応するために,外国人社員の採用を増加させています.彼らは,日本の健康保険の被保険者として医療を受けるわけですが,こうした国内の外国人の方々への医療提供体制はきちんとしているのでしょうか？ まず,足元から固める必要があるように思います.その上での医療ツーリズムです.

　また,そもそも論になるですが,もし国内に相当数の患者がいるのに「医療ツーリズムに頼らなければ医療経営が成り立たない」ほど診療報酬が低いのであれば,それは診療報酬制度そのものに問題があるのであって,データの検証等を通じて制度そのものを改善することが,国民の厚生のためにも重要ではないかと思います.

　ただし,筆者は海外からの患者の受け入れを否定しているわけではありません.わが国で高度医療を受けたいという外国人患者は積極的に受け入れてよいと思います.そのためには,わが国の医療の質について少なくとも英語で,しかも他国と比較可能な形で公開する必要がありますし,文化的背景や言語の違いを踏まえて,きちんとした説明の上でわが国の医療を受けることができるような環境作りが必要です.具体的には臨床指標の整備と公開,そして外国の患者を受け入れるための人材の育成です.有名なハーバード研究

第9章 改革の理念と「既に起こっている未来」

が教えるように，医療訴訟の80％はコミュニケーション不良によるものです（HMPS 1990）．こうした事態を避けるためにも，受け入れのための基盤整備を十分に行うことが必要でしょう．

また，日本医療の先進性・高度性を高めるためには，その基礎となる研究を促進するための基盤整備もしっかりと行わなければなりません．この話をすると研究費をもっと増やせという意見が大学関係者から寄せられます．それはもっともな意見ではあるのですが，研究に対する投資効果を高めるために，私たち医療者の側も改善すべき点が多いように思います．個々の大学，あるいは医局や病院が小規模な研究を細々とやっている現状では，大きなイノベーションを起こすことは難しいのではないでしょうか．たとえば，臨床研究を考えてみましょう．日本は1つの国で考えれば，医薬品や医療材料に関してアメリカに次いで2番目の市場であるにもかかわらず，わが国発の大規模な臨床研究が少ないのが現状です．それは多くの臨床研究が特定の大学や医局のグループ内だけで行われてしまう結果，小規模なものしかできないことに原因があるように思います．そのような壁を越えた協力関係が必要です．たとえば，中部地区では図表9-5のような7大学間のコンソーシアム（中部先端医療開発円環コンソーシアム）の構築が進んでいます．こうした大規模な基礎研究と臨床研究の基盤があり，そしてそれを産業化するための産学協力の体制があることで，初めて日本発の画期的な医療技術が実用化できるのだと思います．こうした先進医療のベースがあることで海外から日本に患者が来るようになるのではないでしょうか．技術の安売りではなく，付加価値の高いサービスを創造していくことが，これから日本の進むべき正しい方向であると考えます．

いずれにしても，医療ツーリズムを第一の目的とする医業はドラッカーの5つの質問のいずれにもきちんと答えられないように思います．理念のない事業は中長期的にうまく行かないのではないでしょうか．質の高い医療を国民に提供することが第一の目的であり，それをきちんと情報発信した結果，医療を受けるために来日する外国人が増えるいうことでよいのではないかと

図表 9-5　複数の大学と産業界との連携による新医療技術の開発とその実用化体制の例
（中部先端医療開発円環コンソーシアム）

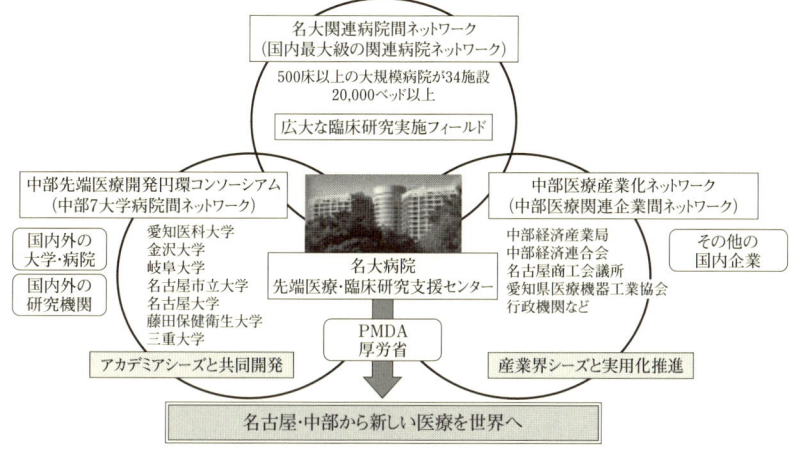

出典：http://www.mhlw.go.jp/topics/bukyoku/isei/chiken/dl/120806_3.pdf

思います．世界の富裕層がアメリカの有名病院で手術を受けるのは医療ツーリズムの成果ではないと思います．

3　社会保障制度の持続可能性のために求められる国民の意識変革

もし，国民が現在の国民皆保険制度を将来も維持していきたいと考えるのであれば，国民の側も意識改革を行うべき点は多くあるように思います．日本の医療制度は社会連帯が原則であるはずです．国民健康保険制度で多く見られているような保険料の未払いということが看過されているようでは，まじめに保険料を支払っている人は馬鹿らしくなってしまうでしょう．

人生 80 年時代の今日，老いはほとんどの人に，そして死はすべての人にやってくる確実な未来です．人間は年をとれば誰でも何らかの病気を持ちます．国民の 60% が三大成人病（がん，脳血管障害，心疾患）で亡くなるので

す．それに対して備えることは国民の義務であると思います．個人でそれに対応することが難しいから，保険という手法を使っているのです．国民もそのことを改めて理解する必要があります．低所得者への配慮は十分に行った上で，保険料の未払い者に対するペナルティはもっと厳しくてよいのではないかと筆者は考えています．保険制度にただ乗りする人，いわゆるフリーライダーの存在は「連帯」の仕組みである社会保険制度そのものを破壊してしまいます．

　加えて国民の節度ある利用も重要です．日本の医療制度の長所の1つはアクセスのしやすさですが，それが行き過ぎてしまうと，重複受診や重複処方といった無駄を生じてしまいます．患者として医療サービスを受けたとき，私たちは10％〜30％の自己負担を払います．ここで認識されるべきことは，残りの部分は「医療サービスを利用していない」その他大勢の人が負担してくれているという事実です．社会連帯に対する暗黙の了解の上に日本の医療制度が成り立っているということを私たちは改めて認識する必要があります．

　医療サービスの節度ある利用と言っても，医療のプロではない一般の人が自分の医療ニーズを正しく判断することは難しいでしょう．また，医学は万能ではありません．根治することを期待してもそれが無理な病態があります．根治を期待してそれがかなわなかった場合，時にそれは患者の医療に対する不満となり，最悪の場合は訴訟に至ることもあります．そのようなことが行き過ぎてしまうと，リスクの高い患者を医療側が避けたり，あるいは後にトラブルを避けるための過剰な検査が行われたりというように，医療システムがおかしなものになってしまいます．だからこそ，良き助言者としての「かかりつけ医」を持つことが必要なのです．その意味でも「かかりつけ医」制度をわが国にきちんと根づかせる必要があります．フリーアクセスをある程度保証しながら，かかりつけ医制度を実現する方法として，フランスの「かかりつけ医制度（図表2-11）」は1つの参考になるのではないかと思います．

3 社会保障制度の持続可能性のために求められる国民の意識変革

図表 9-6　二次予防が必要な特定高齢者の出現割合
　　　　　1 自治体の調査結果から

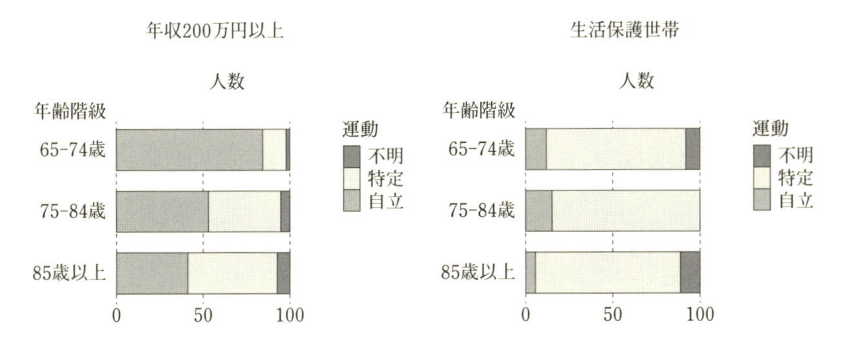

年収200万円以上　　　　　　　　　　　生活保護世帯

(グラフ：年齢階級 65-74歳、75-84歳、85歳以上ごとの人数を「自立」「特定」「不明」の運動区分で示した積み上げ棒グラフ)

生活保護世帯では，ほとんどの年齢階級で80％以上が二次予防が必要な虚弱高齢者（特定高齢者）と判定されている．

　ところで，一部で出回っている「より高い介護認定を受けるための」指南本の類も連帯の仕組みを壊すものだと思います．また，それまで1つの世帯であった高齢者とその同居者である子供の家庭が世帯を分離して2世帯になり，名目上高齢者世帯の所得を低くして保険料や自己負担を少なくするという，「世帯分離」の手法も社会保険制度の枠組みにおいて正しいあり方なのでしょうか．このようなことが行き過ぎてしまうと，おそらくある程度以上の所得を持っている世帯は公的保険を制度として維持することに対して嫌気がさしてしまうのではないでしょうか．この問題は介護保険制度で顕在化しつつあります．平成24年の介護保険制度見直しで，平成24年〜26年の介護保険料が決まりました．全国平均では月額4,970円ですが，大きな地域差があり，最高は新潟県関川村の6,680円，最低は北海道の奥尻町・津別町，鹿児島県三島村の2,800円（格差は約2.4倍）となっています．さらに同じ保険者内での被保険者間での保険料の差はさらに大きく，たとえば北九州市では基準額5,270円，所得が最も低い第一段階の被保険者は2,640円，最も高い第10段階の被保険者は11,070円と実に4倍の差になっています．図表9-6に示したように，一般的事実として，高所得層は健康度・自立度の高い高齢者が多く，低所得層では健康度・自立度の低い高齢者が多くなっていま

す．高所得者層がどこまで世代内連帯の仕組みとしてこの格差を容認してくれるかが，制度の持続可能性を左右するのです．繰り返しになりますが，それだけに理念の再確認が必要ですし，それを理解した上で，提供者側だけでなく，利用者側にも制度利用に関する節度が求められているのです．

4　高齢社会に対応した医療システムを目指して
――既に起こっている未来

　高齢化は今後すべての国がいずれ直面する共通の課題です．したがって，「日本がいち早くその解決方法（ソリューション）を見出し，必要な道具やサービスを提供する側に回れば，21世紀課題解決産業のリーダーになることも可能」という國領二郎氏の指摘は重要であると思います（国領2005）．医療や介護を産業化の視点から考えることに筆者は慎重な立場ではありますが，このようなポジティブな視点から医療制度及び社会保障制度の将来ビジョンを考えていくことも必要でしょう．

　宇沢弘文氏が指摘しているように医療制度というのは社会的インフラ（社会的共通資本）です．まさかの時の安心が保障されていてこそ，国民は国を信頼することができます．NHS の Our healthier nation（NHS 1999）で明確に述べられているように，社会保障制度の充実はより良い生産性のための投資でもあるのです．

　今後，医療の役割は治療中心のものだけでなく，健康問題を抱えた国民の日常生活（就労生活）の医学的支援という側面が今後強くなっていくでしょう．イギリスでは健康問題を持った労働者の主治医が意見書（これを Fit note と言います）を保健省と労働年金省が共同で各地域に設置している職業適応サービス局（Job center plus）に提出することで，当該労働者が就業支援のための種々の支援が受けられる仕組みが作られています．この背景には①健康問題によって失われた労働時間は，1年間で約1億7500万労働日，額にして1000億ポンド（当時の為替レートでおよそ21兆5000億円）にものぼること（2006年），②働くことが健康に対し良い影響を及ぼし，反対に長期

間雇用されていないことや長期の病気欠勤が健康に有害な影響を及ぼしていること，③雇用及び生活保護手当を受給している人は，平均と比較して何らかの疾患を有する率及び死亡率が2～3倍であったこと，④雇用及び生活補助手当受給者のうち，およそ40%に関しては早期に問題を解決することで回避可能であった，といったイギリス政府の調査があります（Department for working and pension 2008）．

　非正規雇用の増加など，労働安全衛生法に定める健康管理が十分に適用されない労働者が増加している現状を考慮すると，開業医を基盤としたプライマリケアの枠組みの中で「働くこと・生活すること」を支援する医療の役割がわが国でも今後大きくなっていくでしょう．日本がAgeless社会を目指すのであれば，医療のこうした役割に今後重点をおいていく必要があります．がん対策基本法では担がん患者の就労支援の強化にも触れられていますが，これもこうしたプライマリケアの枠組みの中で促進されていくべきです．

　さらに，人生80年時代の生涯設計やコミュニティの在り方について，今，日本人はあらためて考えることを求められています．筆者は医療制度改革は街づくり・コミュニティづくりと連動しなければならないと考えています．それが後述の医療施設・介護施設門前町構想です．

　人口高齢化に伴って，財政制約がさらに厳しくなっていくわが国においては，今まで以上に国民が知恵を出すことを求められます．人口の高齢化は確実な未来です．活力ある高齢社会を実現していくために，私たちは未来からの発想に基づくグランドデザインを持って漸進主義で社会の改革を行っていくことを求められているのです．

　では，今後の方向性を探る具体的な鍵はどこにあるのでしょうか．ドラッカーが指摘しているように，実はそうした先進事例は小規模ではありますが，すでに今現在，どこかにあるのです．それが「既に起こっている未来」（ドラッカー，1994）です．筆者のような社会医学研究者の役割は，そのような事例を見つけ，その理論づけをして一般化のための道筋をつけることです．筆者はそのような問題意識から，ここ数年国内外の先進事例のケースス

第9章　改革の理念と「既に起こっている未来」

タディを行ってきました．以下，そのいくつかの事例について紹介したいと思います．

4-1　尾道市医師会方式

　高度高齢社会における医療のあり方を考える上で，忘れてはならない視点は「人は必ず死ぬ」という厳然たる事実です．この事実をしっかりと受け入れた上で，人生の集大成である高齢期をいかにして尊厳をもちながら生きていくのかということに，国民は向き合わなければなりません．そして，その上でそれを支えるために医療は何ができるのかということを，今一度考える必要があります．たとえば，尾道市医師会は「かかりつけ医」が地域にしっかりとコミットし，地域住民が地域で安心して暮らしていくことを可能にするプライマリケアの仕組みを構築しています．終末期ケアと認知症ケアへのかかわりを例に，尾道市医師会方式（以下尾道方式）を説明してみましょう．

　図表9-7は終末期医療に関する尾道方式を図式化したものです（Katayama and Matsuda 2010a）．がん検診や日常診療の過程でがんを疑われ，精密検査が必要となった患者はかかりつけ医から病院に紹介されます．病院でも精密検査の結果，がんであると判明し入院治療の対象となると，院内でケアカンファレンスが開かれます．ここで特筆すべき点は，尾道市医師会では会員の多くが急性期病院（尾道市民病院，厚生連尾道総合病院）の連携登録医であり，病院で病院主治医とともに患者を診療する体制をとっていることです．かかりつけ医はケアカンファレンスに，どちらかというと患者の代理人的な役割で参加し，突然の大変なことに困惑している患者・患者家族に寄り添って治療方針の策定に関わります．ターミナル期にあると診断された患者でも，ご本人がそれを希望するのであれば積極的治療が行われます．しかし多くの場合，治療は著効せず，患者及び患者家族は終末期をどのように過ごすのかの選択を迫られることになります．

　尾道に限らず，多くの患者はできるのであれば自宅で家族に見守られなが

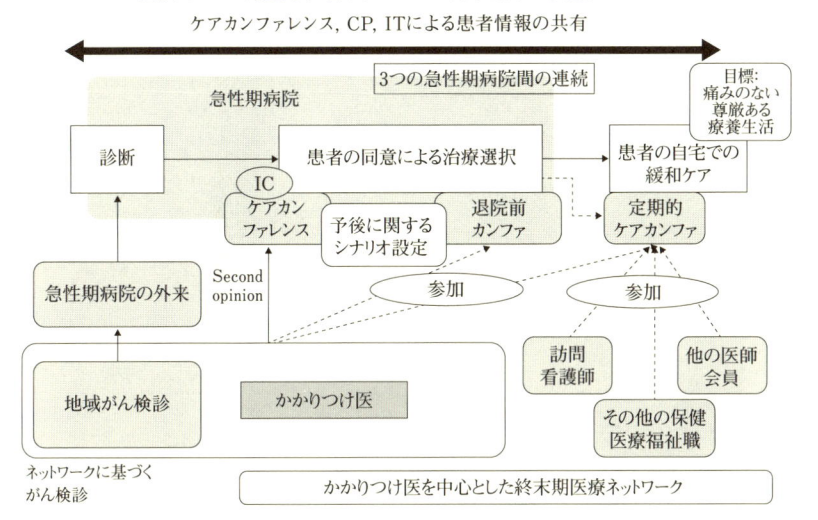

4 高齢社会に対応した医療システムを目指して

図表9-7 尾道市医師会における終末期ケア支援システム

ケアカンファレンス, CP, ITによる患者情報の共有

急性期病院

3つの急性期病院間の連続

目標:
痛みのない
尊厳ある
療養生活

診断 → 患者の同意による治療選択 → 患者の自宅での緩和ケア

IC
ケアカンファレンス
予後に関するシナリオ設定
退院前カンファ
定期的ケアカンファ

急性期病院の外来
Second opinion

参加 / 参加

地域がん検診
かかりつけ医

訪問看護師
他の医師会員
その他の保健医療福祉職

ネットワークに基づくがん検診

かかりつけ医を中心とした終末期医療ネットワーク

ら安らかな死を迎えたいと考えているでしょう．しかしながら，疼痛や死への不安，そして突然の病状の急変への対応など，患者や患者家族の持つ不安感はとても大きく，なかなか在宅での看取りを実現することが難しいのが現状です．しかし，尾道ではかかりつけ医を中心としたケアチームが，疼痛管理や呼吸管理，精神面での支援といったターミナルケアで不可欠となる技術的・精神的サポートをすることでこの問題を解決しています．

写真9-1はがんのターミナル期にある在宅患者のケアを，この患者のかかりつけ医である片山壽氏を中心に，開業外科医，開業泌尿器科医，訪問看護師などがチームとして行っている様子です．かかりつけ医を医師会の他の医師が支えるという互助の仕組みができているのです．筆者がネットワークを診療報酬上で評価すべきだと考える理由は，このようなモデルを見せていただいたからです．

次に尾道市医師会における認知症ケアのシステムを図表9-8で説明しましょう（Katayama and Matsuda 2010b）．高度高齢社会では，認知症の患者が増加します．プライマリケアの現場で日常的に診察するであろう認知症患者

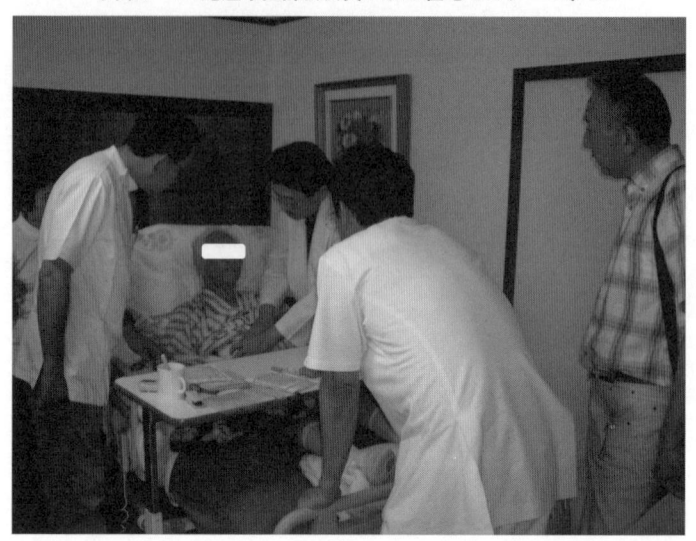

第9章　改革の理念と「既に起こっている未来」

写真9-1　尾道市医師会会員による在宅でのチームケア

をすべて専門医にゆだねるという仕組みは実現不可能です．認知症が一般的な疾患（common disease）となる以上，それに対応できるケア体制をプライマリケアの枠組みの中に作らなければなりません．

　尾道市医師会ではこのような問題意識に基づいて認知症診断プロジェクト（DD project）を立ち上げ，専門家を招いての継続的研修会を行い，かかりつけ医が共通の視点で認知症患者のケアにあたる体制を作っています．ここで重要なツールとなっているのが，時計描画テスト（Clock Drawing Test）と認知機能・記憶機能を主体とした共通のスクリーニングテストとDBCシート（Dementia Balance Check Sheet）という共通のモニタリングツールです．図表9-9はCDTの結果の一例を示したものです．認知症を疑われた患者はたとえば「10時10分を書いてみてください」という指示を受けます．認知症の患者が書いた例はこの図表のようになります．

　こうして認知症と診断された患者はかかりつけ医を中心としたチームでフォローアップされます．ここで役立つのが図表9-10に示したDBCシートで

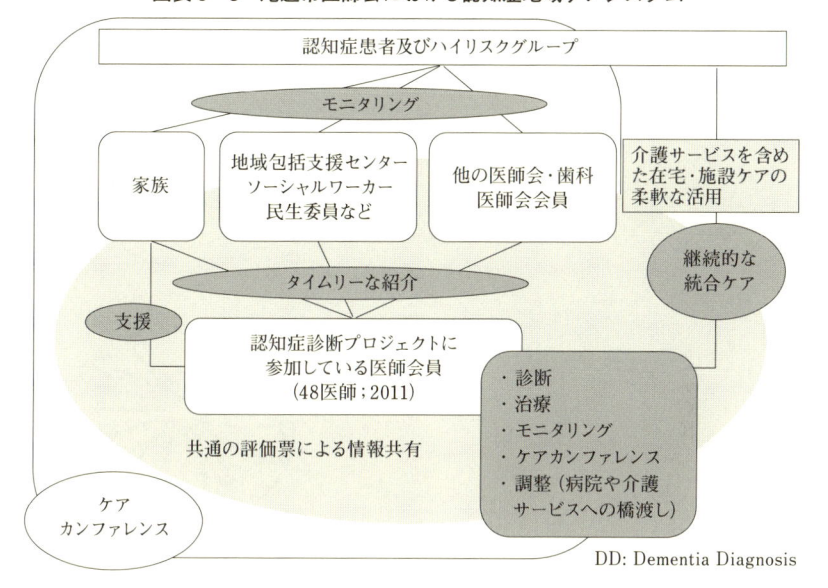

4 高齢社会に対応した医療システムを目指して

図表9-8 尾道市医師会における認知症地域ケアシステム

```
                    認知症患者及びハイリスクグループ
                          モニタリング
                                                          介護サービスを含め
    家族    地域包括支援センター    他の医師会・歯科       た在宅・施設ケアの
            ソーシャルワーカー      医師会会員           柔軟な活用
            民生委員など
                                                          継続的な
                                                          統合ケア
                        タイムリーな紹介
    支援
            認知症診断プロジェクトに              ・診断
            参加している医師会員               ・治療
               (48医師；2011)                 ・モニタリング
                                             ・ケアカンファレンス
         共通の評価票による情報共有           ・調整（病院や介護
    ケア                                      サービスへの橋渡し）
カンファレンス
                                              DD: Dementia Diagnosis
```

す．ここには飲んでいる薬剤が記載され，そして認知症の陽性症状（徘徊などの問題行動），陰性症状（閉じこもりなど），体幹バランスなどが，かかりつけ医のみならず，介護にあたるケアワーカー，患者家族によって記録されます．そして，ケアカンファレンスの際には，こうした状況が共有され，必要に応じて薬剤の変更やケアサービスの調整が行われます．関係者間で視点をそろえることで，病状の変化が早期に発見され，そして早期の対応が行われます．このような仕組みがあることで患者の病態が長期的に安定し，在宅での継続的ケアが可能になっているのです．筆者が関係者に行ったインタビューでは「家族が認知症高齢者を客観的に評価できるようになることで，感情的な対応が少なくなり，これが在宅ケアの安定化につながる」ということでした．「家族をプロの介護者にする」という視点がここにはあります．

「尾道方式は特別で一般化は難しい」という意見を聞くことがありますが，筆者はそうは思いません．尾道方式を可能にしているのは医師会の方や病院・介護関係者の方々の「地域に対して責任を持つ」という決意であっ

第9章 改革の理念と「既に起こっている未来」

図表9-9 尾道市医師会における認知症患者スクリーニング

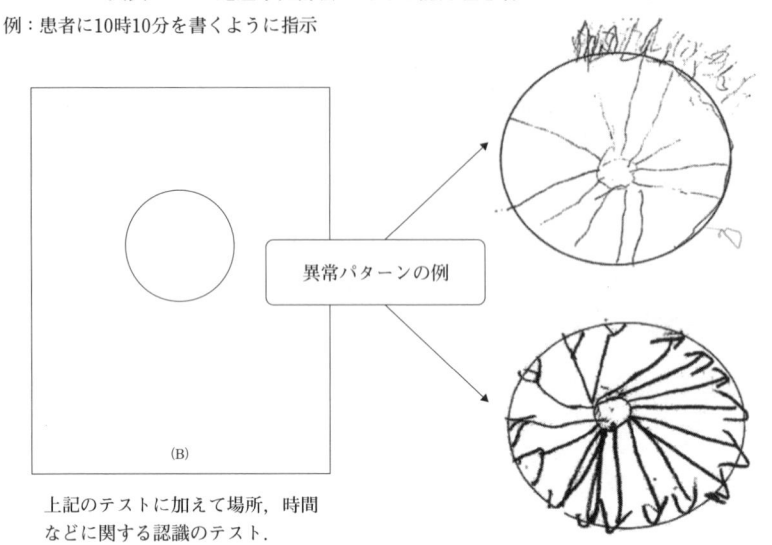

例：患者に10時10分を書くように指示

異常パターンの例

(B)

上記のテストに加えて場所，時間
などに関する認識のテスト．

て，それは特別なものではないだろうと思います．それは尾道方式を先頭に立って構築されてきた片山壽氏（前医師会長）の著作を読めば明らかです（片山 2010）．そして，形は違いますが，こうした先進事例は尾道以外にも，鶴岡市医師会，北九州市若松区医師会，長崎市医師会など他の多くの地域で見ることができます．地域包括ケアを実現するためには地区医師会のコミットメントが不可欠です．かかりつけ医機能をいかに具体化していくか，コメディカルや介護事業者の方々とのパートナーシップに基づくネットワークをいかに構築していくか，これからの高齢社会において地区医師会の果たすべき役割は非常に大きいと考えています．尾道方式ではかかりつけ医（在宅主治医）によるコミッショニングが機能しています．このような役割の体系化がこれからの高齢社会では重要になると考えます．そして，医師がこのようなコミッショニング機能を果たすことを可能にするために，卒後も含めて医学教育のあり方を根本的なところから見直すことが必要になっているよ

4 高齢社会に対応した医療システムを目指して

図表9-10 尾道市医師会におけるDBCシートを用いた認知症患者モニタリング

DBC (Dementia Balance Check) Sheet 尾道市医師会　　患者氏名

	H 年 月 日	H 年 月 日	H 年 月 日
投与薬剤 1		1	1
2		2	2
3		3	3
4		4	4
5		5	5

A 陽性症状	なし 軽度 中度 重度	A	なし 軽度 中度 重度	A	なし 軽度 中度 重度
1・いらだち 怒り 大声 暴力	0 1 2 3	1・	0 1 2 3	1・	0 1 2 3
2・介護抵抗 入浴拒否	0 1 2 3	2・	0 1 2 3	2・	0 1 2 3
3・帰宅願望 外出企図	0 1 2 3	3・	0 1 2 3	3・	0 1 2 3
4・不眠	0 1 2 3	4・	0 1 2 3	4・	0 1 2 3
5・徘徊（1日中 日中 夜間）	0 1 2 3	5・	0 1 2 3	5・	0 1 2 3
6・自己顕示 ナースコール頻回	0 1 2 3	6・	0 1 2 3	6・	0 1 2 3
7・焦り	0 1 2 3	7・	0 1 2 3	7・	0 1 2 3
8・妄想 幻覚 独語	0 1 2 3	8・	0 1 2 3	8・	0 1 2 3
9・神経質	0 1 2 3	9・	0 1 2 3	9・	0 1 2 3
10・盗み 盗食 大食 異食	0 1 2 3	10・	0 1 2 3	10・	0 1 2 3
11・その他（　　）	0 1 2 3	11・	0 1 2 3	11・	0 1 2 3

B 陰性症状		B		B	
1・食欲低下	0 1 2 3	1・	0 1 2 3	1・	0 1 2 3
2・あまり動かない（活力低下）	0 1 2 3	2・	0 1 2 3	2・	0 1 2 3
3・昼寝 頻眠 発語低下 無表情	0 1 2 3	3・	0 1 2 3	3・	0 1 2 3
4・うつ状態（否定的発言 自殺）	0 1 2 3	4・	0 1 2 3	4・	0 1 2 3
5・無関心（リハビリ等不参加）	0 1 2 3	5・	0 1 2 3	5・	0 1 2 3
6・その他（　　）	0 1 2 3	6・	0 1 2 3	6・	0 1 2 3

C 体幹バランス		C		C	
1・体幹傾斜	0 1 2 3	1・	0 1 2 3	1・	0 1 2 3
2・易転倒性	0 1 2 3	2・	0 1 2 3	2・	0 1 2 3
3・小刻み歩行	0 1 2 3	3・	0 1 2 3	3・	0 1 2 3
4・嚥下不良 むせる	0 1 2 3	4・	0 1 2 3	4・	0 1 2 3
5・突進 振戦（PD）	0 1 2 3	5・	0 1 2 3	5・	0 1 2 3
6・その他（　　）	0 1 2 3	6・	0 1 2 3	6・	0 1 2 3

A 合計点　□　□　□

B 合計点　□　□　□

C 合計点　□　□　□

過鎮静　良好　要鎮静　　過鎮静　良好　要鎮静　　過鎮静　良好　要鎮静

うに思います．

4-2　医療施設・介護施設門前町の可能性

　かつての日本では地域社会そのものがある意味で社会保障的な役割を担っていました．たとえば，鹿児島県のある離島の関係者から筆者は次のような話を聞いたことがあります．
　「介護保険制度が始まるまでは，たとえば夕方に住民が三々五々波止場に集まってきて，それぞれが持ち寄った惣菜や焼酎を皆で分け合いながら，島唄を歌ったり話をしたりして日没までの時間をすごしていました．そこには地域の高齢者も自分が作った漬物などを持ち寄って，あたかも今はやりの『共食』サービスのようなものができていたのです．地域が連帯することで，高齢者の生活が支えられていたように思います．しかも，この仕組みでは，高齢者はただのサービスの受け手ではなく，『漬物を持ってくる』，『後片付けと掃除をする』など，それぞれの出来る範囲でこの寄り合いでの役割を分担していました．残念ながら，介護保険制度が始まって，そのような集まりはなくなってしまいました．介護保険制度を導入したことが本当によかったのだろうかと時々思うことがあります」
　もちろん，これはデイサービスなどの普及によって高齢者が地域から施設に移っていたということだけではなく，後期高齢者が増加していったことで，そのような寄り合いそのものの維持が難しくなっていったという事情もあると思われます．しかしながら，地域連帯をベースとしたインフォーマルなケアがあることで，地域社会の安心の確保と公的な支出の節約ができていたことは重要でしょう．
　構造改革に関する論客であった木村剛氏は，お金の本質を「信用」とした上で，「お金は重要ではない」，「コミュニティはおカネである」と説明しています（木村 2004）．彼は「頼もしい仲間がいる．困ったときに助けてくれる友人がいる．自分の頼みだったら聞いてくれる人がいる――じつはそうい

うことはすべからくおカネである」と述べています．すなわち，おカネというコミュニケーションツールの媒介なしに，様々なものやサービスの相互提供が出来るような社会では，必ずしも「現金」を使わなくとも豊かな生活が可能になるというのが彼の主張です．同様のことは若者世代を代表する論客の一人であるイケダハヤト氏も述べています（イケダ 2012）．お金の本質が「信用」であり，コミュニティの連帯の力を強くすることで，住民1人ひとりの「信用力（トラスト）」を高めることが出来るのであれば，地域でサービスを使用する際のお金の必要性が少なくなるという考え方は，非常に示唆に富むものです．

筆者らが福岡県の1自治体で住民を追跡調査した研究では，軽度の移動障害のある高齢男性では，同居者に十分な介護力がある場合に比べて，独居で家族友人からの支援ありの場合は2.2倍，同居者が介護保険を利用している（老老介護）の場合は4.2倍，独居で家族友人からの支援なしの場合は15.3倍死亡確率が高いという結果が得られました（Fujino & Matsuda 2009）．この結果は高齢期を安心して過ごすために，いかに地域の信用力（トラスト）が重要であるかを示しています．

経済成長が期待できない状況で高度高齢社会を迎えるわが国にとって，地域社会のトラストをどのように再構築するかが課題です．厳しい財政状況と高齢者の増加を考えれば，公助だけで高齢者や障害者を支えることはできないでしょう．インフォーマルな互助の仕組みが必要です．そして，それらの充実があってはじめて自助が可能になるのだと筆者は考えています．

では，地縁や血縁による連帯の役割が大きく縮小した今日，どのように地域の信用力を回復したらよいのでしょうか．その鍵になるのが「関心縁」であると筆者は考えています．地縁や血縁による連帯が持ちにくい今日ではありますが，その一方で共通の関心を持つ人々が集まって「擬似コミュニティ」を形成するようになっています．インターネットの普及がこの傾向を加速させています．このような関心に基づく「縁」をベースにして地域社会を取り戻すことができないでしょうか．後述するように，筆者はその具体的な

方法の1つが医療施設門前町・介護施設門前町であると考えています．

日本以外の先進諸国，とくにヨーロッパ諸国では住宅政策は社会保障制度の重要な柱の1つになっています．たとえば，フランスでは低所得者の生活を保障するために HLM（低家賃公共集合住宅）を国の責任で建設し，またその過程で，高齢者や障害者向けの部屋が HLM 内に多く作られてきました．

他方，日本においては住宅の保証は，企業や個人の努力にゆだねられてきました．かつて，終身雇用制度が一般的であった時代，社宅による低家賃住宅の提供と将来の住宅購入のための積み立て支援は企業の福利厚生事業の主要なものでした．しかし，バブル経済の崩壊によりこの前提が大きく崩れることとなりました．「住」は生活の安心のための基盤です．トラストのある社会を取り戻すために，社会保障の視点から住に関する政策を充実させなければなりません．

既に紹介したように筆者が福岡県の依頼を受けて，福岡県医師会の協力を得て行った長期入院患者の実態調査結果によると，60歳以上の高齢者が退院できない理由として，独居，非独居にかかわらず「在宅生活の安心感の不足」が有意な項目として上がっていました（Matsuda & Tanaka 2010）．

長期入院・長期入所高齢者の ADL 区分及び医療区分が必ずしも重くないことを考えると，少なからぬ数の高齢者が生活の安心を求めて，これらの施設にとどまることを選択しているのです．医療・介護ケアに加えて，食事や入浴サービス，さらには種々のアクティビティや他の入院・入所者とのコミュニケーションという楽しみを提供してくれる長期療養施設は，健康に不安のある高齢者にとって「理想的な住居」と言えるでしょう．

こうした状況は社会的入院として批判されることが多いのですが，医療・介護施設が本質的に持っているこの高齢期における安心の保証という機能をより積極的に評価してよいのではないかという考え方もあります．具体的には医療施設が在宅高齢者の安心の保障を行う地域システム，医療施設門前町・介護施設門前町の創設を筆者は提案したいと思います．以下，この構想についてすでに国内外で行われている事業を参照しながら説明してみましょ

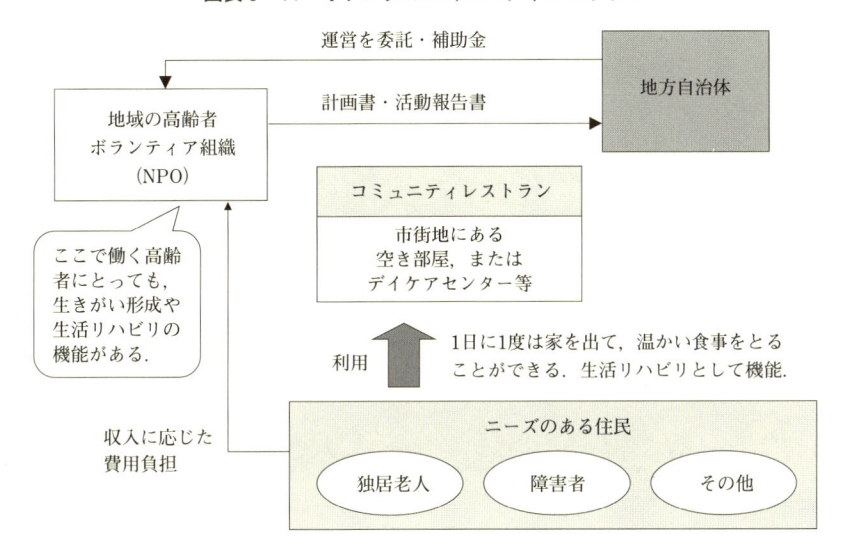

4 高齢社会に対応した医療システムを目指して

図表9-11　オランダのコミュニティレストラン

```
                    運営を委託・補助金
        ┌──────────────────────────┐
        ↓                          │
   地域の高齢者      計画書・活動報告書    地方自治体
   ボランティア組織  ────────────────→
      (NPO)
        │           コミュニティレストラン
        │           市街地にある
  ここで働く高齢     空き部屋，または
  者にとっても，     デイケアセンター等
  生きがい形成や
  生活リハビリの         ↑      1日に1度は家を出て，温かい食事をとる
  機能がある．      利用         ことができる．生活リハビリとして機能．

   収入に応じた         ニーズのある住民
   費用負担
                  独居老人    障害者    その他
```

う．

　図表9-11はオランダのコミュニティレストランの概要を示したものです．ここでは老人クラブが中心となり，市街地の空き家やデイケアセンターを活用してレストランを運営し，地域の住民を対象に食事のサービスを行っています．サービスを利用する住民は高齢者や障害者あるいは薬物・アルコール中毒者，エイズ患者など多様です．彼らはともすれば社会から孤立しがちな住民なのですが，地域にコミュニティレストランがあることで，1日に1回は外に出て，温かい食事を取り，そして他の住民と交流をすることができるのです．すなわち高齢者レストランはニーズのある住民に生活リハビリテーションの場を提供しているのです．さらに見逃せない点は，いわゆる元気な高齢者が食事の準備やレストランの経営を任されることで，地域の健常高齢者に社会的役割が与えられ，広い意味での生活リハビリテーションの場を提供していることです．

　また，フランスでは高齢者施設を地域に開放する仕組みを積極的に進めています．写真9-2はパリの高齢者施設の例ですが，ここには地域住民が使う

第9章 改革の理念と「既に起こっている未来」

写真9-2 パリの高齢者施設の例

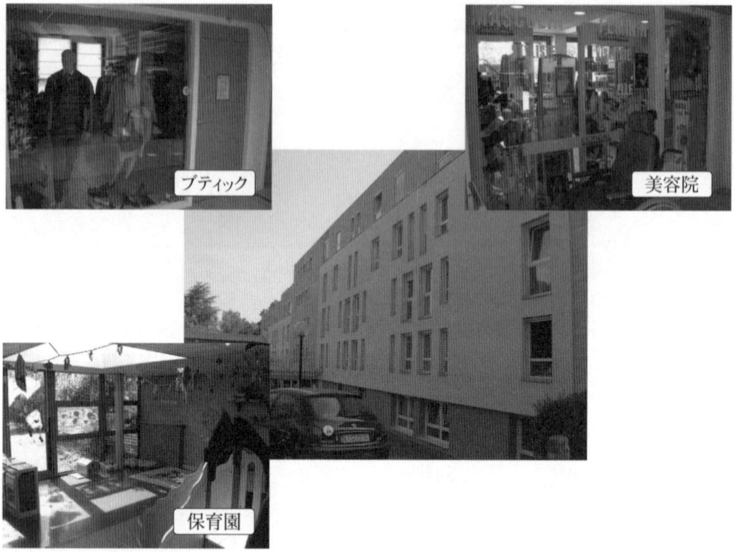

ブティック
美容院
保育園

ことができる美容室やブティック，保育所，シアターがあり，施設の高齢者が地域で孤立しないよう工夫されています．

　日本において，このようなコミュニティレストランや地域との交流事業を医療施設・介護施設が積極的に展開してもよいのではないかというのが筆者の提案です．筆者は以前北九州市で高齢者の受療圏を調査したことがあるのですが，90％以上の高齢者が2km以内にある医療機関をかかりつけ医として利用していました（松田 2002）．高齢者にとって通院はもっとも日常的な生活行為の1つです．そうであるならば，医療機関や介護サービス事業者が，医療や介護とは関係なく集まることができる場所や機会の設定に積極的に努めることもありうるのではないかと思います．そして，このような例はすでにわが国でも始まっています．

　たとえば，青森の浅虫温泉にある石木医院は，そこに勤務する管理栄養士のサポートのもと「浅めし食堂」というコミュニティレストランをNPOと

して運営しています．そこには地域に住む虚弱な高齢者が食事をとるために通うだけでなく，地域の元気な高齢者が有償ボランティアとして勤務しています．医療機関が持っている生活支援機能を地域に開放しているのです．

　福岡県における調査結果が示すように，長期入院者・長期入所者の少なからぬ数の者が安心や楽しみがあるという理由で医療機関や介護施設にとどまることを選択しています．これは利用者の選択・希望なのです．療養病床を削減しても，地域での受け皿をきちんと整備しなければ，問題の本質的な解決にはならないでしょう．高齢社会において，地域の安心を保障する社会的インフラとしての医療施設・介護施設の役割は大きいのではないでしょうか．

　漆原彰氏は老人保健施設がほぼ中学校区を単位として全国的に整備されていることを報告していますが（漆原 2004），そのような老健施設が本来の中間施設としての機能を発揮し，かつその機能をコミュニティレストランやボランティアの受入施設として地域に開放することができれば，地域の安心度は飛躍的に高まるのではないかと思います．

　地方自治体の財政状況が厳しい今日，とくに地方において直接的な生活保障のすべてを行政に求めることは難しくなっています．こうした状況下では，医療施設・介護施設が持つ「高齢者の生活」を保障する機能を積極的に地域に開放していくことが必要であると筆者は考えます．医療施設門前町・介護施設門前町の一形態としてのコミュニティレストランやケア対応住宅を整備し，地域住民，とくに前期高齢者が有償ボランティアとしてそのような施設で働くことはできないでしょうか．そのような「小さな仕事」の場を地域に作ることで，高齢者に生きがい形成と少しばかりの所得保障を行うことができるのです．小遣い程度の収入であっても，借金の少ない高齢者にとっては生活するのに十分な金銭的補助となりえます．そして，そのような医療・介護の周辺サービスを提供する組織（多くはNPO）は前期高齢者にとって自らの生と死を考える「死の準備教育 Death Education」の場にもなりうるのではないでしょうか．かつて，地域で寺が持っていた機能の一部を医療

第9章 改革の理念と「既に起こっている未来」

機関，介護機関が持つようになるのです．これが病院門前町・介護施設門前町構想です．

　こうした考えを市の施策として実現しているのが，稲城市の介護ボランティア制度です．図表9-12は介護ボランティア制度の概要を示したものです．制度への参加を希望する高齢者はまず稲城市社会福祉協議会（以下，社協）にボランティア登録を行います．社協は申請者にボランティア手帳を交付します．ボランティア登録を行った高齢者は市の指定するボランティア受け入れ施設で活動を行い，それに応じてポイント数を獲得し，それをボランティア手帳にスタンプしてもらいます．活動の内容は介護保険対象事業所や市の介護予防事業，あるいは「ふれあいセンター」でのレクリエーション等の指導・参加支援，お茶だしや食堂内の配膳・下膳などの補助，喫茶などの運営補助，散歩・外出・館内移動の補助，行事の手伝い，要介護高齢者の話し相手，施設職員と共に行う軽微かつ補助的な活動など（洗濯物の整理，シーツ交換など）さまざまであり，ボランティア高齢者が自分のできることを無理のない範囲でするように配慮されています．ボランティア高齢者はためたポイントを社協に申請し，それを評価ポイントに変えてもらいます．そして，そのポイントを使うことを介護保険係に申請すると，その旨が社協に伝達され，社協から年間5,000円を限度として給付が行われるというものです．当初，高齢者人口の1%が加入すればよいと考えていたこの制度の市民による評価は高く，2009年1月に参加者を対象におこなった意見調査では，介護支援ボランティア制度について「良い制度だと思う」との回答が77.5%でした．現在は高齢者人口の約3%が参加しており，また福岡県大牟田市など他の自治体にも広がっています．

　各自治体が行っている高齢者生活実態調査の結果をみると，ほとんどすべての例で高齢者が最も関心があると答えているものは「健康」です．そうであるならば，医療施設や介護施設が「関心縁」がつながる場所を提供することで，地域づくりに貢献するという発想ができるのではないでしょうか．保険者や自治体もそうしたプログラムを支援することが求められています．

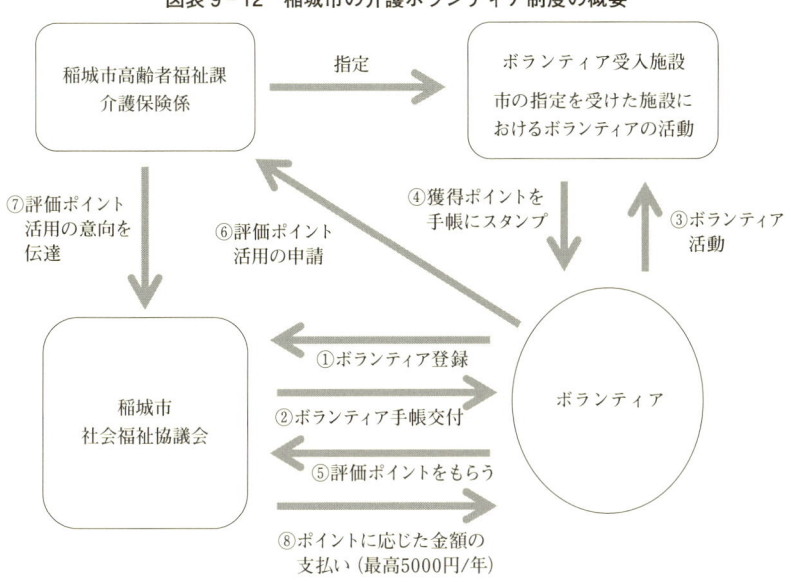

4 高齢社会に対応した医療システムを目指して

図表9-12　稲城市の介護ボランティア制度の概要

```
┌─────────────┐   指定   ┌─────────────────┐
│稲城市高齢者福祉課│ ───→  │ボランティア受入施設 │
│  介護保険係    │        │市の指定を受けた施設に│
│             │        │おけるボランティアの活動│
└─────────────┘        └─────────────────┘
   │     ↑                    ↑
⑦評価ポイント ⑥評価ポイント   ④獲得ポイントを  ③ボランティア
活用の意向を  活用の申請       手帳にスタンプ   活動
伝達
   ↓     │
┌─────────┐  ①ボランティア登録  ┌─────────┐
│ 稲城市   │ ←──────────── │         │
│社会福祉協議会│ ②ボランティア手帳交付│ボランティア│
│         │ ────────────→ │         │
│         │ ⑤評価ポイントをもらう│         │
│         │ ←──────────── │         │
│         │ ────────────→ └─────────┘
└─────────┘
⑧ポイントに応じた金額の
 支払い（最高5000円/年）
```

　高齢者の対策を医療・介護に限定して考えている限り，本質的な課題解決にはつながらないでしょう．図表9-13に示したように，生活全体を保障する視点が求められているのです．そのためには保健医療福祉政策が収入保証，雇用政策，住政策，教育政策と連動していることが求められているのです．これは地域包括ケアの考え方であり，また社会民主主義レジームの考え方です．医療施設，介護施設がこうした視点から街づくりに積極的に関わっていくことが期待されます．

4-3　豊かな高齢社会創設の基盤としての医農連携の提案

　国の経済活力は基本的には労働力によって決まります．もしわが国が少子高齢化の進行という厳しい状況下で経済活力の維持向上を目指すのであれば，高齢者の雇用確率を高めることで労働者人口を増やすことが1つの方策

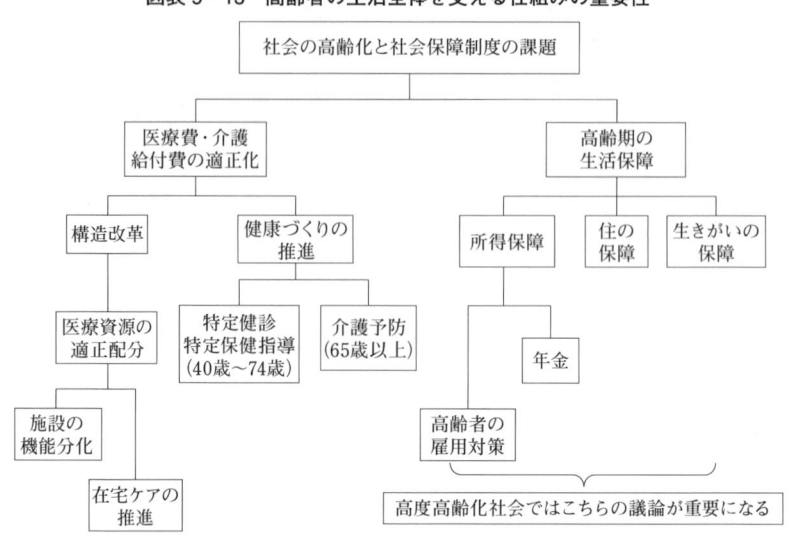

第9章 改革の理念と「既に起こっている未来」

図表9-13 高齢者の生活全体を支える仕組みの重要性

```
                    社会の高齢化と社会保障制度の課題
                    ┌───────────────┴───────────────┐
            医療費・介護                         高齢期の
            給付費の適正化                       生活保障
          ┌─────┴─────┐                ┌──────┬──────┬──────┐
       構造改革      健康づくりの      所得保障  住の    生きがいの
                      推進                      保障    保障
        │         ┌────┴────┐            │
     医療資源の   特定健診   介護予防     年金
     適正配分    特定保健指導 (65歳以上)
        │        (40歳～74歳)
     施設の
     機能分化                          高齢者の
        │                              雇用対策
     在宅ケアの                     ┌─────┴─────┐
     推進             高度高齢化社会ではこちらの議論が重要になる
```

です．筆者が50歳を超えたためにそう思いたいのかもしれませんが，30年前の65歳に比較すると現在の65歳の方々は非常に若々しく，まだ十分高い生産性で仕事ができるように思います．たとえば，さいたま市を中心に活動している農業法人である株式会社ナガホリは，高齢者を労働者として雇用し小松菜栽培のビジネスを採算ベースで成立させています．ここで働いている高齢者の場合，経済的に自立性が高まると同時に，働くことで健康状態が改善しています．同様の効果は鹿児島県鹿屋市柳谷地区で活動する「やねだん」や徳島県上勝町の「葉っぱビジネス」で活躍する高齢者でも報告されています．

現在，わが国は65歳定年制に移行しつつありますが，これに関しては若者の雇用を奪うものであるという批判もあります．実際，早期退職制度を廃止したヨーロッパ諸国では，低学歴あるいは移民の若者で失業が増大したという歴史的事実があります．ここで上記の農業法人を考えてみると，これは高齢者を対象とした地域内での新しい雇用の創出であり，若者の雇用を奪ってはいません．

家のローンや子育てを終え，負債の少ない高齢者の場合，労働対価としての賃金はさほど高くなくても良いでしょう．食の安全や食料自給率の向上が目指されているわが国にとって，高齢者を担い手として都市近郊型の農業ビジネスは大きな可能性があるように思います．このような形で前期高齢者の相当数を労働者として雇用できれば，わが国の社会保障財政は収入面でも，そして支出面でも大きく改善するのではないかと思います．農業の持つこのような社会的価値を今一度評価する必要があります．TPPの単純な経済的優位性の議論で農業を評価してしまうと，わが国の将来の方向を間違える可能性があります．

以上の議論を踏まえて，もう一歩進んで農業の社会的価値を論じてみましょう．筆者の教室の非常勤講師をしてくださっている西野憲史氏（ふらて会理事長）は猪倉農園という福祉農園的な事業を展開しています．これは西野医師の以下のような問題意識に基づくものです（うりずん 2011）．

「私たちが医療や介護が必要な高齢者を直接的に支えているのは彼らがサービスを使っている時だけです．それは1週間のうちで，一般的には2日もないでしょう．それ以外の時間，彼らは1人あるいは配偶者と多くの場合家に閉じこもって暮らしています．そのような状況では，どんなにデイケアでリハビリテーションをやっても効果はないのです．そこで私たちは認知症予防活動やウォーキング，健康を題材とした種々のミニ講座，さらには福祉農園ともいうべき猪倉農園などを組織して，高齢者も含めて地域の皆さんが家から出ていろいろなアクティビティに取り組む機会を作ってみたのです．」写真9-3は猪倉農園の風景ですが，そこで働く認知症高齢者の問題行動が少なくなること，また一般高齢者においても抑うつ的な症状が軽減することが観察されています．

西野医師の取り組みを基に，筆者は図表9-14のような「半農半患者」というコンセプトを提案しています．農業人口の高齢化と減少とともに，日本各地で耕作放棄地が増加しています．そのような田畑を医療・介護サービスを提供している法人が借り上げ，福祉雇用的な地域リハビリテーション活動

第9章　改革の理念と「既に起こっている未来」

写真 9-3　ふらて会（北九州市）の取り組み

事業内容	実施日時	実施場所	参加者
認知症予防講演会	4月，9月	八幡東区荒生田神社集会所 西野病院会議室	のべ31名
認知症予防活動「生きがい塾」	毎週水・木曜日	八幡東区やすらぎの森ログハウス	のべ327名
ウォーキング	年7回	北九州市内	のべ185名
ミニ講座	隔週水曜日	西野病院内ロビー	のべ178名
猪倉農園	通年	八幡東区猪倉	のべ100名
子ども体操教室	毎週水曜日	八幡東区高見	のべ201名
キャラバンメイト	11月，2月	八幡東区内	のべ123名

高齢者の生活リハビリ・生きがい形成の場としての福祉農園

として展開したらどうかというのが筆者の提案です．この枠組みでは，通常の勤務は難しい虚弱な高齢者もその能力に応じて労働参加ができるように工夫されます．農業は収穫という近い将来の楽しみがありますので，一般の健康づくりに比べて「飽きにくい」という特徴がありますし，また達成感も味わえます．ただし，農業には専門的な知識と技能が不可欠です．ふらて会では，農業高校の卒業生を指導員として雇用し，こうした活動の支援を行っています．もし，このような事業を一般化するのであれば地域の農業者，とくにJAの関与が不可欠ですし，農地法における規制も部分的に緩和する必要があるかもしれません．これは社会民主主義レジームにおけるアクティベーション的な活動です．

　健康づくりに関連して筆者がぜひとも実現してほしいと考えているもう1つの医農連携モデルは，農作業を活用した特定健診・特定保健指導事業におけるプログラムです．筆者は老人保健法の時代から，保健所や地方自治体の

4 高齢社会に対応した医療システムを目指して

行う健康づくりプログラムに関与してきました．行動理論的に良いと考えられている健康づくりプログラムも，当初は企画側の熱意もあってそれなりに動いているのですが，時間とともにマンネリ化し，やがて参加者の減少→事業の廃止という経過をたどることが多かったのが実情です．何が問題であったのでしょうか．答えは簡単です．健康づくりの先にあるもの（効能）がイメージできないため，高齢者はだんだん事業に飽きてきてしまうのです．

徳島県上勝町の「葉っぱビジネス」（横石 2007）や東京都稲城市の有償ボランティア制度（http://www.city.inagi.tokyo.jp/kurashi/fukushi/kaigohoken/kaigosien/seido_gaiyou/index.html），鹿児島県やねだん（http://www.yanedan.com/）の成功から学ぶ必要があります．高齢者をサービスの単なる受け手という発想でプログラムを考えていることが問題なのです．国際的にみて日本の高齢者，とくに前期高齢者の就業率は非常に高いのです．そして，働く理由に関する国の調査結果によると，経済的な理由に加えて，社会参加，生きがいといった理由もあげられています（内閣府 2006）．日本人にとって働くということの文化的意味を改めて評価する必要があるでしょう．地域の健康づくり活動においても，そこに参加することの社会貢献としての意味づけが必要なのです．

図表 9-15 は筆者が考える特定保健指導の医農連携モデルです．都市近郊の休耕地を活用して，そこで野菜作りを中心とした園芸による健康づくりを特定保健指導の一形態として行うのです．積極的指導，動機付け指導，あるいは対象外の被保険者も参加できるスタイルが望ましいでしょう．作業の前後における体操や，リハビリテーション職の指導のもとに行う作業を通して，参加者は半日程度体を動かす．Weekend にこのような活動を設定することで，日ごろ忙しいサラリーマンも楽しく健康づくりに参加できるのではないでしょうか．筆者の経験では，こうした作業は歩行数にして 1 万歩以上になります．収穫した作物は，もちろん持ち帰ってもいいですが，それを材料として栄養士の指導の下，参加者全員で調理を行うという栄養教室的なものにしても良いでしょう．また，福岡県の旧星野村等で展開されている棚田

第9章 改革の理念と「既に起こっている未来」

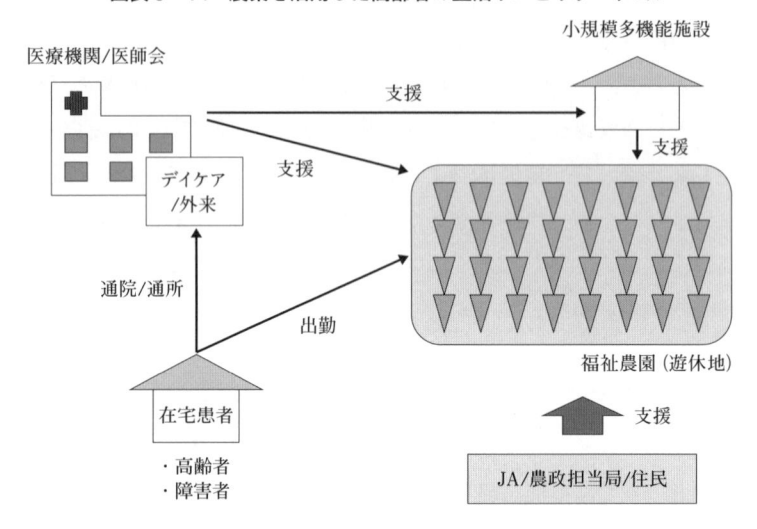

図表9-14 農業を活用した高齢者の生活リハビリテーション

保存のための環境保護活動のようなものと連動してもいいのかもしれません．最近の園芸ブームを考えると，こうした事業へのニーズは相当程度あると筆者は考えています．TPP騒動をめぐる原理主義的な議論を離れて，農業の持つこのような社会資源・文化資源としての意義をもう一度考える必要があるように思います．

　2010年秋のEconomistの記事で取り上げられたJapan syndromeの内容は衝撃的でした．それによると，日本は「戦争や飢饉，災害以外で人口減少が起こる最初の先進国」であり，今後，「労働力人口の減少→経済の低迷→貧困層の増大→さらなる少子化→労働力人口の減少→経済の低迷」という悪循環に陥るというのです（The Economist 2010）．高齢化と人口減少が不可避な状況になっているわが国が，かつてのような高度経済成長を実現できる可能性は少ないでしょう．発想の転換が必要です．人はいつか必ず死ぬという現実を直視し，最後の数年間を生きがいをもって暮らすことができる社会をいかに作るかという視点から社会の在り方を考えなければならない時期にきているのです．日本的な枠組みから考えれば，それは前期高齢者の社会参加，

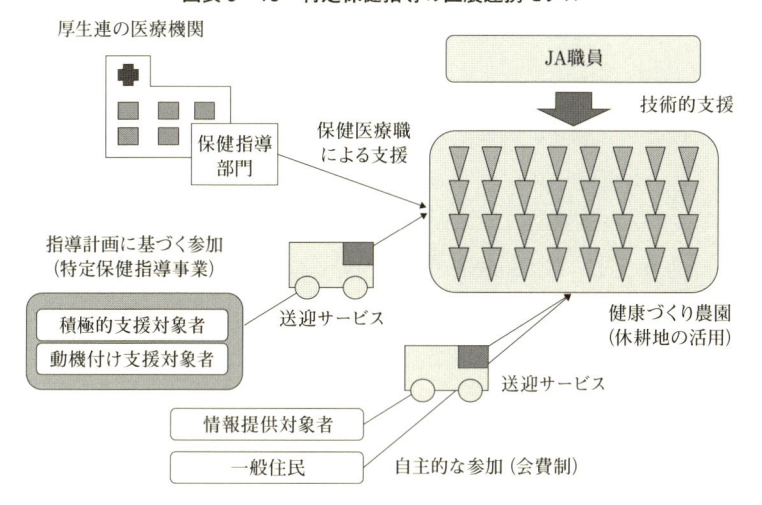

4 高齢社会に対応した医療システムを目指して

図表9-15　特定保健指導の医農連携モデル

具体的には雇用の場を作っていくことにつながるはずです．アクティベーションの発想が求められているのです．ただし，それは若者の雇用を奪うものであってはならないし，働かなければ生活が成り立たないというような社会経済環境を前提とするものでもありません．

本節で提案した介護予防及び特定保健指導の医農連携モデルは，健康づくりと生きがい作り，そして日本が持つ社会資源の再発見を同時に達成できるものであると考えています．厚生労働省と農林水産省の協力の下でこのようなモデルが実現されることを期待したいと思います．

4-4　女性医師の活力を生かす
——フランスのポリクリニックと九州大学病院のきらめきプロジェクト

地域医療の現場における医師確保が難しくなっている原因の1つとして女性医師の増加をあげる意見があります．結婚，出産，子育て，家事において女性に負担がかかってしまう文化的背景のあるわが国の場合，確かに女性医師がフルタイムで働くことの障害が多いのは事実です．男性医師を増やせと

第9章 改革の理念と「既に起こっている未来」

いう意見もありますが，こうした考え方は乱暴ですし，また現実的でもないでしょう．そうではなく女性医師が働きやすい労働環境をいかに整備していくかという視点こそが求められていると思いますし，またそうした視点はわが国の医療提供体制を高齢社会に適応させるためにも重要です．このことをフランスにおける最近の動向をもとに説明してみましょう．

　補論2で詳しく説明しましたが，フランスは医学部卒業後の医師の進路について，地方ごとに専門領域別の専修医枠を設定することで，地方間および専門職間の医師配置のバランスを取る仕組みを持っています．このためわが国に比較すると医師配置の地域間および診療科間の偏在の問題は少ないのですが，それでも地方内において大学病院のある都市部とそれ以外の地域との間で医師数に大きな差が生じています．さらにパリやマルセイユなどに接する地方においては，専門修練課程を終えた医師がその地方内の都市部ではなく，パリやマルセイユなどのより人口の多い大都市で開業する傾向があります．その結果，Nord地方やHaute-Normandie地方などはパリから1時間程度の距離であるにもかかわらず，深刻な医師不足が生じています．若い医師が地方で開業しない理由についてフランス政府は意識調査を行っています．その結果によるとワークライフバランスや子供の教育に関する環境の悪さ，他の医療職からの支援が不足していることなどが主たる理由となっていました．しかしながら，ベビーブーマー世代の医師の引退により，とくに地方において医師不足が深刻になると予想されることから，フランス政府はこの問題解決に本腰を入れて取り組むことを余儀なくされています．

　たとえば，高齢化が進む地方の医療ニーズは高まる一方であり，この問題に既存の開業医師のみで対応することが困難となっています．このような問題を解決するためには，開業医と開業コメディカルが共同でプライマリケアを提供することが実際的であるという認識に基づいて，近年フランスにおいては多職種によるグループ診療（Maison multifunctionelle：多機能診療所）を行うケースが増加しています．写真9-4はリヨン郊外にある多機能診療所の外観を示したものです．この施設の1階には理学療法士，助産師，看護師，

4 高齢社会に対応した医療システムを目指して

写真9-4 リヨン郊外の多機能診療所（Maison multifonctionelle）

施設の1階には理学療法士，助産師，看護師，整体師，作業療法士，2階には一般医，小児科医，皮膚科医，耳鼻咽喉科医，3階には歯科医師，臨床心理士，心理療法士，言語療法士のオフィスがある．

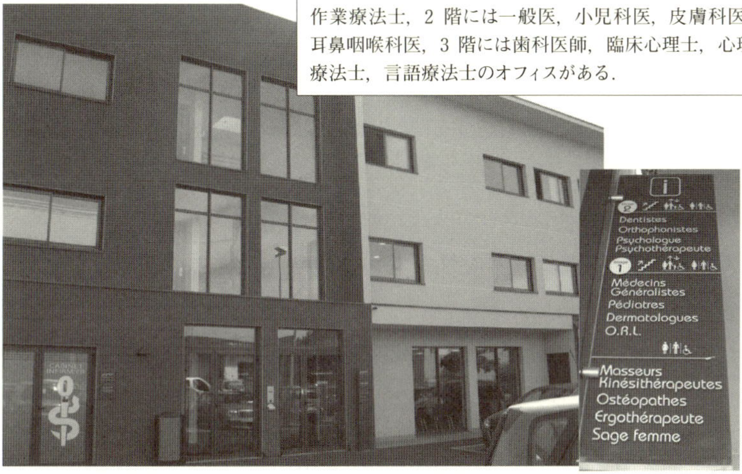

整体師，作業療法士，2階には一般医，小児科医，皮膚科医，耳鼻咽喉科医，3階には歯科医師，臨床心理士，心理療法士，言語療法士のオフィスがあります．それぞれ独立した経営体ではあるのですが，診察費に関する事務等は各階で共同で行っています．

　ここで興味深いことは，こうした多機能診療所設立者やそこで働く医療職は女性が多いことです．フランスにおいても近年急速に女性医療職が増加しており，それが急性期病院における医師不足の原因になっているとして，かつてはそれをネガティブにとらえる風潮があったということです．しかしながら，筆者がヒアリングを行ったClaudet氏（Caen大学，医療社会学）によればワークライフバランスを個人的な利得よりも重視する傾向がある女性医療職は，グループ診療に対する親和性が男性よりも高く，それゆえにフランスでかねてより問題となっていた多機能診療所構築のための貴重な戦力になっているというのです．また，複数の女性医師が交代で勤務する多機能診療所もあり，こうした就業形態は女性医師としての安定したワークライフバランスを確保する上で好都合であり，女性医師から好意的に受け入れられてい

るようです．確かに「一国一城」的な意識の強い男性よりも女性の方がグループ診療に向いているという傾向はわが国にも当てはまるように思います．

こうした点はわが国の今後のプライマリケア体制の在り方を考える上で参考になるのではないでしょうか．ちなみに多機能診療所については自治体が建物を建設し，安価な家賃で自由開業医療職に場所を提供する例も地方で増加しているようです．

これに関連してわが国でも興味深い取組を行っている病院があります．それは九州大学病院における女性医師の活用です（きらめきプロジェクト：https://www.kyudai-kirameki.com/）．九州大学病院では各科の専門医資格を持つ女性医師が，非常勤医師として主に外来診療にあたっています（ステップアップ外来と言います）．こうした仕組みを持つことで，病院の勤務医は手術や病棟における診療など，本来の病院の役割に集中できますので，労働負荷が軽減されます．他方，非常勤で外来を担当する女性医師は急性期病院の充実した診療環境を活用しながら専門医としての技能の維持・向上を，家庭生活とのバランスを取りながら行うことができます．子育てが一段落した時に，医療職としての技能が十分であることは，その後の活躍の可能性を高めることにもなるでしょう．同様の試みとしては岡山大学の MUSCAT プログラムがあり，女性医師，女性歯科医師，女性看護師の方々のキャリアサポートや復職支援をしています（http://www.okayama-muscat.jp/okayama/）．このような試みが広がることを期待したいと思います．もちろんこうした働き方は男性の場合でも可能です．子育て期にありワークライフバランスを重視する男性医師がこのような働き方を選択できるような仕組みが一般化できれば，病院における医師不足もある程度解消できるのではないでしょうか．

4-5 多様な経営形態の導入による地域医療の保障

地方の中小病院の場合，眼科，耳鼻咽喉科や泌尿器科など1人部長体制の診療科で，担当している医師が開業などにより退職してしまうと，その後の

当該診療科の医師確保が困難となり，診療科の閉鎖に追い込まれることが少なくありません．他方で，昨今の経済状況を考えれば，1人で数億円の借金をして，ソロプラクティスの診療形態でそれを返し続けるというビジネスモデルもだんだん厳しくなってきています．こうした中，病院が院内に眼科や耳鼻咽喉科などの「開業スペース」を設置し，それを個人の医師に貸すという「院内開業制度」が注目を集めています．

たとえば，わが国で最初に院内開業制度を導入した兵庫県の芦屋市立病院では，泌尿器科と歯科の診療所が院内に設置されています．入り口や事務を別々にしなければならないなど，種々の制限があること，開業する医師の継続的確保などいくつかの課題はあるようですが，おおむねうまく行っているようです．

フランスでは病院間共同体（Coopération interhospitalière）という枠組みがあり，異なる組織が共同で病院を運営することが可能になっています．たとえば，整形外科，皮膚科がないA病院が，それを持つB病院と施設・設備，事務部門を共有し，経営の効率化とサービスの総合化を図るというものです．こうした運営形態はとくに中小病院の多い地方において有効なようです．

今後，わが国においてもこうした経営形態の弾力化が必要になってくるのではないかと思います．限られた資源を有効に使うために，競合ではなくパートナーシップに基づいて共生していく姿勢が求められています．筆者がその経営姿勢に注目している岡山県真庭市の金田病院では，隣接する落合病院との診療内容の相補性の向上や情報提供の共通化による患者利便性の向上など，「パートナーシップ」の理念に基づく経営を展開しています．図表9-16は金田病院と落合病院の外来担当表を示したものですが，片面に金田病院の外来当番表，もう片面に落合病院の外来担当表が印刷されています．高齢化の進む地域社会において医療機関は安心を保障する社会的インフラです．社会の中心には住民がいます．その住民の安心を保障するために，地域の医療機関がそれぞれ何ができるのか，そして何ができないのかを考えていけば，

第9章 改革の理念と「既に起こっている未来」

図表9-16　地域内の施設間でのパートナーシップによる医療提供の例

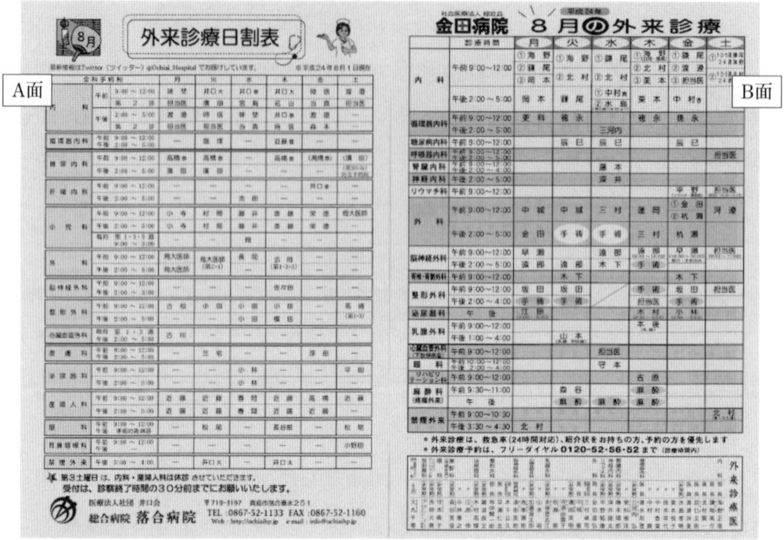

出典：金田道弘（2012）．

競合よりはパートナーシップに基づく医療経営に行き着くのではないかと思います．発想の転換が必要です．

引用文献

Bayrou F（2011）*2012 Etat d'urgence*. Paris: Plon.
Department for working and pension（2008）Dame Carol Black's Review of the health of Britain's working age population Working for a healthier tomorrow, http://www.dwp.gov.uk/docs/hwwb-working-for-a-healthier-tomorrow.pdf
The future of Japan - The Japan syndrome - The biggest lesson the country may yet teach the world is about the growth-sapping effects of ageing, *The Economist*. Nov 18th 2010.
Fujino Y and Matsuda S（2009）"Prospective study of living arrangement by the ability to receive informal care and survival among Japanese elderly," *Preventive Medicine*. Vol. 48: 79-85.
Harvard Medical Practice Study（1990）"Patients, doctors, and lawyers: medical injury, malpractice litigation, and patient compensation in New York: a report/by the Harvard Medical Practice Study to the State of New York," (http://

www.nysl.nysed.gov/scandoclinks/OCM21331963.htm）
Katayama H and Matsuda S（2010 a）"Onomichi Medical Association（OMA）Method on Dementia Care Management Programs," *APJDM*. Vol. 4（1）: 13-17.
Katayama H and Matsuda S（2010 b）"Onomichi Medical Association（OMA）Method on Dementia Care Management Programs," *APJDM*. Vol. 4（1）: 13-17.
Matsuda S and Tanaka M（2010）*APJDM*. ibd.
NHS（1990）Our Healthier Nation.
浅めし食堂：http://www.ikiiki-asamushi.net/asameshi-syokudou.html.
イケダハヤト（2012）『年収150万円で僕らは自由に生きていく』東京：星海社新書．
宇沢弘文（2000）『社会的共通資本』東京：岩波新書．
漆原彰（2004）「介護老人保健施設からみた今後の介護保険施設と医療提供」『病院』第66巻（2）：127-131．
佐藤俊樹（2000）『不平等社会日本』東京：中公新書．
塩谷泰一・谷田一久（1999）『病院「変わらなきゃ」マニュアル』名古屋：日総研．
片山壽（2010）『父の背中の地域医療 「尾道方式」の真髄――カンファレンスがつくる地域包括ケアシステム』東京：社会保険研究所．
木村　剛（2004）『おカネの発想法』東京：日本実業出版社．
國領二郎（2005）「経済教室：ネットワーク環境で先行」『日本経済新聞』2005年1月11日．
橘木俊詔（1998）『日本の経済格差』東京：岩波新書．
ドラッカー PF ／上田惇生・他訳（1994）『すでに起こった未来』東京：ダイヤモンド社．
ドラッカー PF．スターン GJ（2000）『非営利組織の成果重視マネジメント』東京：ダイヤモンド社．
特定非営利活動法人ヘルスアンドライツサポートうりずん（若夏）（2011）平成22年度老人保健事業推進費等補助金老人保健健康増進等事業「住民等との協働による地域における介護予防の推進に関する調査研究事業」報告書．
内閣府（2006）平成18年版　国民生活白書――多様な可能性に挑める社会に向けて．
永堀吉彦（2010）「耕作放棄地を活用し小松菜生産規模は全国一　農業に夢を持つ若者を農業経営者として育成」『ぶぎんレポート』No. 133, 2-6．
松田晋哉（2006）『介護予防入門――街づくりから考える介護予防』東京：社会保険研究所．
松田晋哉（2000）「介護保険者の適正圏域」『社会保険旬報』No. 2065（200. 6. 21）：6-12．
三浦展（2005）『下流社会』東京：光文社．
山田昌弘（2004）『希望格差社会』東京：筑摩書房．
横石知二（2007）『そうだ葉っぱを売ろう！　過疎の町　どん底からの再生』東京：ソフトバンククリエイティブ．

第 9 章　改革の理念と「既に起こっている未来」

　　李　啓充（1998）『市場原理に揺れるアメリカの医療』東京：医学書院.
　　李　啓充（2002）『アメリカの医療の光と影』東京：医学書院.
　　李　啓充（2004）『市場原理が医療を亡ぼす』東京：医学書院.

終　章　医療制度改革への提言

　本書では筆者のこれまでの研究成果をもとに，諸外国の医療制度改革などを参考にしながら，わが国の医療制度の現状と今後の改革課題について述べてきました．介護や住の問題など，医療に関連するいろいろなことを盛りこんでしまったために，焦点がぼけてしまっている部分もあるかと思います．そこで，終章では筆者の医療制度改革への提案を簡単にまとめてみたいと思います．

医療制度の基盤となる理念の明確化
　その基盤となる理念がしっかりしていなければよい仕組みは作れません．どのような医療制度改革を進めるにしても，まずはしっかりとした理念を持つことが重要です．医療や介護，教育といった社会生活の基盤を支える仕組みは市場で取引されるような財ではないと筆者は考えます．医療は社会的インフラであるという合意を明確にした上で，社会連帯に基づく社会民主主義レジーム的な発想で医療制度改革を進めるべきです．そして，制度改革は漸進主義的に行うべきでしょう．欧州の医療制度改革が教えるように，ドラスティックな改革はうまく行きません．また，医療や介護を政争に使ってはいけません．Bayrou氏の指摘の通り，フランスと同様わが国の医療制度改革においてもやらなければならないことは明らかであり，それに関して政党による違いはそれほどないはずです．
　さらに理念を共有するために，学校教育において社会保障制度に関する教育をしっかりと行うことも必要です．社会保障制度を安定的に維持していくために，国民の理解は不可欠です．

終章　医療制度改革への提言

医療の情報化と可視化

　改革を進めるためには現状と改革の効果を測るための「物差し」が必要です．わが国は出来高払い方式に対応して発達してきた詳細なレセプト情報があります．しかも，現在はその電子化が急速に進みつつあります．組合健康保険，協会けんぽ，国民健康保険，長寿医療制度といった制度の違いを超えて，また高齢社会の到来を考えれば，医療と介護とを総合的に分析するための情報基盤を作ることが喫緊の課題です．異なる制度間での情報を個人ベースで総合するためには，現在議論となっているマイナンバーのようなものも必要になります．個人情報の保護に細心の注意を払いながら，そうした仕組みを作らなければなりません．

高齢社会に対応したプライマリケア体制の確立

　高齢者の持つ健康問題・介護問題は多岐にわたります．そうした問題に総合的に対応するためには，地域の診療所を中核としたプライマリケア体制の確立が必要です．わが国の地域公衆衛生活動における地域の診療所の役割を再認識する必要があります．他方で，1年間に160万人が死亡する時代は，入院医療の延長としての在宅医療を必要とします．これを実現するために在宅医療を支える病院の整備が不可欠です．この仕組みの中では地域の看護ステーションも必要になります．フランスの在宅入院制度などを参考に，地域一般病棟的な枠組みを早急に構築しなければなりません．
　がんが慢性疾患化した今日，がん患者の継続的な医療を行っていくためのネットワークの在り方を考えれば，おのずと望ましい仕組みはできると筆者は考えています．尾道市医師会の取り組みがモデルになります．

75歳現役社会の実現

　少子高齢化が進行する中で，わが国の国民皆保険を維持していこうとすれば，日本人が働ける限りは働くという社会を実現するしかありません．そのために医療職は人が働き続けることを医療の面から支援するという役割を担

うことになります．日本人の2人に1人ががんになる以上，担がん患者が働き続けることを支援する仕組みの構築がわかりやすい例かもしれません．特定健診・特定保健指導事業もそのような観点から健康のための投資と位置づけ，その在り方をプライマリケアの一環として見直す必要があります．イギリスで採用されているFit noteのような仕組みをわが国も導入する必要があります．

地域包括ケア体制の具体化

　高齢者の抱える医療問題は，多くの場合介護や住環境，経済などと相互に関連しています．そのような多様なニーズに応えるためのケアマネジメントシステムが必要です．フランスの保健ネットワークのように，医師，看護師，OT/PT，ソーシャルワーカーなどが総合的に対応できるような仕組みを高齢者の日常生活圏域に作る必要があります．既存の仕組みを活用するのであれば，各自治体に設置されている地域包括支援センターを情報センター化し，尾道市医師会のようにケアカンファレンスの場を地域包括ケアの中核としてシステム化すべきでしょう．また，この仕組みがうまく回るために，社会福祉士の資格を持った医療職（看護師，保健師，OT/PTなど）の育成が望ましいと考えます．

　さらに地域包括ケアが実現するためには，関係職種間の関係性の見直しも必要です．医師の業務のうち看護師に任せた方が良いものは看護師にまかせるといった権限移譲（＝substitution）も必要です．ただし，これが単なるコスト削減策になるのではなく，質の向上につながるものになるようチーム医療の中で行われるようにしなければなりません．そのためのコミュニケーションツールの開発，具体的にはITを活用した情報共有の仕組みを作る必要があります．ただし，この情報共有の仕組みの構築に際しては，標準的なフォーマットの制定が不可欠です．また，できるだけ「枯れた技術」を使うべきでしょう．このことを忘れてしまうと，相互につなげない電子化された仕組みが，ばらばらに動いてしまうことになります．

終章　医療制度改革への提言

給付範囲の見直し

　医療費を増大させる主たる要因は医療技術の進歩とそれを使う患者の増加（＝高齢化）です．医療技術の進歩をどのように医療保険制度の中で吸収していくのかが課題です．財政に余裕があるのであれば，そうしたイノベーションをすべて公的保険で賄うことも可能でしょう．しかし，現在の社会経済環境はそれを許してくれそうもありません．そうであるならば医療技術評価（Medical Technology Assessment: MTA）を導入し，効果に応じた価格を設定するしかありません．この場合，企業が希望する価格と保険で償還する価格との間に当然差が生じます．この問題を解決するために，参照価格制を導入することの可否も検討しなければなりません．また，薬局で処方箋なしで買うことができる医薬品の公的保険での給付率を下げる，長期療養施設におけるホテルコストを自己負担にするといった給付範囲の見直しも必要でしょう．

　この場合，低所得者層の負担が過度にならないような配慮を行うことは当然です．また，人生80年時代においては，シンガポールのように医療・介護サービスへの支払いを目的とした医療個人口座を作ることも1つの考え方かもしれません．

財政基盤の強化

　毎年1兆円ずつ増えていく医療費を賄うための現実的な仕組みを考える必要があります．少子高齢化の進行，そして雇用環境の変化を考えれば，現行の財政方式が立ち行かなくなるであろうことは明らかです．消費増税だけで社会保障財政を改善することは難しいでしょう．事業主の保険料率を上げるべきだという意見もありますが，現在の経済状況を考えると感情的に難しそうです．

　そこで，フランスの一般福祉税のようにまずはすべての収入から保険料を徴収するという仕組みを提案したいと思います．筆者のように大学の教員としての俸給以外の収入がある者は当然，保険料を多く払うことになります

が，それでよいと思います．このためには個人ベースで収入を捕捉する仕組み，具体的にはマイナンバーのようなものが必要となります．また，社会格差が拡大し，それが固定化しつつある現状を考えると，資産に対する課税のありかたについても検討が必要でしょう．将来を見据えた合理的な判断が求められます．

医療職の意識変革

　社会の高齢化にともない急性期以後の医療やプライマリケアのニーズが高まっていきます．また，一向に解消しない医療資源の偏在の問題もあります．医療は重要な社会基盤の1つであり，その均てん化はバランスのとれた地域社会の実現に不可欠です．診療科及び働く場所の選択に大きな自由が認められている医療職は，自らの意思でこうしたニーズに応えなければなりません．医療は国民の健康を支える一方で，その国民から支えられている仕組みでもあります．医療職の意識変革が求められる所以です．医療職の卒前・卒後の教育・研修の中で，このような側面に関するトレーニングが重視される必要があります．

　もし医療職が国民の期待に沿う形で医療へのアクセスの不平等解消に取り組まないのであれば，地域別の医療資源配分に関するより厳しい規制を受け入れざるを得ないと筆者は考えています．

医療の基盤としての研究支援体制の強化

　日本は多くのノーベル賞受賞者を出している世界でも有数の科学立国の国です．科学者としてのトレーニングを受けている日本の医師の少なからぬ数が，医療におけるイノベーションに貢献できるはずです．しかしながら，個々の研究者や研究室は多くの優れた医学研究を出しているにもかかわらず，大学や医局の壁のためにそれを具体的な技術に展開する段階での総合的な支援が不十分となり，結局日本では画期的医療技術があまり製品化されないという状況になっています．このような悪循環を断つために，組織の壁を

終章　医療制度改革への提言

越えた研究協力体制を早急に構築する必要があります．こうした中，基礎研究の成果を医薬品や医療機器の開発・産業化にすばやく結びつけることを目的として，平成24年4月に，名古屋大学や金沢大学など医学部を持つ7大学による中部先端医療開発円環コンソーシアムが結成されています．筆者はこの試みが成功すること，そして同じような取り組みが日本全国に広がり，わが国から多くの先端医療技術や画期的新薬が世界に向けて出ていくことを期待しています．国としてもこのような研究の連携により多くの資金を出すべきでしょう．また，より迅速に研究成果を発表する場として，日本の出版社が英文誌を戦略的に出していくことも必要であると考えます．

地域社会のトラストの再構築

　安心社会を実現するためには，もう一度地域社会の信用力（トラスト）を取り戻すことが必要です．そのためには必要なサービスをフォーマルなセクターだけで賄おうとするのではなく，家族や友人，ボランティアなど多様なインフォーマルセクターの積極的関与が必要です．すべてをフォーマルセクターで賄おうという発想は，従来インフォーマルセクターで賄われていたサービスを市場で売買されるものにしてしまうものです．フォーマルセクターがコアサービスの周辺にインフォーマルサービスを付与する（本書ではふらて会や浅めし食堂の例を挙げました），住民がボランティアとしてフォーマルセクターを支援する（本書では稲城市の介護ボランティア制度を紹介しました）というような活動が広がることを期待したいと思います．地域の信頼（トラスト）をいかに取り戻していくのか，ここにわが国の将来がかかっていると筆者は考えます．

おわりに

　現在，日本の医療制度が大きく揺れています．しかしながら，政府が出してくる案は「その場しのぎ」的な印象が強く，本当に持続可能な仕組みなのか，全体として整合性のある仕組みになりうるのかといった点であいまいです．平成24年12月の衆議院選挙においてもなぜか社会保障制度改革は大きな論点となりませんでした．国民の痛みを伴う改革にならざるを得ないことを，いずれの政党関係者も共通認識として持っているため，あえて国民の不興を買うような議論を持ち出さなかったのかもしれません．
　医療は社会的インフラであると考える筆者はこのような動向に強い危機感を感じています．なぜならば，きちんとした情報を国民に提示し，解決すべき問題を十分に説明した上で医療制度改革の道筋をつけるという努力を政治家がしていないように見えるからです．社会保障に関しては国民の痛みを伴わない改革は現実的にありえないでしょう．まず，現状をしっかりと把握した上で，どのような方向性があるのかを読者の皆さん（とくに将来を担う若い方々）と考えたい，というのが本書を書いた動機です．本書で再三強調しているように，医療制度・介護制度を持続可能なものに改善していくためには，それを評価するための客観的な情報と，分析結果を政策に反映させるための基礎となる理念の確立が必要です．
　医療・介護の情報化はここ数年で大幅に進みました．あとは異なる制度のもとで集められている情報を総合的に分析するための，情報機構的なものをどのように作るかが課題です．中立的な組織が必要でしょう．そして，そうした分析結果に基づいて，医療機能・介護機能を今一度総合的に見直すことが必要です．大胆なリストラクチュアリングも，場合によっては必要かもしれません．高齢社会において，医療と介護とを別々に考えることは無理があ

おわりに

ります．

　情報の透明化や機能分化と連携などを進めるために，少し自己中心的な医療界・介護界の体質も改めなければなりません．医療・介護も経済活動である以上，診療報酬・介護報酬の値上げを要求するのは当然だと思います．しかし，それを負担する企業や行政の財政もかなり厳しいものになってきています．また，国際的にみてわが国の医療保険制度における自己負担率はかなり高いものになっています．医療は国民の健康を守っていると同時に，国民に経済的に支えられている仕組みでもあるのです．医療者・介護事業者がこのことを忘れて，自分たちの都合だけを主張してしまうと，国民の理解は得られにくいでしょう．改革は痛みを伴います．それを分かち合う覚悟が必要です．

　他方，国民も社会保障の役割とその限界について理解する必要があります．国が家族機能のすべてを肩代わりすることは不可能です．また，国や地方自治体は打ち出の小槌ではありませんので，社会保障に対する公費支出を増やせと言われても，当然限界があります．社会保障の財源構造，収支の状況について理解した上で，実現可能な仕組みの在り方を冷静に考えていく必要があります．思い付きや感情論ではものごとは進みません．

　医療や介護は社会的インフラであり，経済的条件によって国民の間に必要な医療・介護の受けやすさに格差が生じてはいけません．弱者に優しい医療制度・介護保険制度であってほしいと思います．しかし，そのためには提供体制と財源のあり方について見直しが必要です．また，何か難しい問題に直面すると，諸外国にモデルを探しに行くというのがわが国では一般的でした．しかしながら，低経済成長下における高度高齢社会で，いかにして質の高い医療へのユニバーサルアクセスを保証するかという点において，諸外国にモデルはありません．なぜならば日本がこの問題のフロントランナーだからです．厳しい現実を受け入れて，自分たちで日本モデルを作るしかないのです．Japan Syndromeという負のレッテルを跳ね返さなければなりません．

　加えて日本の優秀な基礎医学研究を具体的な医療技術として実用化するた

おわりに

めの基盤整備も急がれなければなりません．観光とリンクした医療ツーリズムで代表されるような技術の安売りよりは，付加価値の高い高度医療・先進医療を開発していくことこそが，わが国の医療における国際戦略であるべきです．基礎科学の人材面では，日本は欧米諸国に決して劣ってはいません．不足しているのは基礎科学の成果を具体的な医療技術にするためのシステム，たとえば多施設臨床研究を推進するための基盤と情報発信力です．

本書の記述は，以上のような筆者の問題意識が強く出すぎていて，読者の方には承服しがたい点もあるのではないかと思います．筆者自身，これからさらに実証研究を積み上げて，本書で述べたことの妥当性についてきちんと検証していきたいと思います．その意味でも，筆者の考えに対する読者の方々の忌憚のないご意見やご批判をいただければと思います．

本書は日本福祉大学学長の二木立先生の薦めで書かせていただいたものです．まだ，30歳代半ばのころ私の論文をたまたま読まれた二木先生から質問の電話をいただいたことが先生の知己を得た最初のきっかけでした．以後，光栄にも私の書く論文に関心を持っていただき，それらをまとめて勁草書房から出すことを薦めていただいたことが，この本を出す直接の契機となりました．50歳を過ぎ，これまでの仕事に一区切りつけ，次のステップに進むための良い思考訓練の機会になりました．お礼を申し上げます．

本書の記述は常日ごろからたくさんのご指導をいただいている田中滋先生（慶應義塾大学教授），片山壽先生（前尾道市医師会長）とのディスカッションがベースとなっています．また，本書にも転載させていただきましたが，猪飼周平先生との対談はそれまで考えていたことを整理するための良い機会となりました．猪飼先生との対談を企画し，さらに記事の転載を許可していただいた医学書院の関係者の方々にお礼を申し上げます．

平成23年3月11日に私の故郷である岩手県を襲った大震災は，私に社会の在り方を深く考えさせる大きな契機になりました．私が小学校入学前に住んでいた大船渡市越喜来地区は津波で大きな被害を受けました．地元の方々，そして多くのボランティアの方々が復興支援に携わる姿を見て，改め

おわりに

て社会が連帯することの重要性を強く感じました．国民皆保険は国レベルでの社会連帯の仕組みです．この重要な仕組みを維持し，そして改善していくための研究をしていくことが，私のような研究者の役割だと改めて認識しています．

最後に本書の執筆に関してなみなみならぬサポートしていただいた勁草書房の橋本晶子さんにお礼を申し上げます．筆の遅い筆者に根気強くお付き合いいただき，また丁寧な推敲を何回もしていただきました．橋本さんのサポートがなければこの本が世に出ることはなかったと思います．この場を借りて深謝いたします．

2013年6月

松田晋哉

事 項 索 引

あ

IMSystem（Indicator Measurement System）……103
IOM（Institute of Medicine：米国医学研究機構）……109
ICD（国際疾病分類）……16
ALD（Allocation de Longue Durée：長期給付）……40
亜急性期施設……236
亜急性期病床……83, 237
アクティベーション……268, 328
浅めし食堂……322
R幅（Reasonable Zone）……73
RBRVS（Resource Based Relative Value Scale）……15, 29
Our healthier nation……310
アンテルヌ試験……175

い

医科レセプト……275
いきいき百歳体操……141
医局制度……171
医見書……285
ECN（Epreuves Classantes Nationales：全国クラスわけ試験）……178
医師会モデル……263, 264
医師費用……27
　I群……212
1日あたり費用額……92

1日あたり包括払い（Per Diem Payment）……9
1入院あたり包括払い制度（Per Case Payment）……9
1件あたり日数……92
1県1医大……290
一般医（General Practitioner：GP）……32, 54
一般病床……83
一般福祉税（CSG）……98, 267, 295, 342
稲城市……324
医農連携……328
医薬分業……71
医療機関別係数……21
医療技術評価（MTA）……342
医療区分……195
医療ケア機構（NZa）……57
医療計画……87, 190, 214
医療経済実態調査……78, 239
医療個人口座（Medical Saving Account）……13, 296, 342
医療施設・介護施設門前町……318
医療制度改革法案……189
医療ツーリズム……304
医療の質……102, 167
医療福祉複合体……200
医療法……87
医療法人制度……199
医療保険 exchange 市場……31
医療保険基金（CVZ）……53

349

事項索引

医療保険給付 …………………………53
医療保障再編法 ………………………49
医療保障支出目標（ONDAM） ……42, 48
医療療養病床 …………………………84, 194
院内開業制度 …………………………335
インフォーマルセクター ……………344

え

ARS（地方医療庁） …………………40
AR-DRG ………………………………51
HAS ……………………………………167
HAD（Hospitalization à domicile：在宅入院制度） ……………………………43
HMO（Health Maintenance Organization） ……………………………………26
HQID（Premier Hospital Quality Incentive Demonstration Project） ………110
HCFA-DRG ……………………………14
AHRQ（Agency for Healthcare Research and Quality） …………………………103
AOK（疾病金庫連合会） ……………50
エクステルナ …………………………175
ACG（Adjusted Clinical Groups） ……149
エージレス社会 ………………………267
SHA（Strategic Health Authority：戦略的地域当局） …………………………35
SCR（Standardized Claim Ratio：年齢調整標準化レセプト出現比） ……………232
SCHIP（State Children's Health Insurance Program） ………………………30
AWBZ（例外的医療費支出保障） ……53
NHS（National Health Service） ……5, 32
NHS amenity-beds ……………………38
NHS Direct ……………………………35, 165
NHSトラスト病院 ……………………34

NHS pay-beds …………………………38
NHF（National Health Framework：NHSフレームワーク） …………………36
NZa（医療ケア機構） ………………57
APA（自立給付制度） ………………46
FFS（Fee For Service） ………………8
FT（Foundation Trust：基金トラスト） ……………………………………35
MTA（Medical Technology Assessment：医療技術評価） ………………342
MDC（Major Diagnosis Categories：主要診断群） ……………………………13
エリザベス救貧法 ……………………4
エンパワーメント ……………………165

お

ONDAM（医療保障支出目標） ……42, 48
OSCAR …………………………………240
Australian Council on Health Standards ……………………………………103
尾道市医師会 …………………………340
　──方式 ………………………………312
尾道方式 ………………………………312
オバマ改革 ……………………………31
Oryx ……………………………………103
ORCA …………………………………241

か

介護保険給付レセプト ………………275
介護ボランティア制度 ………………324
介護療養病床 …………………………84, 194
回復期リハビリテーション病棟 ……83, 237
外保連 …………………………………125
　──試案 ……………………………108
かかりつけ医 ……131, 246, 266, 308, 312

350

──制度 …………………………………… 43
家計調査 …………………………………… 298
家庭医 ……………………………………… 32
患者の権利 ………………………………… 164
関心縁 ……………………………… 141, 319, 324
がん診療連携拠点病院 …………………… 231
がん対策基本法 …………………………… 311
がん治療連携計画策定料 ………………… 232
がん治療連携計画指導料 ………………… 232
がん難民 …………………………………… 230
管理競争（Managed competition）
　　…………………………………… 31, 55, 296

き

基金トラスト（FT）……………………… 35
擬似市場 …………………………………… 34
基準病床数 ………………………………… 87
基礎の保険 ………………………………… 53
機能的総括予算制 ………………………… 55
機能的予算制 ……………………………… 57
機能分化 …………………………………… 226
基本償還額 ………………………………… 15
協会けんぽ ……………………………… 64, 291
共済組合 …………………………………… 65
行政の分権化（Deconcentration）……… 161
業務の分権化（Delegation）……………… 161
居住系サービス …………………………… 192
居住費用 …………………………………… 197
きらめきプロジェクト …………………… 334

く

組合健保 …………………………………… 291
クリームスキミング ……………………… 56
グループ診療 …………………………… 240, 332
グループモデル …………………………… 27

事項索引

け

Care gap 概念 ……………………………… 153
ケアマネジメント …………………… 201, 341
ゲートキーピング ……………………… 33, 100
健康増進 …………………………………… 166
健康づくり ………………………………… 268
健康投資 …………………………………… 268
健康都市プロジェクト …………………… 166
健康文化 …………………………………… 266
健康保険組合 ……………………………… 63

こ

後期高齢者医療制度 ……………………… 68
公的扶助 …………………………………… 3
後発品 ……………………………………… 74
高齢者医療確保法 ………………………… 215
国際疾病分類（ICD）……………………… 16
国民医療費 ………………………………… 90
国民健康保険 ……………………………… 65
──制度 …………………………………… 63
国民保健サービス ………………………… 32
──・コミュニティケア改革 …………… 33
5疾病・5事業 …………………………… 191
個人予算 …………………………………… 54
──制度（Personal budget）…………… 37
コミッショニング ……………………… 35, 251
──機能 …………………………………… 316
コミュニティケア ………………………… 133
コミュニティレストラン ………………… 321
混合診療 …………………………………… 207

さ

在宅医療 …………………… 121, 234, 251, 340
──支援病院 ……………………………… 121

事項索引

在宅ケア ················132, 234
在宅入院 ··················163
　　──制度（HAD）··········43
在宅療養支援診療所··········84, 247
在宅療養支援病院··············84
査定······················64
産業連関分析 ················273
Ⅲ群························212
三次医療圏··················87
参照価格制（reference price）
　　················12, 50, 99, 342

し

CIZ························54
JCAHO····················103
GHS······················173
GHM······················119
ジェネリック（generic）········74
CMS（Center for Medicare and Medicaid Service）················29
CMS-DRG··················14
GMF·····················240
CMU······················40
自己負担（Co-payment）········11
CCG（Clinical Commissioning Group）···36
市場原理主義 ·············159, 296
疾病管理（Disease management）
　　··················56, 146
疾病金庫連合会（AOK）········50
G-DRG·····················51
死の四重奏··················260
死の準備教育（Death Education）······323
GP（一般医）···············32, 54
　　──システム··············54
　　──ファンドフォルダー········34

──post····················54
CVZ（医療保険基金）··········53
社会医療法人制度·············199
社会格差····················298
社会的共通資本···············310
社会的入院················85, 320
社会保険診療報酬支払基金·······64
社会保険制度··················3
社会保障····················3
　　──改革に関する集中検討会議······210
　　──国民会議···············208
　　──番号··············284, 295
社会民主主義·················296
　　──レジーム········268, 325, 339
社会連帯····················339
Japan syndrome··············330
週35時間労働制··············176
自由主義レジーム·············268
修正可能処方（prescription corrective）
　　·····················240
住民参加··················164
主治医意見書················285
ジュペプラン··················41
主要診断群（Major Diagnosis Categories: MDC）···················13
受療率······················92
償還払い制··················39
　　──度（reimbursement system）···11
小規模多機能施設·············248
情報機構····················287
職域健康保険·················63
女性医師····················331
自立給付制度（APA）··········46
新自由主義··················296
診断群分類···············13, 119

事項索引

人頭制（Capitation） …………………10
信用力 ……………………………319, 344
信頼 ………………………………………130
診療報酬請求書 …………………………64
診療報酬制度 ……………………………71
新臨床研修制度 ………………………171

す

スタッフモデル …………………………27
「Step down」施設 ……………………236
既に起こっている未来 …………136, 311

せ

生活支援サービス ……………………250
生活習慣病 ……………………………258
生活リハビリテーション ……………321
政治の分権化（Devolution） …………161
責任化原則（responsabilisation）…134, 253
セグメンテーション …………………270
世帯分離 ………………………………309
ZBC（独立治療センター）………55, 163
ZVW ………………………………………52
全国クラスわけ試験（ECN）…………178
選択療養 ………………………………208
戦略的地域当局（SHA）………………35

そ

総額予算制（Global budgeting）………10
総合医 …………………………………239
総合診療医 ……………………………305
相対係数 …………………………………15
ソーシャルマーケティング …………269

た

第三者支払い方式（third payer system）

………………………………………11
代替処方 ………………………………206
代替政策（Substitution）…58, 162, 252, 341
代替調剤 …………………………………76
多科診療所 ……………………………240
多機能診療所（Maison multifunctionelle）
………………………………………332
Dunning 委員会 ………………………164
短期医療費保障 …………………………52

ち

地域一般病棟 ……………213, 237, 246, 247
地域医療計画 …………………………253
地域医療支援病院 ………………………82
地域医療指数 …………………………253
地域共通電子カルテ …………………241
地域に密着した病床 …………………213
地域包括ケア ……………201, 249, 316, 341
　──体制 ……………………………246
地域包括支援センター ………………341
地域連携診療計画管理料・退院時指導料
………………………………………219
地域連携パス ……………………219, 231
地方医療庁（ARS）…………40, 253, 254
地方分権 ………………………………137
中央社会保険医療協議会 ………………77
中部先端医療開発円環コンソーシアム
……………………………………306, 344
長期急性期病床 ………………………237
長期給付（Allocation de Longue Durée:
ALD）………………………………40
調剤レセプト …………………………275
長寿医療制度 ……………………………68

事項索引

て

DRG（Diagnosis Related Groups） ……13
DRG/PPS（Diagnosis Related Group Prospective Payment System） ……29, 115
DOT ……57
T2A ……40
DBC ……55, 57
DPC（Diagnosis Procedure Combination）
　……13, 16, 106, 214
DPC/PDPS ……19, 115
DBC-A ……57
DBC シート（Dementia Balance Check Sheet） ……314
DPC データ ……287
DBC-B ……57
DPC レセプト ……275
TPP ……122
出来高払い ……8
　――方式 ……71
Decker 委員会報告 ……162

と

同僚審査（Peer Review） ……30
　――組織（Peer Review Organization: PRO） ……30
ドクターフィー ……20
特定看護師 ……252
特定機能病院 ……82
特定健診情報 ……275
特定健診・特定保健指導事業
　……257, 262, 268, 274, 328, 341
特定施設 ……85
特定療養費 ……208
特別養護老人ホーム ……85

独立行政法人 ……200
独立治療センター（ZBC） ……55, 163
時計描画テスト（Clock Drawing Test）
　……314
トラスト（trust） ……319, 344

な

内外価格差 ……76
NICE ……167
内臓型肥満 ……150
内臓脂肪型肥満 ……258
内部市場 ……34, 159
ナショナルデータベース（National Database） ……287
ナショナルデータベース（NDB） ……232
ナショナルミニマム論 ……4
ナースプラクティショナー ……213
Nurse led ward ……213

に

II 群 ……212
二次医療圏 ……87
ニーズアセスメントセンター ……54
日歯連事件 ……78
入院基本料 ……237
入院費用 ……27
Numerus clausus ……174
任意保険 ……53
認知症診断プロジェクト（DD project）
　……314

ね

Never Events ……111
年齢調整標準化レセプト出現比（SCR）
　……232

の

North Karelia 計画 ………………………… 166

は

ハイリスクアプローチ ……………………… 153
葉っぱビジネス ……………………… 326, 329
ハーバード研究 ……………………………… 305
Berland 報告 ………………………………… 182
Bundle type payment ………………………… 10
半農半患者 …………………………………… 327
　──構想 ……………………………………… 140

ひ

PRO（Peer Review Organization：同僚審査組織）……………………………………… 30
PFI（Private Financial Initiative）
　………………………………………… 35, 161
PCG（Primary Care Group）……………… 34
PQRI（Physician Quality Reporting Initiative）……………………………………… 111
PCT（Primary Care Trust）………………… 34
1人あたり医療費 …………………………… 92
PPS 方式 ……………………………………… 55
PPO（Preferred Provider Organization）
　……………………………………………… 27
病院間共同体（Cooperation interhospitalière）………………………………………… 335
病院債 ………………………………………… 304
病院の世紀 …………………………………… 129
評価療養 ……………………………………… 208
P4P（Pay for Performance）……………… 109

ふ

Fit note ………………………………… 310, 341

事項索引

フォーマルセクター ………………………… 344
複合体 ………………………………………… 257
福祉国家 ………………………………………… 5
「福祉レジーム」論 ………………………… 267
プライマリケア …………………… 250, 264, 340
　──グループ（Primary Care Group）
　……………………………………………… 34
プライマリケアトラスト（Primary Care Trust）……………………………………… 34
Blazy 改革（Blazy Plan）…………… 119, 179
フリーアクセス ……………………………… 100
Blue cross & Blue shield …………………… 25
Preferred provider model …………………… 58
Block contract ……………………………… 57
Floating point ……………………………… 202
　──制 ……………………………………… 296
分権化 ………………………………………… 160

へ

米国医学研究機構（Institute of Medicine）
　……………………………………………… 109
Pay for Participation ……………………… 112
Pay for Reporting ………………………… 112
ベヴァレッジ報告 …………………………… 5, 32
HEDIS（Health Plan and Employer Data Information Set）………………………… 103

ほ

包括払い方式 ………………………………… 72
訪問看護 ……………………………………… 252
保険医協会 …………………………………… 50
保健医療介護の総合的情報システム …… 273
保健ネットワーク（Réseau de la Santé）
　……………………………………………… 43, 47
保守主義レジーム …………………………… 268

355

事項索引

「Post acute」施設 ……………………236
Hospital compare ……………………103
ホスピタルフィー ……………………20
補足制度 ………………………………39
ホテルコスト ………………194, 197, 342
ポピュレーションアプローチ ………153
ポリクリニック ………………………240

ま

マイナンバー …………………………343
MUSCAT プログラム …………………334
街づくり ………………………………325
マネージドケア（Managed Care）
 …………………………………27, 145

み

未コード化病名 ………………………286
民営化（Privatization）………………161

め

メタボリックシンドローム …150, 258, 270
メディケア（Medicare）………………28
メディケイド（Medicaid）…………28, 30
Medihotel ………………………………212
免責制（Deductible）………………11, 53

も

門番機能 ………………………………33

や

薬価制度 ………………………………73
やねだん …………………………326, 329

ゆ

有識者会議 ……………………………286
有床診療所 ……………………………244
有償ボランティア制度 ………………329
U-HMS …………………………………264

り

リスク構造調整 ………………………53
リベラルリフォーム …………………4
療養病床 …………………………83, 194
臨床指標 ………………………………102

れ

例外的医療費支出保障（AWBZ）……53
レセプト ………………………………64
連携パス ………………………………242

ろ

老人訪問看護ステーション……………86
老人保健施設 …………………………84
老人保健制度 …………………………67
労働安全衛生法 …………………150, 262
Local voice ……………………………164
LOHAS（Lifestyles of Health and Sustainability）………………………………260

人 名 索 引

あ 行

猪飼周平 …………………………129
ウェッブ夫妻 ………………………4
宇沢弘文 …………………………310
漆原彰 ……………………………323
エスピン-アンデルセン……………267
オバマ大統領 ………………………31

か 行

片山壽 ………………………239, 313
川上武 ……………………………297
キャメロン，デーヴィッド…………36
権丈善一 …………………………301
國領二郎 …………………………310
近藤克則 …………………………299

さ 行

サッチャー，マーガレット………5, 33
佐藤俊樹 …………………………299
ジュペ，アラン……………………41
清家篤 ……………………………268

た 行

橘木俊詔 …………………………299
谷田一久 …………………………302
ドラッカー，PF ………135, 301, 311

な 行

中川徹 ……………………………258
二木立 ………………………210, 212, 297
西野憲史 …………………………327

は 行

長谷川友紀 ………………………102
ビスマルク …………………………4
伏見清秀 …………………………228
ブラジ，PD ………………………43
ブレア，トニー……………………35
ベヴァレッジ卿 ……………………5

や 行

山田昌弘 …………………………299

ら 行

レーガン，ロナルド…………………5

Bayrou, F …………………………298
Borgenhammer, E …………………161
Enthoven, A ………………………58
Fetter, RB …………………………13
Ham, C ……………………………157
Montague, TJ ……………………153
Thomas, Lewis ……………………124

著者略歴

1960 年　岩手県生まれ
1985 年　産業医科大学医学部卒業
1991 年-1992 年　フランス政府給費留学生
1992 年　フランス国立公衆衛生学校卒業
1993 年　京都大学博士号（医学）取得
　　　　 産業医科大学医学部公衆衛生学講師を経て，
現　在　産業医科大学医学部公衆衛生学教授
専門領域：公衆衛生学（保健医療システム，医療経済，産業保健）
e-mail：smatsuda@med.uoeh-u.ac.jp
著　書　『介護予防入門』（社会保険研究所，2005），『臨床医のためのDPC入門』（じほう，2006），『基礎から読み解くDPC第3版』（医学書院，2011）等

医療のなにが問題なのか
──超高齢社会日本の医療モデル

2013 年 8 月 10 日　第 1 版第 1 刷発行
2015 年 12 月 10 日　第 1 版第 3 刷発行

著　者　松　田　晋　哉
発行者　井　村　寿　人
発行所　株式会社　勁　草　書　房
112-0005 東京都文京区水道 2-1-1　振替 00150-2-175253
（編集）電話 03-3815-5277／FAX 03-3814-6968
（営業）電話 03-3814-6861／FAX 03-3814-6854
大日本法令印刷・牧製本

©MATSUDA Shinya 2013

ISBN978-4-326-70080-6　　Printed in Japan

JCOPY　〈㈳出版者著作権管理機構　委託出版物〉
本書の無断複写は著作権法上での例外を除き禁じられています。
複写される場合は，そのつど事前に，㈳出版者著作権管理機構
（電話 03-3513-6969，FAX 03-3513-6979，e-mail: info@jcopy.or.jp）
の許諾を得てください。

＊落丁本・乱丁本はお取替いたします。
http://www.keisoshobo.co.jp

【講座　医療経済・政策学】

西村周三・田中　滋・遠藤久夫……編著
第1巻＊医療経済学の基礎理論と論点　　　　　　　　2700円

遠藤久夫・池上直己……編著
第2巻＊医療保険・診療報酬制度　　　　　　　　　　2900円

田中　滋・二木　立……編著
第3巻＊保健・医療提供制度　　　　　　　　　　　　2600円

池上直己・西村周三……編著
第4巻＊医療技術・医薬品　　　　　　　　　　　　　2600円

田中　滋・二木　立……編著
第6巻＊医療制度改革の国際比較　　　　　　　　　　2600円

＊　＊　＊

二木　立
医療経済・政策学の視点と研究方法　　　　　　　　　2400円

二木　立
民主党政権の医療政策　　　　　　　　　　　　　　　2400円

二木　立
TPPと医療の産業化　　　　　　　　　　　　　　　　2500円

二木　立
福祉教育はいかにあるべきか　　　　　　　　　　　　2500円

――――――――――――――――――――――勁草書房

＊表示価格は2015年12月現在．消費税は含まれておりません．